Verwaltungs-Hygiene.

Ein Handbuch

der öffentlichen Gesundheitspflege für Verwaltungsbeamte

von

Dr. A. Pfeiffer,

Regierungs- und Medicinalrath in Wiesbaden.

Berlin

J. J. Heines Verlag.

1895.

Vorwort.

Das Handbuch der „Verwaltungshygiene“ ist bestimmt, den nicht medizinisch vorgebildeten höheren und niederen Verwaltungsbeamten, den communalständischen Behörden, den Richtern und Rechtsanwälten über die alltäglichen Fragen der öffentlichen Gesundheitspflege, soweit sie die innere Verwaltung eines grösseren Staatstheiles oder einer einzelnen Gemeinde berühren, in möglichst gedrängter Form Auskunft zu geben und die Beurtheilung der Sachlage zu erleichtern.

Gegenüber den in genügender Anzahl vorhandenen ausführlichen Lehrbüchern der öffentlichen Gesundheitspflege macht das Buch auf Vollständigkeit keinen Anspruch, es steht jedoch zu hoffen, dass dasselbe geeignet sein wird, gerade in der vorliegenden Ausdehnung und Anordnung dem aus den betheiligten Kreisen laut gewordenen Wunsche nach schnellerer Orientirung auf dem Gebiete der öffentlichen Gesundheitspflege einigermassen gerecht zu werden.

Auch dem Medizinalbeamten wird es mit rascher Auskunft für seine amtliche Thätigkeit an die Hand zu gehen vielleicht im Stande sein.

Wiesbaden, im Januar 1895.

Der Verfasser.

Inhalts-Uebersicht.

III. Abschnitt.

Fürsorge für ärztliche Hilfe und Beschaffung von Arzneimitteln, Krankenkassenwesen, Unfallversicherung, Leichenwesen und Abdeckereien.

IV. Abschnitt.

Verkehr mit Nahrungs-, Genussmitteln und Gebrauchs-Gegenständen. Schutz in Gewerbebetrieben. Massregeln zur Bekämpfung ansteckender Geschlechtskrankheiten.

Seite

C. Practischer Theil.

V. Abschnitt.

Die Aufgaben der Sanitätspolizei.

Einleitung.

Begriff der öffentlichen Gesundheitspflege. Ihre Entwicklung im modernen Staat. Oeffentliche und Privatgesundheitspflege. Die Ziele der öffentlichen Hygiene.

Es hat in Deutschland einer recht langen Zeit bedurft, bis es zum allgemeineren Bewusstsein durchgedrungen war, dass aus der immer zunehmenden Bevölkerung, aus dem wachsenden Centralisationsbestreben, aus der Entwicklung von Handel und Industrie für das allgemeine Wohl der Bevölkerung Gefahren insofern erwachsen müssen, als in den Ansiedelungsplätzen der Menschen durch das Zusammenleben vieler Individuen auf einem relativ beschränkten Raume die bedrohliche Ansammlung unreiner Abgänge menschlicher und thierischer Herkunft, die Imprägnirung des Bodens mit den Fäulnissproducten dieser Abgänge, die hierdurch bedingte Verschlechterung des Trinkwassers, die Verderbniss der Luft in Strassen und Wohnungen, die ungenügende Beschaffenheit der baulichen Anlagen und, hiermit Hand in Hand, die Krankheitsziffer und Sterblichkeit in einem Grade zunahmen, der unbedingte Abhilfe erforderte. Durch die Erleichterung des Verkehrs von einem dieser Ansiedelungspunkte zum andern waren in den letzten Jahrzehnten die Bedingungen für die Verschleppung ansteckender Krankheiten ausserordentlich günstigere geworden, so dass auch hierdurch die allgemeine Gesundheit in wesentlicher Ausdehnung gefährdet, die Sterblichkeit in erheblichem Masse gesteigert wurde.

Von der Erkenntniss dieser Thatsachen bis zur Anordnung wirksamer Gegenmassregeln war nun nicht etwa ein Schritt, sondern langsam Etappe für Etappe musste die Lehre von der öffentlichen Gesundheitspflege sich ihren Boden erringen, hier und da einmal etwas schneller gefördert durch irgend eine mörderische Epidemie, so dass auch heute die Forderungen der Hygiene noch nicht überall zu unbeschränkter Geltung und Anerkennung gekommen sind, dass es auch heute noch besonderer Vorgänge, besonderer Anregung verdienter Männer, besonderer oft auf den unverständigen Widerstand der selbstsüchtigen Menge oder einzelner widerstrebender Personen stossender behördlicher Massregeln bedarf, um offen zu Tage liegende Schäden zu beseitigen.

Wir können deshalb keineswegs behaupten, dass die hygienischen Ideen schon Allgemeingut geworden, dass wir der Erfüllung der Aufgabe der öffentlichen Gesundheitspflege schon nahe gerückt sind, wir sind vielmehr überzeugt, dass es noch manches harten Kampfes mit dem Vorurtheil bedarf, noch manche alte verrottete Anschauung siegreich zu überwinden sein wird, um uns dem Endziel unserer Bestrebungen, soweit dies überhaupt in menschlicher Macht liegt, zu nähern, immerhin aber können wir zugestehen, dass auch in unserem engeren Vaterlande bedeutsame Fortschritte sich auf diesem Gebiete in den letzten zwei Jahrzehnten vollzogen haben und die Erkenntniss der Nothwendigkeit einer wohlorganisirten Gesundheitspflege für jedes geordnete Staatswesen jetzt immer weiteren Boden gewinnt.

Dem Ziele nach Erreichung des noch in weiter Ferne schwebenden Ideals mit unentwegter Consequenz zuzustreben, ist dringende Pflicht des Einzelnen, wie der Verwaltung und Leitung unserer modernen staatlichen Gemeinschaften, welchen die Fürsorge für das allgemeine Wohl obliegt. In den Händen der letzteren hat die öffentliche Gesundheitspflege somit den Zweck, den innerhalb der Staats- und Gemeindeverbände befindlichen, auf ein enges gemeinsames Zusammenleben angewiesenen Menschen durch allgemeine Massregeln Gesundheit und Leben vor den Schädigungen zu bewahren, welche einestheils aus dem Innern der Gemeinschaften heraus, anderntheils von Aussen her die ordnungsmässige Erhaltung und Entwicklung des Einzelnen und der Gesammtheit zu stören geeignet sind, während die private Gesundheitspflege bezweckt durch weitere auf das specielle Wohlergehen des Einzelnen gerichtete Bestrebungen zur Erhaltung seiner Gesundheit und seines Lebens, die Massnahmen der Staats- und Gemeindeverwaltung wirksam zu unterstützen, und ihre störende Durchkreuzung thunlichst zu verhüten. Wenn sich auch eine vollkommene Trennung dieser beiden Disciplinen, die naturnothwendig vielfach ineinandergreifen müssen, nicht durchführen lässt, so liegen doch die Einzelheiten der privaten Hygiene häufig zu weit von den Bestrebungen der öffentlichen Gesundheitspflege ab, so dass auf eine Besprechung der Massnahmen auf dem Gebiete der ersteren hier abgesehen werden muss.

Die Hauptaufgabe der öffentlichen Gesundheitspflege den vorher angegebenen Zweck zu erfüllen, ist die directe und radicale Bekämpfung der sogenannten Infectionskrankheiten und nur in geringerem Masse wird ihre Thätigkeit in Anspruch genommen werden gegenüber den Störungen aus dem Gewerbebetriebe, dem Handel und der Industrie, soweit sie nicht ebenfalls wieder auf ansteckende Krankheiten, die hierdurch ihre Verbreitung finden, zurückzuführen sein werden.

Alljährlich, alltäglich unterliegt Infectionskrankheiten eine grosse Zahl von Menschen, die nicht dem normalen physiologischen Ablauf des menschlichen Lebens zu folgen haben, die kaum geboren, oder in der Blüthe der Jugend, im kräftigsten Mannesalter von Krankheitsursachen, die an sich vermeidbar sind, dahingerafft werden, frühzeitig haben Tausende von Menschen nicht in Folge der naturnothwendigen Consequenz der Vergänglichkeit des menschlichen Körpers, sondern in Folge eines unglücklichen Zufalles, dem sie das Eindringen des vernichtenden Keimes einer ansteckenden Krankheit zu verdanken haben, ihr Leben zu lassen, welches zum Wohle des Gemeinwesens bei vollkommenen hygienischen Zuständen vielleicht noch eine geraume Zeit zu erhalten gewesen wäre. Wenn wir uns auch versagen müssen, den kühnen Gedanken nur auszumalen, dass es dereinst vielleicht in der menschlichen Macht stehen könnte, alle ansteckenden Krankheiten zu beseitigen, so ist doch schon die Aussicht mit Hilfe der öffentlichen Gesundheitspflege die Zahl der Opfer eines noch zum Theile dunklen Verhängnisses überhaupt verringern zu können, eine verlockende und der Preis der Bemühungen ein so werthvoller, dass es für jeden zur Mitarbeit an diesen Bestrebungen Berufenen als eine Pflicht erscheinen muss, seine ganze Kraft der Erreichung dieses Zieles zuzuwenden, dessen hohe volkswirthschaftliche Bedeutung zudem nicht unterschätzt werden kann.

A. Allgemeiner Theil.

1. Kapitel: Ursachen, Wesen und Verbreitungsart der Infectionskrankheiten.

Aufbau des menschlichen Körpers. Störungen in demselben durch Krankheiten. Organische und Infectionskrankheiten. Bacterien als Krankheitsursachen. Saprophytische und parasytische Microorganismen. Eigenschaften der Bacterien. Formen der Bacterien. Nachweis der Bacterien als Krankheitserreger. Biologie der Microorganismen. Ihre Ernährung, Vermehrung und Sporenbildung. Ptomaïne. Isolirung der Bacterien. Plattenverfahren zur Trennung der Arten. Cultivirung der Bacterien.

Der menschliche Körper besteht aus einer Unzahl kleinster Elemente den sogenannten Zellen, aus welchen sich die einzelnen Organe aufbauen, die im Körper zu einem Organsystem, dem Organismus, verbunden sind.

Die Zellen sind innerhalb der Organe in beständiger Erneuerung begriffen, hierdurch diese und den Gesammtorganismus erhaltend, indem verbrauchte Elemente der Organe ausscheiden und sofort wieder durch neue jugendfrische ersetzt werden.

Krankheit wird als eine Störung der Thätigkeit eines oder mehrerer Organe zu betrachten sein.

Indem jedes einzelne Organ des Körpers in der Harmonie der Thätigkeit seiner Elemente gestört werden, oder erkranken kann, sprechen wir von Lungen-, Herz-, Gehirn-, Leber- u. s. w. Krankheiten. Kommen diese Störungen nicht binnen einer gewissen oft nicht allzulang zu bemessenden Zeit zum Ausgleich bezw. zur Heilung und betreffen sie ein lebenswichtiges Organ, welches sich von der krankhaften Störung seiner Thätigkeit nicht erholen kann, vielmehr meist noch andere Organe mit in die Störung hineinzieht, so tritt früher oder später der Tod ein.

Diese inneren Erkrankungen, vor welchen sich der Mensch im Allgemeinen nicht zu schützen vermag, weil sie gewissermassen als eine aus der Lebensthätigkeit resultirende Störung in der normalen Funktion der Organe zu betrachten sind, müssen von den Infectionskrankheiten bezüglich der Ursache ganz aus einandergehalten werden.

Während der Verlauf der, sagen wir einmal inneren Krankheiten und der Infectionskrankheiten in vielen Punkten übereinstimmen kann, da sich beide Vorgänge in demselben Organismus abspielen, sind ihre Ursachen total verschiedene, insofern als diejenige der Infectionskrankheiten nicht im Körper selbst gelegen, sondern demselben absolut fremd sind, so fremd, dass es sich wohl denken lässt, dass es eine Zeit gegeben haben kann, in welcher die Menschen überhaupt keinen Infectionskrankheiten unterworfen waren, dass erst im Laufe der Zeit durch Anpassung von beiden Seiten sowohl des menschlichen Körpers, als der ausserhalb desselben gelegenen Krankheits-Ursache, die Möglichkeit der „Infection“ sich zu entwickeln vermochte.

Wir verstehen somit unter Infection das Eindringen einer dem Wesen der menschlichen Lebensthätigkeit durchaus fremden Materie, welche durch die Athmung, durch die Nahrung oder durch Impfung, d. h. durch Vermittlung kleiner Haut oder Schleimhautwunden, in die Luftwege, den Magendarmkanal, oder direkt in das Blut gelangt, sich hier ansiedelt und vermehrt und hierbei je nach ihrer Art die verschiedenen Infections-Krankheiten hervorruft.

Diese fremde Materie ist entweder pflanzlicher, oder thierischer Natur, oder gehört wenigstens den verbindenden Übergangsformen zwischen Thier- und Pflanzenreich an.

Nachdem es Dank den Fortschritten der exakten medizinischen Forschung vor noch nicht allzulanger Zeit geglückt war, als die Ursache einer der zahlreichen Infectionskrankheiten, des Milzbrandes, kleine pflanzliche Organismen sog. Bacterien zu erkennen, welche sich in ungeheueren Mengen in dem befallenen Körper fanden und, wie man anfangs glaubte, lediglich durch ihre Zahl den Tod derselben herbeizuführen vermocht hatten, war ein entscheidender Schritt zur Lösung der seither dunklen Frage über das Wesen der Infectionskrankheiten geschehen, dessen weitere Verfolgung an der Hand einer ganz neuen wissenschaftlichen Forschungsmethode „der Bacteriologie“ bald zu seither ungeahnten Aufklärungen auf dem Gebiete der Infectionskrankheiten führte.

Wir kennen jetzt von einer Anzahl der Infectionskrankheiten ihre Ursache genau, es ist der Bacteriologie gelungen, Bacterien, also die Erreger der meisten Infectionskrankheiten nicht nur in dem erkrankten Körper nachzuweisen, sondern sie auch aus demselben auf künstliche Nährböden zu übertragen und mit diesen hier zur Entwicklung gelangten Bacterien durch Einimpfung etc. wieder die ursprüngliche Krankheit auf experimentellem Wege zu erzeugen.

Man versteht unter Bacterien kleine einzellige Pflanzen, welche für das unbewaffnete Auge überhaupt nicht sichtbar, erst mit den stärksten Vergrösserungen und durch Zuhülfenahme von Färbemethoden erkennbar gemacht werden können. Ohne die grossen Fortschritte auf dem Gebiete der Optik, welche uns die heute so vollkommenen Microscope fertigt, ohne das epochemachende Ereigniss auf dem Gebiete der Chemie, die Entdeckung der Anilinfarben, mit welchen wir die Bacterien zu färben im Stande sind, wäre es wohl kaum gelungen soweit in das Geheimniss der Infectionskrankheiten einzudringen, wie dies seitdem und in relativ kurzer Zeit geglückt ist.

Wir haben jedoch nicht nur gelernt den Nachweis der Bacterien zu erbringen, wir sind auch vermöge der künstlichen Züchtung vieler Krankheitserreger im Laboratorium im Stande gewesen, ihre Lebenseigenthümlichkeiten zu ermitteln, wir wissen jetzt, dass es bei einer Infection weniger auf die Zahl der Bacterien, als auf die Giftigkeit der von ihnen produzirten Stoffwechselausscheidungen ankommt, es scheint aber auch, dass es gelingen wird, gegen die Wirkung der Bacteriengifte den menschlichen Körper systematisch immun zu machen und so die Infectionskrankheiten, welchen mit Arznei- oder Desinfectionsmittteln im menschlichen Körper nur schlecht beizukommen ist, mit ihren eigenen Waffen zu schlagen beziehungsweise zu heilen.

Diese Heilversuche am menschlichen Körper können uns hier nicht weiter beschäftigen, da es die Hauptaufgabe der öffentlichen Gesundheitspflege ist den Krankheitsursachen nachzugehen, ehe sie in den menschlichen Körper gelangen und durch ihre Vernichtung ausserhalb des Körpers die Infectionskrankheiten zu verhüten, wir müssen uns deshalb noch etwas eingehender mit den Lebensbedingungen der Bacterien ausserhalb des menschlichen Körpers beschäftigen.

Von vornherein sei hier bemerkt, dass es bei einer Reihe von Infectionskrankheiten bisher nicht geglückt ist, die Erreger zu finden. Wir nehmen aber für diese Krankheiten, ihres den genügend erforschten Infectionskrankheiten durchaus analogen Charakters wegen, ebenfalls am besten an, dass sie in gleicher Weise Bacterien, die entweder ihrer Kleinheit wegen, auch unseren so vollkommenen heutigen optischen Hilfsmitteln unzugänglich bleiben, welche wir mit den bisjetzt bekannten Färbemethoden, noch nicht sichtbar machen können, ihre Entstehung verdanken, oder dass sie doch wenigstens durch den Bacterien nahestehende Organismen hervorgerufen werden.

Von einigen Infectionskrankheiten im weiteren Sinne des Wortes, der Krätze, der Trichinose, den zahlreichen menschlichen Wurmkrankheiten wissen wir, dass sie durch das Eindringen niederer Thiere in den menschlichen Körper verursacht werden.

Bei weitem nicht alle der bis jetzt bekannten Bacterien vermögen jedoch im menschlichen Körper Krankheiten zu erzeugen. Die Mehrzahl derselben ist nicht nur unschädlich, sondern wir benutzen sie sogar zur Bereitung von Nahrungsmitteln und von vielen Bacterienarten vermögen wir eine grosse Zahl in unseren Organismus aufzunehmen ohne zu erkranken.

Es ist schon oben angedeutet worden, dass es event. eine Zeit gegeben haben könnte, in welcher Infectionskrankheiten unbekannt waren, in welcher wohl alle Bacterien a u s s e r h a l b des menschlichen Körpers ihre Existenzbedingungen fanden. Mit der Zeit hat sich dieses Verhalten der Bacterien allmählich verändert; ursprünglich nur auf todtes Material auf eine sog. saprophytische Lebensweise angewiesen, ist es einzelnen Arten allmählich geglückt sich dem lebenden Organismus als Parasiten so weit anzupassen, dass sie nicht nur in demselben zu vegetiren vermögen, sondern dass sie (mit Ausnahme der Sporenbildung) ihren ganzen Lebenscyclus in demselben durchzumachen befähigt sind, dass sie sich zu Herrn des menschlichen Organismus machen und denselben erbarmungslos vernichten, wo es ihm nicht gelingt, als Sieger aus diesem Kampfe ums Dasein hervorzugehen.

So entstanden im Laufe der Zeit aus den harmlosen Bewohnern abgestorbener Vegetationen die sog. pathogenen oder krankheitserregenden Bacterien, von welchen einige sogar zu echten Parasiten geworden sind, denen die Fähigkeit sich ausserhalb des menschlichen oder thierischen Körpers selbstständig weiter zu entwickeln im Laufe der Zeit gänzlich abhanden gekommen ist, während die meisten der pathogenen Bacterien ihre Doppelnatur als Saprophyten und Parasiten bisher beibehalten haben.

Aber auch sie bekunden schon hier und da ihre immer grösser werdende Abhängigkeit vom lebenden Organismus dadurch, dass sie längere Zeit auf künstlichen ihren Wachsthumsbedürfnissen vollständig genügenden Nährböden im Laboratorium weiter gezüchtet, einen Theil ihrer Fähigkeit, Krankheit zu erzeugen (Pathogenität) einbüssen und dieselbe schliesslich ganz verlieren, wenn Ihnen nicht Gelegenheit geboten wird, rechtzeitig wieder in einen lebenden Organismus zu gelangen.

Diese Thatsache dürfte uns auch zu der obigen Annahme berechtigen, dass ursprünglich alle pathogenen Bacterien lediglich als Saprophyten zu existiren angewiesen waren.

Als Hauptformen der Bacterien unterscheiden wir für unsere Zwecke Bacillen und Kokken, oder Stäbchen und Kugelbacterien. Wir nennen das

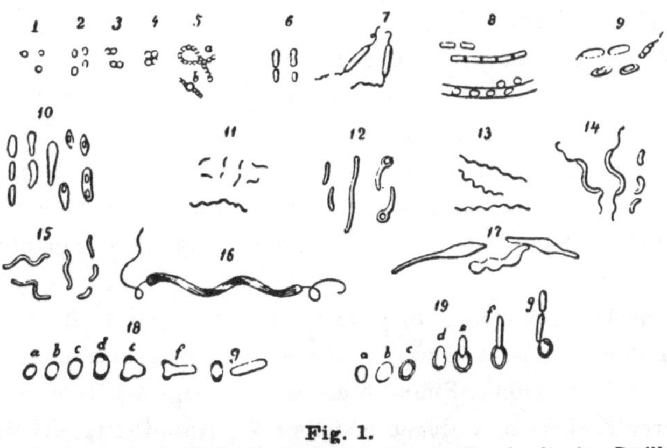

Fig. 1.

1—5 Kokkenformen, 6—10 gerade Bacillen, 11—19 gekrümmte und schraubenförmige Bacillen (Commabacillen [11] und Spirillen [13]), 17. Involutionsformen, 18 u. 19 Entwicklung der Bacillen aus Sporen (aus Hüppe, die Methoden der Bacterienforschung).

Bacterium einen Bacillus, wenn sein Wachsthum nach einer Richtung grösser, wenn es demnach länger als breit ist. Alle übrigen Formen, auch wenn sie die sphärische Gestalt nicht vollkommen besitzen, sondern durch Aneinanderlagern an einer oder mehreren Stellen ihres Kugelleibes Abplattungen erhalten haben, nennen wir Kokken.

Ist ein Bacterium regelmässig in scharf gekrümmter Form sichtbar, so spricht man seit der Entdeckung des Cholerabacillus auch noch von sog. Commabacillen, deren es mehrere Arten giebt. Feinere Unterschiede in den Wachsthumsformen der Bacterien hier weiter zu entwickeln, entspricht nicht unserem Zweck, es muss hierzu auf die speciellen Lehrbücher der Bacteriologie verwiesen werden, jedoch dürfte zweckmässig hier zu erwähnen sein, dass es zur Sichtbarmachung der Bacterien meist erst einer Färbung derselben bedarf, und dass nur einzelne grössere Arten in ungefärbtem Zustande studirt werden können.

Zur Färbung dienen, wie schon erwähnt, die Anilinfarben, mit deren Hülfe es gelingt, oft jedoch erst unter Anwendung complicirter Methoden, den Zellleib der Bacterien roth, blau oder braun zu färben und ihn auf diese Weise von seiner Umgebung zu differenziren, dass er deutlich und scharf hervortritt.

Erst mit Hilfe der Färbemethoden, denen es auch gelang, die Bewegungsorgane einzelner in Flüssigkeiten eine enorme Beweglichkeit besitzender Bacterien, z. B. des Commabacillus der Cholera asiatica nachzuweisen, war ein bedeutsamer Schritt in den Forschungsmethoden der Bacteriologie weitergethan.

Für einzelne pathogene Bacterien wie Lepra- und Tuberculose-Bacillen besitzen wir in der spezifischen Färbemethode ein Mittel, diese Bacterien schon microscopisch von anderen ähnlich geformten Bacillen sicher zu unterscheiden.

Die Biologie der Bacterien d. h. ihre Lebensäusserungen, ihre Lebensbedingungen und Lebenseigenthümlichkeiten ist noch nicht vollkommen bekannt.

Ihre Erforschung konnte erst in wissenschaftlich systematischer Weise in Angriff genommen werden, nachdem es gelungen war, die einzelnen Bacterienarten rein zu kultiviren.

Viele Bacterien haben die Eigenschaft, sich mit anderen Arten innig zu vergesellschaften, es lagen daher bis vor nicht langer Zeit grosse, fast unüberwindliche Schwierigkeiten vor, die einzelnen Arten aus den Gemischen zu trennen, worüber noch weiter unten nähere Mittheilungen folgen sollen.

Zunächst dürfte es interessiren, die Stellung der Bacterien im naturwissenschaftlichen System, ihre Ernährungs- und ihre Fortpflanzungsweise kennen zu lernen.

Die Bacterien gehören, wie schon oben angedeutet ist, zu den Pflanzen und zwar zu deren grosser Gruppe, den sog. Microorganismen.

Man versteht hierunter Pflanzen auf der niedrigsten Stufe der Entwicklung von besonderer Kleinheit, welchen meistens ein Hauptbestandtheil der übrigen Pflanzenwelt das Blattgrün gänzlich fehlt.

Ihrer Organisation nach sind sie einzellige Wesen, welche, zum Theil mit der Fähigkeit der freiwilligen Ortsveränderung versehen, sich durch Theilung vermehren, ihrer chemischen Zusammensetzung nach als im Allgemeinen wechselnd z. Th. auch noch nicht genügend bekannt bezeichnet werden müssen, und bei welchen Eiweisstoffe (Mycoproteïn) mehr als Kohlenstoffverbindungen in den Vordergrund treten.

Ihre Ernährung vollzieht sich auf dem Wege der Diosmose d. h. der Durchtränkung ihres Körpers mit einem flüssigen Nahrungsstoffe.

Dieser beschränkten Ernährungsweise entsprechend, sind die Bacterien mit einem hohen Lösungsvermögen (Peptonisationsvermögen) nicht flüssigen Nährstoffen gegenüber ausgestattet, welches es ihnen ermöglicht selbst relativ feste organische Gebilde in Lösung und Verflüssigung zu bringen.

Die zu ihrer Ernährung erforderlichen Nährstoffe entnehmen sie den gelösten Eiweiskörpern, den Kohlenstoff dem Zucker und verschiedenen in der Natur weit verbreiteten Salzen, wie der Weinsäure, Essigsäure, Apfelsäure u. s. w. Auch Glycerin ist für viele eine ergiebige Kohlenstoffquelle.

Die Ausscheidungsproducte ihrer Stoffwechselvorgänge sind vor allem Kohlensäure (Gährung), vielfach Schwefelwasserstoff, Fettsäuren, grüne, rothe, gelbe, violette u. s. w. Farbstoffe, eigenthümliche Körper die sog. Ptomaïne, auf welche wir noch zurückkommen.

Alle diese Stoffe werden unter einer bedeutenden Wärmeproduction ausgeschieden und sind den Bacterien oft in hohem Grade gefährlich, so dass sie durch dieselben absterben, ehe sie den Nährboden nur völlig erschöpft haben, wozu namentlich die excessiv gesteigerte Wärmeentwickelung beizutragen scheint. Ein eigenthümliches Verhalten zeigen viele Bacterien gegen den Sauerstoff der Luft.

Während einzelne ohne denselben überhaupt nicht zu existiren vermögen (aërobe Bacterien), gehen andere bei der geringsten Menge dieses Gases zu Grund, oder können sich wenigstens in dem sauerstoffhaltigen Nährboden in keiner Weise weiter entwickeln (anaërobe Bacterien). Im Uebrigen sind die Bacterien, wie die Pflanzen im Allgemeinen, zu ihrer Entwicklung auf eine gewisse Temperatur ihrer Umgebung angewiesen und nicht im Stande, bei niederen Temperaturen von + 5 bis 6° C. sich zu vermehren. Aber in Temperaturen von — 15° bis 20° C. gehen sie nicht etwa zu Grunde, sondern behalten selbst bei tagelangem Verweilen in niedrigst temperirten Kältemischungen ihre Entwicklungsfähigkeit bei. Gegen hohe Temperaturen, welche dem Gerinnungspunkte des Eiweises nahe liegen, sind dagegen die Bacterien sehr empfindlich. Viele sterben bei kurzer Erwärmung auf 50° C. ab.

Das Licht entbehren sie im Allgemeinen ohne Schaden, sie sind sogar gegen directe Bestrahlung mit Sonnenlicht oder electrischem Lichte sehr empfindlich und gehen im ersteren z. Th. in kürzester Zeit zu Grunde.

Einzelne der Bacterien besitzen die Fähigkeit, bei besonders ungünstigen Lebensbedingungen sog. Sporen zu bilden. Die Zellenteile verwandeln sich hierbei in starklichtbrechende, runde oder ovale Körper, deren Bestandtheile jetzt durch einen noch ganz unbekannten Vorgang eine solche Veränderung erfahren haben, dass sie gegen sonst unbedingt tödliche Einflüsse von Aussen, sei es vollkommene Trockenheit, sei es intensive Hitze mit einer um das Mehrfache gesteigerten Toleranz versehen sind.

Manche solcher Sporen vertragen länger dauerndes Sieden, tagelange Einwirkung starker chemischer Desinfectionsmittel, ohne zu Grunde zu gehen.

Es leuchtet ein, dass diese Dauerformen von ganz besonderer Bedeutung für die Erhaltung der Art sind und uns hier besonders interessiren, weil sie nicht nur ihre Entwicklungsfähigkeit, sondern auch ihre Pathogenität bewahren. Zum Glück für den Menschen giebt es derartige Dauerformen bildende pathogene Bacterien nur eine sehr beschränkte Zahl.

Unter Ptomaïnen, deren wir eben bei den Stoffwechselvorgängen der Bacterien Erwähnung thaten, versteht man alcaloïdähnliche (den Pflanzenbasen ähnliche) Producte, welche sich unter der Einwirkung der zersetzenden Thätigkeit der Bacterien aus eiweisreichen Stoffen, Fleisch, Fischen, Käse u. s. w. entwickeln, und z. Th. höchst giftig für den Menschen sind.

Weil man einzelne dieser Gifte zuerst aus menschlichen Leichen isolirte, wurden sie mit dem Namen Leichengifte, Ptomaïne, belegt (πτῶμα), sie sind stickstoffhaltige Körper, welche man rein am besten in Verbindung mit Metallsalzen darstellt.

Wir müssen den Ptomaïnen bei der Entstehung der Infectionskrankheiten vom ärztlichen Standpunkte aus, wie oben schon angedeutet, eine grosse Wichtigkeit zuerkennen, da zweifellos sie es sind, die die eigentliche Krankheit, die Vergiftung des Körpers bewirken, und nicht die Bacterien etwa vermöge ihrer Zahl. Da die Ptomaïne jedoch erst Ausscheidungen der Bacterien sind, werden wir bei den meisten ansteckenden Krankheiten ein Stadium der Infection (Impfung) und ein Stadium der Intoxication (der Vergiftung) zu unterscheiden haben und die Krankheitssymptome, wie das hohe Fieber, die Darmerscheinungen etc. etc. auf eine Vergiftung des Körpers durch die von den Bacterien abgeschiedenen Stoffe zurückführen müssen.

Thatsächlich hat man von einigen pathogenen Bacterien erzeugte Stoffe künstlich dargestellt und benutzt sie zu Schutzimpfungen gegen die Infection mit denselben oder anderen Bacterien, indem man den Versuchsthieren durch allmähliche Beibringung kleiner Mengen dieser Gifte gegen grössere Gaben derselben eine gewisse Toleranz künstlich beibringt. Auch in der Heilung der Infectionskrankheiten hofft man auf diesem Wege vorwärtszukommen und es ist nicht ungegründete Aussicht vorhanden, dass dies in absehbarer Zeit gelingen werde. Bekanntlich verdankt das vielgeschmähte Tuberculin, welches dereinst auch wieder einmal zu Ehren gelangen wird, seine Entstehung diesen Heilbestrebungen.

Wir haben oben gesagt, dass es erst mit Hilfe der Isolirung und Reincultivirung der Bacterien einigermassen gelungen ist, ihren Lebensbedingungen nachzugehen.

Schon bald nachdem sich, namentlich unter dem Einflusse des berühmten Anatomen Henle, die Anschauung, dass die jetzt sogenannten Infectionskrankheiten durch organisirte Krankheitserreger bedingt seien, immer mehr Anerkennung verschafft hatte, war man allerwärts bemüht, diesen Organismen nachzuforschen.

Sehr bald jedoch hatte man erkannt, dass die Reinzüchtung der einzelnen microscopisch sowohl als auch in ihrem Wachsthum verschiedenen niederen Organismen mit grossen Schwierigkeiten zu kämpfen hatte, und doch war man darauf angewiesen, zum Studium der Einzelform die verschiedenen Arten streng zu isoliren. Zunächst wurde die Cultivirung der Bacterien allgemein in flüssigen Nährböden vorgenommen, welche man theils aus gelegentlichen Beobachtungen als besonders günstig für die Entwicklung der Bacterien erkannt hatte, wie Pflanzenaufgüsse, Fleischabkochungen etc., theils chemisch zu construiren suchte, man musste aber bald einsehen, dass es hier mit ausserordentlichen Schwierigkeiten zu kämpfen galt, bis es gelang, in zielbewusster Weise eine Bacterienart rein zu züchten.

Den bacteriologischen Arbeiten bot und bietet namentlich das Ueberallvorhandensein vieler Bacterien im Staube, in der mit Staub verunreinigten Luft, an unseren Kleidern und Händen, an allen Gefässen, die zu den Untersuchungen benutzt werden, wodurch schliesslich die Reinheit der Kulturflüssigkeiten beständig in Frage gestellt wird, die grössten Schwierigkeiten so dass man bei dem Arbeiten mit flüssigen Nährböden kaum jemals mit Bestimmtheit sagen kann, dass das Bacterium, mit welchem man experimentirte, auch dasjenige sei, mit welchem man zu experimentiren beabsichtigte. Erst als es gelungen war, mit Hilfe der festen und unter Anwendung steriler, d. h. von allen lebenden Bacterien befreiter Nährböden und Culturgefässe und unter geschickter Vermeidung des Hinzutritts weiterer Bacterien aus der Umgebung wirkliche Reinculturen zu erzielen, konnte die bacteriologische Arbeit zielbewusst vorwärts schreiten.

Wir haben ferner oben angegeben, dass die Bacterien es lieben, sich an kleine Staubpartikel, an Haarstückchen, Wollfädchen, Holzspähnchen etc. in bunten Gemischen festzusetzen. Bringt man ein solches Splitterchen in eine Nährlösung, so wird sich diejenige Bacterienart, welcher dieselbe am meisten zusagt, am lebhaftesten vermehren und so kann nach kurzer Zeit diese eine Art die andern alle fast vollkommen verdrängt und überwuchert haben.

Um nun aus Bacteriengemischen eine Bacterienart zu isoliren, kam man auf den Gedanken, durch weitgehendste Verdünnung eines solchen Gemisches schliesslich eine Flüssigkeit zu erhalten, in welcher ein Tropfen nur noch ein Bacterium enthielt. War dies gelungen, so erhielt man bei Weiterzüchtung dieses einen Keimes natürlich eine Reincultur, aber es lässt sich denken, wie umständlich und doch unzuverlässig ein derartiges Culturverfahren war, welches man mit dem Namen des maximalen Verdünnungsverfahrens belegte. Die Schwierigkeiten nach dieser Richtung fast vollkommen beseitigt zu haben ist das grosse Verdienst R. Koch's und durch die Einführung der festen Nährböden ist ihm dies auf überraschend einfache Weise gelungen.

Koch hatte beobachtet, dass auf gekochten Kartoffelscheiben, welche der Luft ausgesetzt wurden und auf die sich in der Luft schwebende Bacterien niedergelassen hatten, sich häufig ganz isolirte Bacterienverbände, sogenannte Colonien entwickelten, welche microscopisch nur eine Form zeigten, demnach aus einem Keime hervorgegangen waren. Er beobachtete auch, wie auf diesem festen Nährboden sich leicht erkennen liess, ob eine Colonie aus einem isolirten Keime oder aus zwei oder mehreren dicht aneinander gelegenen Keimen hervorgegangen war, da sich die einzelnen Keime zu ganz verschieden gestalteten, oder verschieden gefärbten Colonien entwickelten und diese Unterschiede selbst an den ineinander übergehenden Rändern der dicht zusammengereihten Colonien noch deutlich erkennbar waren.

Die Lösung der Frage, wie ein fester Nährboden zur sicheren bewussten Trennung einzelner Keime aus Bacteriengemischen nutzbar gemacht werden konnte, gelang Koch jedoch erst durch Anwendung gelatinirender Nährlösungen, welche bei höherer, den Bacterien unschädlicher Temperatur (40° C.) flüssig, bei niederer zum Wachsthum der meisten Bacterien eben ausreichender Temperatur (20—25° C.) fest werden.

In diese Gelatine-Nähr-Lösungen oder Agar-Agar- (eine Meeresalge) Nähr-Lösungen werden Bacteriengemische, z. B. eine geringe Menge Wasser, Jauche, faules Blut etc., in welchen meist zahllose Bacterien-Keime enthalten sind, solange sie noch flüssig sind, gebracht, und durch systematisches Hin- und Herbewegen gleichmässig in der Nähr-Flüssigkeit vertheilt. Hierauf wird dieselbe auf Glasplatten oder in flache Glasschälchen zu einer dünnen Schicht ausgegossen und durch Abkühlung schnell zur Gerinnung gebracht, so dass im Momente des Festwerdens der Gelatine die einzelnen Keime, da wo sie sich gerade befinden, fixirt werden und sich am Platze ihrer Fixation später zu meist völlig isolirten Colonien entwickeln, welche meistens aus nur einem Keime hervorgegangen sind. Durch vorsichtige Entnahme von kleinen Theilen der einzelnen Colonien und durch Verbringung dieser auf einen andern sterilen und für sich abgeschlossenen Nährboden, kann eine sog. Reincultur eines Bacteriums gewonnen werden, welcher Methode der Trennung und Reinzüchtung der Bacterien der Name des Plattenverfahrens beigelegt wurde. Das Plattenverfahren, welches für viele Bacterien, ja für die meisten in Anwendung gezogen werden kann, ermöglichte erst das Studium der Lebensbedingungen derselben und hat uns auch über die Ursachen vieler Infectionskrankheiten Aufschluss gebracht, so dass erst von seiner Einführung die erfolgreiche Entwickelung der Bacteriologie zu datiren ist, welche in den letzen 10 Jahren so erstaunliche Resultate gefördert hat.

Für diejenigen Bacterien, welche nicht durch das Plattenverfahren isolirt werden können, hat die Bacteriologie mittlerweile andere Isolirungs- und Züchtungsmethoden ersonnen, deren Schilderung uns hier jedoch zu weit führen würde.

Als gewöhnlichsten Nährboden zur Isolirung und Züchtung der Bacterienkeime benutzt man vorzugsweise die sog. Nährgelatine, welche man durch Auflösen von Gelatine in Fleischsaft, Hinzufügen von Pepton und Kochsalz für die Ernährung der meisten Bacterien geeignet macht. Dieser Nährboden, welcher absolut klar hergestellt werden kann, bietet den Vorzug, die auf demselben entwickelten Bacteriencolonien direct mit dem Microscop beobachten zu können. Das oben erwähnte Agar-Agar besitzt mit Ausnahme der fehlenden vollkommenen Klarheit dieselben Vorzüge wie die Gelatine und bleiben die aus ihnen hergestellten Bacteriennährböden bei Bruttemperatur (37° C.) fest, während die Nährgelatine bei dieser Temperatur sich wieder verflüssigt, demnach zum Züchten von Bacterien bei Bruttemperatur als fester Nährboden nicht benutzt werden kann. Zu erwähnen ist, dass alle künstlichen Nährböden für Bacterien weder zu sauer, noch zu alcalisch sein dürfen, da jedes Plus nach einer oder der andern Richtung hin das Wachsthum erheblich beeinträchtigen bezw. ganz aufheben kann. Mit Vortheil setzt man für manche Bacterien dem Nährboden noch geringe Mengen von Zucker zu.

Ausser den beiden seither erwähnten Nährböden giebt es noch eine Reihe anderer fester Nährsubstanzen, welche in der Bacteriologie zur Verwendung kommen und von welchen nur das durch Erhitzen festgeronnene Blutserum noch Erwähnung finden soll, welches zur Züchtung mancher Bacterien besondere Vortheile bietet.

Theils mit Hilfe dieses Plattenverfahrens, theils auf anderem Wege hat die Bacteriologie für eine grosse Zahl von Infectionskrankheiten die erregende Ursache kennen gelehrt und wir sind heute im Stande, die specifischen Erreger der Cholera, des Typhus abdominalis, der Tuberkulose, der Diphtherie, des Milzbrands, des Rotzes, der Wundrose, des Wundstarrkrampfs, der Influenza und der Gonorrhoe zu isoliren und zu züchten, während dies für einige andere Krankheiten noch nicht gelungen ist.

Wir haben gelernt, dass manche Infectionskrankheiten, wie z. B. die gefürchtete Blutvergiftung, das hierzugehörige Wochenbettfieber, viele mit Verletzungen der Oberhaut einhergehende Eiterungen, die Lungen- und Brustfellentzündungen, Gehirnentzündungen u. s. w. nicht einer spezifischen, sondern mehreren verschiedenen Bacterienarten ihre Entstehung verdanken und auch diese kennen wir in Culturen, so dass uns die Bacteriologie einen seither ganz ungeahnten Einblick in das Wesen der Infectionskrankheiten verschafft hat.

2. Kapitel: Infectionskrankheiten.

Begriff der Infection. Ansteckende (contagiöse) und nichtansteckende Infectionskrankheiten. Directe und indirecte Uebertragung der Krankheitserergcr. Erkrankungsdisposition des Individuums. Verbreitung der Infectionskrankheiten. Ubiquität der Infectionserreger. Der Mensch als Hauptinfectionsquelle. Verschleppung der Ansteckungsstoffe.

Die Infectionskrankheiten theilt man gewöhnlich bezüglich ihres Wesens und ihrer Verbreitungsart in ansteckende und nichtansteckende ein. Ansteckende Krankheiten nennt man gemeinhin solche, welche vermöge der besonderen Lebenseigenthümlichkeit ihrer Erreger im Stande sind, durch directe oder indirecte Uebertragung des Krankheitsstoffes vom Kranken auf den Gesunden dieselbe Krankheit bei dem Letzteren hervorzurufen. Unter directer Uebertragung versteht man, dass die Ansteckung durch eine directe Berührung des Gesunden mit dem kranken Körper oder durch eine directe Ueberimpfung des Krankheitsstoffes übertragen wird, wie dies z. B. bei der Syphilis, der Gonorrhoe und der Hundswuth stattfindet, deren Uebertragung durch leblose Zwischenträger für die beiden letzten Krankheiten ausgeschlossen ist, für die Syphilis zu den Seltenheiten gehört.

Indirect kann der Infectionsstoff übertragen werden bei Cholera, Typhus abdom., Pocken, Scharlach, Masern, Diphtherie, Tuberkulose, Rotz, Flecktyphus, Milzbrand und den Wundinfectionskrankheiten.

Die Erreger aller dieser Krankheiten haben eine gewisse Fähigkeit, sich ausserhalb des menschlichen Körpers, wenn auch nicht als vollkommene Saprophyten zu erhalten, wovon schon oben die Rede war, ihre Keime besitzen daher auch eine grössere Widerstandsfähigkeit gegen äussere Einflüsse als diejenigen der nur direct übertragbaren Infectionkrankheiten.

Als nicht ansteckende Infectionskrankheiten, deren Erreger zwar noch nicht sicher bekannt sind, von welchen aber die Erfahrung gelehrt hat, dass sie von Mensch zu Mensch im gewöhnlichen Leben nicht übergehen, sind Maleria und Ruhr zu nennen.

Zum Zustandekommen einer Infectionskrankheit bedarf es nach unsern Erfahrungen jedoch nicht nur des Eindringens der Krankheitskeime in den menschlichen Organismus, sondern noch eines andern Factors, welchen man als individuelle Erkrankungsdisposition bezeichnet.

Nicht jeder Krankheitskeim vermag sich im Organismus zu entwickeln, da dieser sobald als möglich mit allen ihm zu Gebote stehenden Mitteln sich des Eindringlings zu entledigen sucht, was ihm zweifellos häufiger gelingt, als man im Allgemeinen anzunehmen geneigt scheint.

Sobald der Infectionskeim seinen Angriff auf den lebenden Organismus begonnen hat, nimmt auch dieser den Kampf auf.

Es sind einestheils physiologisch beständig thätige Organe, welche die in die Athmungswege eingedrungenen Bacterien wie jeden andern kleinen Fremdkörper auf dem kürzesten Wege wieder nach Aussen schaffen, die sogen. Flimmerepithelzellen, mit welchen die Luftröhre des Menschen ausgekleidet ist, deren feine haarartige Organe den Fremdkörper aufgreifen und ihn allmählich der nach Aussen gerichteten Bewegung dieser Flimmerhaare zu folgen zwingen, anderntheils befinden sich an dem Eingang der Athmungsorgane in dem unteren Theile der Nasenöffnungen (der Mund soll normaler Weise nicht zur Athmuug dienen) eine grosse Zahl feiner Haare, welche als überaus wirksame Staub- und Bacterienfänger von grosser Wichtigkeit sind.

Aber auch ad hoc erst in Thätigkeit tretende Schutzmassregeln vermag der Körper gegen die eingedrungenen Bacterien zu ergreifen und wie er auf den Schleimhäuten den Fremdkörper alsbald mit einer schützenden Schleimschicht umgiebt, so vernichtet er im Innern mit Hülfe von Zellen, welche die Bacterien in sich aufnehmen und unschädlich machen, einen grossen Theil der Eindringlinge und nur einer Invasion zahlloser Bacterien, einer Ueberzahl gegenüber, vermögen die Schutzmassregeln des gesunden in keiner seiner Lebensfähigkeiten gestörten Organismus zu unterliegen. Anders, wenn im Organismus nicht alles in Ordnung ist, wenn auf der Schleimhaut der oberen Luftwege z. B. durch chronischen Catarrh die schützende Flimmerbewegung, wenn im Darmcanal durch Verdauungsstörungen die normale Thätigkeit der Schleimhäute gestört ist, wenn die vitale Energie durch Krankheit im Allgemeinen herabgesetzt ist, dann vermag schon vielleicht ein Keim in dem widerstandsunfähigen Organismus sich ungehindert festzusetzen und durch die den meisten Bacterien eigenthümliche schnelle Vermehrung den Sieg davon zu tragen und in diesem zu jeder Krankheit „disponirten“ geschwächten Organismus die Infectionskrankheit zu erzeugen.

In diesen Fällen sprechen wir von Disposition zur Erkrankung und dieses ist wohl meistentheils das erforderliche und in vielen Fällen das ausschlaggebende Moment zur Entstehung der Infectionskrankheiten, die sonst das Menschengeschlecht längst spurlos vernichtet haben würden.

Die Disposition des Menschen zur Erkrankung an Infectionskrankheiten immer seltener zu machen, und somit die Möglichkeit der Ausbreitung der Infectionskrankheiten durch Beseitigung dieses wichtigen Erkrankungsmomentes wirksam zu bekämpfen, ist, wie wir oben ausgeführt haben, die Hauptaufgabe der öffentlichen und privaten Gesundheitspflege.

Abgesehen von der individuellen Disposition kommen bei der Verbreitung der Infectionskrankheiten noch einige andere Momente in Betracht, welche theils in besonderen Eigenschaften der Bacterien selbst gelegen sind, theils in unseren heutigen socialen und Verkehrsverhältnissen, welche hierbei eine wichtige Rolle spielen, ihre Entstehung und Entwicklung finden.

Von den Bacterien wissen wir, dass sie so gut wie überall in unserer Umgebung vorhanden sind. Sie finden sich im Boden, in der Luft, im Wasser, sie bedecken unsere Nahrungsmittel, sie hängen in unsern Kleidern und kleben an unsern Händen, sie sitzen auf der Haut und in den Haaren, kurz, was mit uns alltäglich in Berührung kommt, ist der Träger von Bacterien.

Wir ersehen hieraus, welche ungeheuere Zahl von uncontrolirbaren Wegen es für die Bacterien giebt, an und in unseren Körper zu gelangen und wie schwer es ist, sich vor den tausenden von Möglichkeiten zu schützen, mit Krankheitsstoffen in Berührung kommen zu müssen, wir würden diesem beständigen Andringen der Bacterien, wie schon gesagt, längst erlegen sein, wenn uns nicht wirksame Mittel zur Vertilgung eines grossen Theils der Krankheitskeime, zur Beschränkung ihrer Wachsthumsenergie zu Gebote ständen und wenn wir nicht in den Einrichtungen unseres Körpers selbst einen so vorzüglichen Schutz gegen die Invasion von Krankheitskeimen besässen.

Mit dieser, man kann fast sagen Allgegenwart (Ubiquität) der Bacterien haben wir natürlich bei der Besprechung der Verbreitungsart der Infectionskrankheiten besonders zu rechnen, und dies gilt namentlich für diejenigen Krankheitserreger, welchen die Natur die Fähigkeit verliehen hat, parasytisch und saprophytisch zu existiren oder doch sich ausserhalb des lebenden Organismus eine Zeit lang wirkungsfähig, d. h. pathogen zu erhalten. Vor allem müssen wir jedoch bei der Bekämpfung der Infectionskrankheiten das kranke Individuum betrachten, welches der Träger der Keime und deren Produzent ist, insoweit als dieselben mit den Absonderungen seines Körpers nach Aussen gelangen und hier Gelegenheit finden können, neue Krankheitsfälle zu erzeugen.

Es ist daher jetzt der oberste Grundsatz der öffentlichen Gesundheitspflege bezw. der dieselbe ausübenden Sanitätspolizei, das kranke Individuum sobald und so weitgehend als möglich für seine Umgebung unschädlich zu machen.

Da die meisten Infectionskrankheiten jedoch nicht durch das kranke Individuum direct, sondern auch indirect durch Verschleppung der von ihm ausgehenden Krankheitskeime ihre Verbreitung finden, so ist es erforderlich, die Abgänge des Kranken einem besonderen Vernichtungsverfahren der Desinfection zu unterwerfen, worauf wir noch später zurückkommen werden.

Wir haben oben erwähnt, dass die Verschleppung vieler Infectionskrankheiten aus der Umgebung eines Kranken oder von einem anderen Infectionsherde aus auf die allerverschiedenste Weise mit dem Staub der Luft, mit dem Schmutz des Bodens, mit Trinkwasser, mit Nahrungsmitteln, mit Kleidern und Wäsche des Kranken und mit anderen, durch infectiöse Abgangsstoffe verunreinigten Gegenständen stattfinden kann, da an allen diesen Objecten Bacterien haften, demnach auch pathogene Bacterien mit denselben ihre Verbreitung finden können, und für viele der Infectionskrankheiten sind einzelne Wege fast die ausschliesslichen, welche sie benutzen.

So kann man gewiss mit Recht behaupten, dass Pocken meist mit Kleidungsstücken oder Resten und Abfällen solcher, Cholera meist mit Nahrungsmitteln und dem Trinkwasser, Typhus zumeist mit dem Trinkwasser ihre Verbreitung finden, doch ist es keineswegs ausgeschlossen, dass dies auch einmal auf andere Weise geschehen kann, wir werden deshalb bei den dunklen Verbreitungswegen der Bacterien auf alle Verbreitungsmöglichkeiten der Infectionskrankheiten bei ihrer Bekämpfung unser Augenmerk zu richten, und uns daher zunächst noch mit den Beziehungen der Bacterien zu den uns umgebenden Gegenständen etwas eingehender zu beschäftigen haben.

3. Kapitel: Verhalten der Bacterien in der Umgebung des Menschen.

Die Bacterien in der Luft. Geringer Bacteriengehalt derselben. Seltenheit der Verbreitung der Bacterien durch die Luft. Bacterien im Boden. Verbreitung der Bacterien aus den oberen Bodenschichten. Bacterien im Wasser. Verschleppung der Bacterien durch den menschlichen Verkehr.

Die wichtigste der uns direct umgebenden Materien ist wohl ohne Frage die Luft, weil ohne diese der Mensch in kürzester Zeit zu Grunde geht.

Da sie uns von allen Seiten umgiebt und bei dem Athmungsprocess tief in unseren Körper eindringt, so erscheint sie an sich als ein besonders geeigneter Verbreiter von Bacterien. Glücklicherweise ist dies jedoch nicht der Fall.

Da die Bacterien trotz ihrer Kleinheit immer noch specifisch schwerer sind als Luft, so haben sie das Bestreben, sich zu Boden zu senken. In einem in sich abgeschlossenen, absolut ruhenden Luftraume werden daher die Bacterien sich alsbald am Boden angesammelt haben, so dass die Luft in kurzer Zeit vollkommen bacterienfrei sein wird. In der uns umgebenden Luft tritt natürlich ein solch absoluter Ruhezustand niemals ein, in derselben herrschen selbst im geschlossenen Zimmer beständig hin- und herwogende Strömungen, wie man dies z. B. an den Bewegungen des Tabaksrauchs oder dem Tanzen der sog. Sonnenstäubchen gut beobachten kann.

Mit diesen minimalen Luftströmungen, welche genügen, die Bacterien und selbst kleine mit Bacterien besetzte Staubpartikelchen eine gewisse Zeit lang schwebend zu erhalten, findet ein beständiger Transport der schwebenden Staubelemente von einem Ort zum andern statt. Im Zimmer genügen schon unsere Athembewegungen, das Hin- und Hergehen, die natürliche Ventilation etc. um beständige Luftströmungen und mit ihnen Staubaufwirbelungen zu erzeugen, aber trotz der Tausende von Sonnenstäubchen, die ein in unser Zimmer fallender Sonnenstrahl sichtbar macht, beherbergt die Luft überhaupt nur äusserst wenige entwicklungsfähige Bacterien und relativ noch weniger von diesen sind pathogene. Einen Grund für dieses Verhalten können wir einestheils, wie schon erwähnt, in der Tendenz der Bacterien sich alsbald aus der Luft abzulagern, andertheils wohl z. Th. auch in dem Mangel an Feuchtigkeit finden, welcher einen erheblichen Theil der im Staube enthaltenen Bacterien zu Grunde gehen lässt.

Hieraus erklärt sich somit die Thatsache, dass Infectionskrankheiten durch die uns umgebende Luft nur in den allerseltensten Fällen weitergetragen werden, und dass namentlich die früher vielfach angenommene Verbreitung ansteckender Krankheiten durch Winde auf weite Entfernungen als unwahrscheinlich zu bezeichnen ist.

Anders verhält es sich mit den weitaus zahlreicheren Keimen, welche sich in den oberen Erdschichten befinden.

Weil schliesslich alle körperlichen festen oder flüssigen Ausscheidungen der Menschen und Thiere für gewöhnlich in den Boden gelangen, und alle Abfälle des menschlichen Verkehrs ebendahin kommen, so ist der Boden, d. h. immer nur die obersten Schichten desselben, mit Bacterien aller Art in überreichlicher Menge dort beladen, wohin nur überall der Verkehr der Menschen sich erstreckt. Dieser Reichthum des Bodens an Bacterien ist so gross, deren Vorkommen hier so constant, dass man eine zeitlang geneigt war, dem Boden eine bedeutsame Rolle in der Entwickelung, Erhaltung und Vermehrung der pathogenen Keime zuzuschreiben, so dass diese erst im Boden zu ihrer richtigen Reife und Pathogenität gelangen könnten. Dieser Standpunkt ist heute mit Recht verlassen, da die meisten der pathogenen Keime auf den Boden zur Erhaltung ihrer Virulenz nicht angewiesen sind, im Boden nicht immer die zur Fristung des Daseins, geschweige denn zur Fortpflanzung erforderlichen Vorbedingungen finden, in den tieferen Schichten vielmehr meist nach kurzer Zeit, soweit sie nicht im Stande sind Sporen zu bilden, zu Grunde gehen.

Eine Ausnahme müssen wir hierin für die Erreger des Typhus abdominalis und des Tetanus und wahrscheinlich auch der Malaria und der Ruhr zugeben, welche sich im Boden nicht nur zu erhalten, sondern auch zu vermehren im Stande zu sein scheinen.

Trotz dieser anscheinend für die pathogenen Keime nicht besonders günstigen Eigenschaften des Bodens fällt demselben dennoch eine hervorragende Rolle in der Verbreitung der Infectionskrankheiten zu.

Versetzen wir uns einmal in die Zeiten zurück, in welchen in den Städten von Canalisation oder Abfuhr, von der Anlage ordnungsmässiger Miststätten etc. nicht die Rede war, wo aller Abfall ohne jedes Bedenken auf offener Strasse deponirt, eine Reinigung derselben aber ganz gewiss nicht vorgenommen wurde, und denken wir uns, dass zu diesen Verhältnissen eine Reihe von Cholerafällen hinzutreten, so werden wir uns nicht wundern dürfen, wenn die zuerst vereinzelten Fälle bald durch Verschleppung ihrer Keime vom Boden aus eine weitere Verbreitung finden.

Wir wissen, dass der Choleräkeim in der weitaus grössten Zahl mit den Stuhlgängen abgeschieden wird, allerdings auch im Erbrochenen vorkommt, wir wissen auch, dass Menschen vollvirulente Cholerakeime in sich beherbergen und natürlich auch absetzen können, ohne sich eigentlich krank zu fühlen, ohne den Eindruck von Kranken zu machen und ohne in ihrer Beschäftigung gestört zu sein. Anderntheils wissen wir, dass die heftigsten Choleradiarrhöen den anscheinend gesunden Menschen fast plötzlich überfallen, es wird also nicht zu den Seltenheiten gehören, dass Choleradejectionen auf die menschlichen Verkehrswege abgesetzt werden.

Je schlechter die hygienischen Zustände, desto häufiger wird dies vorkommen.

Wer aber nur einmal beobachtet hat, wie schnell ein Häufchen Excremente, von einem Thiere oder auch nächtlicher Weile von Schmutzfinken auf die Strassen einer Stadt abgesetzt, unter den Füssen der Menschen verschwindet und mit den Schuhen in Millionen Theilchen zertreten nach allen Ecken und Enden der Stadt verschleppt wird, der hat einen der Wege beobachtet, wie die Infectionskrankheiten vom Boden aus ihre Verbreitung finden können.

Dieser und ähnlicher Wege zur Verbreitung der am Boden haftenden Infectionskeime giebt es aber für das, was wir im gewöhnlichen Leben Schmutz nennen, und welcher meist mit Bacterien bis zum Uebermass beladen ist, eine so grosse Zahl, dass es unmöglich erscheint, sie alle aufzuzählen. Hierdurch kommt es auch, dass selbst der reinlichste Mensch an seinen Körper stets, wenn auch natürlich nicht immer pathogene, Bacterien beherbergt.

Vom Boden aus, d. h. mit dem auf ihm entstehenden und von ihm ausgehenden Schmutze, finden zweifellos die meisten Bacterien ihren Weg in die Nähe unseres Körpers und in denselben, im Boden, welcher fast immer noch eine gewisse Feuchtigkeit besitzt, können sich Bacterien weit länger erhalten als in der Luft. Für den Typhus abdom., die Malaria und die Ruhr ist der Boden wohl wie schon angegeben die eigentliche Heimath, aus der diese Krankheiten kommen, in welcher sich ihre Erreger von Generation zu Generation zu erhalten vermögen.

Es ist daher der Beschaffenheit des Erdbodens bei hygienischen Massregeln eine ganz besondere Aufmerksamkeit zuzuwenden.

Ein gleiches Interesse erheischt die Beschaffenheit des Wassers, welches uns zum Genusse und zum Gebrauche dient, da es in vielen Fällen direct aus dem mit Bacterien überladenen Boden kommt und gewissermassen als ein Auszug aus demselben betrachtet werden kann, welcher sowohl die geformten Krankheitselemente, als auch jene giftigen Producte derselben, die Ptomaïne, enthalten kann. Daneben vermag das Wasser noch eine Reihe chemischer Substanzen aus dem Erdboden in Lösung zu bringen, welche für unseren Körper häufig ebenfalls nicht gleichgiltig sind.

Die Zeit liegt noch nicht lange hinter uns, wo man dem Wasser von Seiten einer bestimmten Schule sonst hervorragender Hygieniker jeden Einfluss auf die Verbreitung von Infectionskrankheiten mit einer Sicherheit absprach, die dieser Theorie wohl eine gewisse überzeugende Kraft verleihen sollte, da sie dem einfachsten Raisonnement in ihrer Absurdität nicht Stand zu halten vermochte.

Auch hier war es der exacten Forschungsmethode vorbehalten, für die Erkennung der Wichtigkeit der Beschaffenheit unserer Nutzwässer im Verein mit den Untersuchungsmethoden der Chemie und Bacteriologie die erforderlichen Grundlagen zu schaffen, und vernünftiger Weise zweifelt heute niemand mehr daran, dass mit dem Wasser Infectionskrankheiten direct und indirect verschleppt werden können.

Für den Abdominaltyphus ist das Wasser zweifelsohne dasjenige Medium, welches am häufigsten die Verbreitung besorgt. Dass auch Cholera durch Trink- und Nutzwasser Verbreitung finden kann, hat uns das Schicksal Hamburgs und das klassische Experiment in der Irren-Anstalt Nietleben bei Halle in den Jahren 1892 und 1893 zur Genüge bewiesen. Wir haben also auch der Beschaffenheit unseres Trink- und Nutzwassers, da mit demselben Infectionskrankheiten Verbreitung finden können, unsere volle Aufmerksamkeit zu schenken.

Es ist oben schon angedeutet, dass auch der jetzt so gesteigerte Verkehr der Menschen untereinander ein wichtiger Factor für die Verbreitung von Bacterien und somit von Infectionskrankheiten ist. Wir wissen jetzt, dass die Cholera mit dem kranken Menschen reist und dass sie nicht durch die Luft ihre Verbreitung findet, wir haben oft genug erfahren, dass der Cholerakeim, die Pockenursache, der Diphtheriebacillus auf grosse Entferuungen hin mit Kleidern etc. verschleppt worden sind, und unsern heutigen Verkehrsverhältnissen entspricht durchaus die oft beobachtete sprunghafte Verbreitungsweise der Cholera, der Influenza u. s. w. Auch hierauf wird die öffentliche Gesundheitspflege ihr Augenmerk zu richten haben.

---

4. Kapitel: Desinfection.

Räucherungen. Gasentwickelungen. Chemische Desinfectionsmittel. Sublimat. Carbolsäure. Lysol. Sulfo-Carbolsäure. Aetzkalk. Chlorkalk. Kaliseife. Trockene Hitze. Dampf. Dampfdesinfectionsapparate, einfache und mit Ueberdruck. Feststehende und bewegliche Dampfdesinfections-Apparate. Desinfectionsanstalten.

Nachdem wir so die Verbreitungsarten der Infectionskrankheiten im Allgemeinen geschildert haben, dürften wir am zweckmässigsten gleich das Kapitel über die Desinfection, d. h. die Vernichtung der Krankheitserreger, zur Erörterung kommen lassen. Sobald einmal mit Sicherheit erkannt war, dass die Infectionskrankheiten organisirten Erregern ihre Entstehung verdanken, wurden die von Alters her schon empyrisch geübten Desinfectionsmethoden, welche die Vernichtung der Krankheitserreger erstrebten, von anderen, auf exacten Forschungsresultaten beruhenden Gesichtspunkten aus in Arbeit genommen und wesentlichen Aenderungen unterzogen.

Den früheren Anschauungen über die Ausbreitung der Infectionskrankheiten durch das Miasma, eine flüchtige Krankheitsursache, die sich wie ein Gas verhalten sollte, entsprachen durchaus die Räucherungen mit aromatischen Essenzen, das Entflammen grosser Feuer, die Entwickelung von Schwefeldämpfen oder Chlorgas zur Vertreibung der Krankheitsstoffe, die man sich in der Luft schwebend dachte. Von der Anwendung solcher Räucherungen ist man heute mit Recht ganz abgekommen, weil ihnen ein wirklich desinfectorischer Werth nicht oder doch nur in höchst geringem Masse zukommt.

Die heute gebräuchlichen Desinfectionsmethoden richten sich direct gegen die jetzt als Krankheitsursachen bekannten organisirten Krankheitskeime gegen die Bacterien und verwenden hierzu chemische Stoffe, welche in Wasser löslich sind.

Alle die zu Desinfectionszwecken gebrauchten und empfohlenen Chemicalien hier aufzuzählen ist unmöglich, da ihre Zahl in den letzten Jahren sich ganz erheblich vermehrt hat. Dem Zwecke unserer Ausführungen entsprechend sollen nur diejenigen chemischen Desinfectionsmittel Erwähnung finden, deren Wirksamkeit erprobt, deren Anwendung im Grossen ihr billiger Preis gestattet. Das erste Erforderniss für ein gutes Desinfectionsmittel ist seine möglichst vollkommene Löslichkeit in Wasser, damit es überall, namentlich in Ecken und Winkel hingelangen kann, wo die Bacterien erfahrungsgemäss am leichtesten der Desinfection entgehen.

Unbedingt erforderlich ist die einer jeden Desinfection mit chemichen Mitteln vorhergehende gründliche Reinigung der zu desinficirenden Gegenstände mit Soda- oder Schmierseifelösung, welchen an sich schon, neben der mechanischen Entfernung von Bacterien durch die Reinigung, eine gewisse desinfectorische Wirksamkeit zukommt, welche aber vor allem die festeren oberflächlich eingetrockneten Schmutzkrusten, die Bacterienverbände, erweichen und auflösen und so den nachfolgenden chemischen Mitteln den Weg ebnen. An sich würden diese nicht immer im Stande sein, in das Innere der Schmutzanhäufungen, in grössere Bacterienmassen u. s. w. einzudringen und ihre vernichtende Kraft zu entfalten.

Das beste chemische Desinfectionsmittel ist das Sublimat oder Quecksilber-Chlorid, welches eine eminente Giftigkeit für alle Bacterien besitzt. Seiner allgemeinen Verwendbarkeit steht leider dieselbe Eigenschaft dem menschlichen oder thierischen Organismus gegenüber im Wege. Wo es jedoch unter gehöriger Aufsicht Verwendung finden kann, ist es jedem anderen chemischen Desinfectionsmittel vorzuziehen. Sein Preis ist bei den überaus geringen Mengen die von dem Gifte seiner hohen Wirksamkeit wegen nur erfordert werden, ein sehr billiger zu nennen. Man wendet am besten eine Lösung von 1 : 10 000 Wasser an, welche man sich durch Verdünnung einer vom Arzte verschriebenen und in der Apotheke bereiteten concentrirten (4%igen) Lösung leicht herstellen kann. 25 gr dieser Lösung auf 10 Liter Wasser ergeben die oben genannte Stärke von 1 : 10000. Je nach Wasserzusatz lassen sich somit leicht beliebig starke Verdünnungen aus der concentrirten Lösung herstellen. Zu beachten ist, dass Sublimat zur Desinfection von metallenen Gegenständen im Allgemeinen nicht verwendet werden kann, da es grosse Neigung besitzt, mit vielen Metallen chemische Verbindungen einzugehen und auf diese Weise metallische Gegenstände anzuätzen und zu verderben.

Nochmals sei hier auf seine hohe Giftigkeit aufmerksam gemacht, die es nicht rathsam erscheinen lässt, dieses Mittel unzuverlässigen Personen in die Hände zu geben.

Nächst dem Sublimat wird wohl am häufigsten die Carbolsäure als Desinfectionsmittel in Anwendung gezogen.

Wie schon der Name andeutet, stammt dieses Desinfectionsmittel nicht aus dem Mineralreiche, sondern ist ein Product der Destillation von Holz- oder Steinkohlentheer und kommt als cristallisirte Carbolsäure, als sog. 100%ige rohe Carbolsäure, und als gewöhnliche rohe Carbolsäure in den Handel.

Die cristallisirte Carbolsäure ist dasjenige Präparat, welches allein von den dreien in der Chirurgie und Geburtshilfe als Desinfectionsmittel zur Anwendung kommt.

Sie stellt weisse glänzende Nadeln dar, welche bei gewöhnlicher Temperatur eine feste starre Cristallmasse bilden, die erst bei höherer Temperatur zerfliesst.

Durch einen gewissen Zusatz von Wasser oder Alcohol kann man das Wieder-Cristallisiren der zerflossenen Cristalle verhindern und erhält so das Acid. carbol. liquefactum des Arzeneibuchs, bei welchem jedoch zu beachten ist, dass es nicht mehr reine, bezw. nicht mehr 100%ige Carbolsäure, sondern nach dem Wasserzusatz, welcher nicht mehr als 10% betragen soll, 90%ige Carbolsäure ist, was bei der Verwendung dieses Präparats häufig ganz übersehen wird. Ihres hohen Preises wegen eignet sich die reine cristallisirte Carbolsäure zu Desinfectionen im grösseren Masstabe nicht.

Die sog. 100%ige meist aus England stammende rohe Carbolsäure ist ein flüssiges Präparat von der Farbe eines dunklen Bieres und enthält niemals 100% Carbolsäure. Wenn das Präparat 80% Carbolsäure enthält, ist es als ein gutes zu bezeichnen. Die übrigen Bestandtheile sind zwar desinfectorisch durchaus nicht unwirksam, nur meist unlöslich und können so direct nicht zur Wirkung gelangen. Bei der grossen Unzuverlässigkeit dieses Präparats wird man gutthun, wenn man bei Desinfectionen nie mehr wie höchstens 50% Carbolsäure in demselben annimmt und hiernach seine Verdünnungen mit Wasser einrichtet.

Die gewöhnliche rohe Carbolsäure enthält höchstens 8—25% Carbolsäure alles übrige ist, wenn auch nicht unwirksame Substanz, so doch keine Carbolsäure, was bei dem Preise im Einkauf sehr zu berücksichtigen bleibt.

Carbolsäure muss, um auf Bacterien sicher tötend einzuwirken, in mindestens 5% Lösung zur Anwendung kommen.

In neuerer Zeit hat man gelernt, die desinfectorisch sehr wirksamen Nebenbaestndtheile der rohen oder der 100% Carbolsäure, die sog. Kresole, durch Zusatz von Seifenlösung in lösliche und somit wirksame Form überzuführen. Diese Producte sind fertig im Handel als Creolin, Lysol etc. zu haben, einfacher aber und billiger bereitet man sie sich selbst, wenn man die rohe Carbolsäure mit einer heissen starken Lösung von Schmierseife (Kaliseife, grüne oder schwarze Seife) mischt, wobei die bisher unlösslichen Theeröle in Lösung gebracht werden.

Auch Zumischungen von Schwefelsäure zu rohen Carbolsäuren werden jetzt vielfach also sogenannte Carbolsulfosäuren zu Desinfectionen im grösseren Masstab verwandt. Es ist zu beachten, dass diese Mischungen wenigstens einen Theil der zerstörenden Eigenschaften der Schwefelsäure beibehalten haben und somit nur mit Vorsicht verwendet werden dürfen. Wenn auch die Hochfluth der Entdeckung und Anpreisung neuer Desinfectionsmittel im Genre des Creolins, des Lysols etc. sich verlaufen hat, so kommen doch noch recht häufig neue derartige Mittel, denen natürlich die höchste Wirksamkeit auf dem Papier nicht fehlt, zum Vorschein. Ihre Bedeutung ist oft eine ephemere.

Für die practische Ausführung von Desinfectionen bei Epidemien wird es genügen, auf Sublimat oder Carbolsäure mit Seifenlösung sich zu verlassen, und namentlich aber eines Desinfectionsmittels, welches ausserordentlich wirksam und im Gegensatze zur Carbolsäure bei starker Nachfrage keiner erheblichen Preissteigerung unterworfen ist, nämlich der sog. **Kalkmilch** sich zu bedienen.

Dieses billige und vorzügliche Desinfectionsmittel wird hergestellt indem man frischgelöschten weissen Kalk (Aetzkalk) mit der vierfachen Menge Wasser auflöst.

Mit dieser Lösung lassen sich Desinfectionen in grösserem Massstabe z. B. ganzgefüllter Abortsgruben, Dungstätten, Jauchegruben etc. ohne erhebliche Kosten bewerkstelligen. Ein ebenfalls recht wirksames Desinfectionsmittel ist der Chlorkalk, welcher in ähnlicher Weise Verwendung findet wie der Aetzkalk, doch ist bei demselben zu beachten, dass er erheblich theuerer ist, dass er leicht verdirbt, und wenn er nicht gehörig vor Luft und Feuchtigkeit geschützt bleibt, in kurzer Zeit ganz wirkungslos wird.

Desinfectionsmassregeln, bei welchen nicht die gehörige Sorgfalt angewendet wird, oder bei welchen unwirksame Chemicalien zur Verwendung kommen, sind aber oft verhängnissvoller wie keine Desinfection, weil sie, einen Erfolg nur vortäuschend, gegen die immer noch vorhandene Ansteckungsgefahr sorglos machen.

Zur Desinfection von Fussböden, Holzgegenständen, von Möbeln, Fenstern, Thüren u. s. w. ist es wie erwähnt zweckmässig, der Anwendung des chemischen Desinfectionsmittels eine Reinigung mit heisser Seifenlauge vorherzuschicken, wie im practischen Theil noch näher ausgeführt werden soll.

Neben den genannten chemischen Desinfectionsmitteln kommt in neuester Zeit noch die Wärme, entweder als trockene Hitze oder als feuchte Wärme (Dampf) zur Verwendung und verdient, wo sie sich anwenden lässt, besonders bevorzugt zu werden.

Den bacteriologischen Untersuchungsmethoden haben wir die Idee zu verdanken, die Wärme in der angegebenen Weise als Desinfectionsmittel zu verwenden; während jedoch die trockene Hitze nur in dem bacteriologischen Laboratorium oder bei Desinfectionen in der Veterinärmedizin zur Anwendung kommt, hat der Gebrauch des Dampfes in der Desinfectionspraxis eine grosse Verbreitung gefunden, welche er der Eigenschaft verdankt, die Gegenstände, die ihm in einem geschlossenen Raume und unter einem gewissen Drucke ausgesetzt werden, zu durchdringen und es so einestheils ermöglicht, grosse Gegenstände, wie Kleider, grosse Bettstücke u. s. w. auf kürzestem Wege zu desinfiziren, anderntheils eine weit sichere Gewähr dafür bietet, dass die Desinfectionskraft in alle Ecken und Winkel des Objects eindringt, was den flüssigen Desinfectionsmitteln nicht immer gelingt. Ferner ist die Anwendung der Dampfdesinfection häufig da noch möglich, wo die chemische Desinfection sich dadurch von selbst verbietet, dass sie die Gegenstände angreifen und zerstören würde.

Die Anwendung des Dampfes als Desinfectionsmittel erfolgt jetzt zumeist in besonders dazu construirten Apparaten, von welchen man feststehende (stationäre) und fahrbare (mobile) construirt hat.

Improvisiren lässt sich ein Dampf-Apparat überall, wo ein grösserer Waschkessel und ein Fass zur Verfügung stehen, welches dem Rande des Kessels angepasst werden kann. Nach dem Vorschlage von R. Koch wird bei einem solchen Fasse der untere Boden durch ein Lattengitter ersetzt, das Fass mit den zu desinficirenden Kleidungsstücken etc. gefüllt, auf den Wasser-Kessel aufgesetzt und den Wasserdämpfen, welchen man oben im andern Boden des Fasses eine Abzugsöffnung lässt, der Zutritt gestattet.

Man hat durch Versuche festgestellt, dass durch Dampf mit einer Temperatur von nahezu 100 ° C. in einer halben Stunde die widerstandsfähigsten Sporen pathogener Bacterien, die Milzbrandsporen, getödtet werden, selbst wenn sie zum Zwecke des Versuchs in dicken Decken oder in zusammengeschnürten Bettstücken tief versteckt dem Dampfe ausgesetzt waren. Durch Spannung des Wasserdampfes, wobei eine höhere Temperatur desselben erzielt wird, kann man die Dauer der Einwirkung bis zum gewünschten Erfolge abkürzen. Pelz-, Gummi- und Ledergegenstände, Papp- und geleimte Sachen können mit Wasserdampf nicht behandelt werden. Die heutzutage gebräuchlichsten und practischsten Formen dieser Apparate, deren Construction wohl ohne Weiteres klar ist, sind in nachstehenden Abbildungen wiedergegeben.

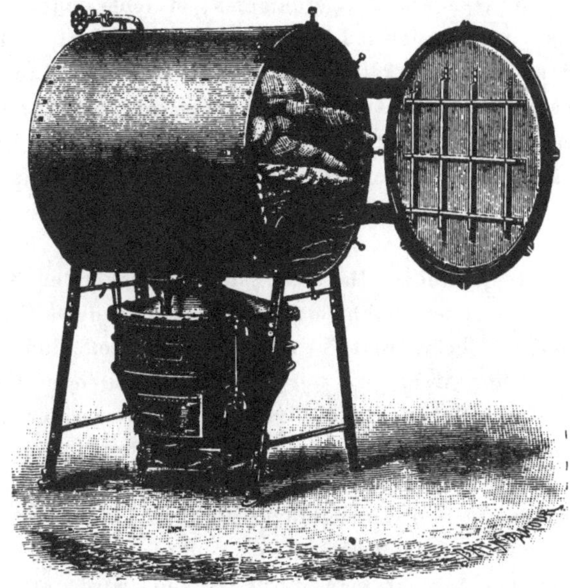

Fig. 2.

Budenberg'scher feststehender Dampf-Apparat für einzelne Gemeinden, Krankenhäuser etc. Preis 385 Mk.

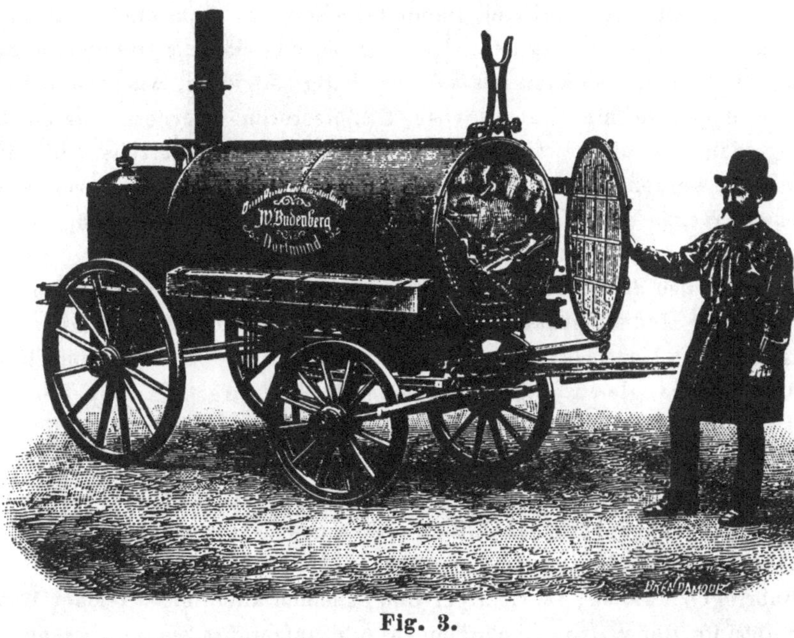

Fig. 3.

Budenberg'scher fahrbarer Desinfections-Apparat für Gemeindeverbände. Preis 1200 Mk.

In diesen Apparaten herrscht ein geringer Ueberdruck, demnach sicher eine Temperatur von etwas über 100 ° C., auch besitzen dieselben Einrichtungen, welche es gestatten, die desinficirten Gegenstände noch im Apparat selbst von dem Wasser des Wasserdampfes, welches natürlich mit in die Gegenstände eingedrungen ist und dieselben durchnässt hat, z. Th. zu befreien. Während in den grossen Städten meist stationäre Apparate in besonderen Desinfectionsanstalten in Gebrauch sind, welche hier und da mit dem Betriebe der städtischen Krankenhäuser verbunden sind, kann man im Zweifel sein, ob es zweckmässig ist, für die Landgemeinden eines Kreises einen fahrbaren Desinfections-Apparat, oder mehrere stationäre zu beschaffen. Da es meiner Ansicht nach Pflicht der Kreis-Communalverbände ist, irgend einen Dampfdesinfections-Apparat zur Benutzung bei ansteckenden Krankheitsfällen zu beschaffen, die meisten wohlgeordneten Verbände diese Frage wohl auch bereits gelöst haben, bezw. derselben so nahe getreten sind, dass die Ausführung vor der Thür steht, so werden bald genügende Erfahrungen gesammelt sein, unter welchen Verhältnissen es zweckmässiger ist einen mobilen oder mehrere stationäre Apparate zu beschaffen.

In Kreisen mit coupirtem Terrain werden sich mehrere stationäre Apparate, zu welchem die zu einem Desinfectionverbande zu vereinigenden Gemeinden ihre inficirten Gegenstände selbst zu liefern haben, empfehlen. In Ackerbau treibenden Gegenden mit grossen Entfernungen wird es zweckmässiger sein, namentlich wenn überall von den Gemeinden kostenlos Vorspann geleistet werden kann, einen fahrbaren Dampfapparat zu beschaffen.

Ein Vortheil der fahrbaren Dampfdesinfections-Apparate dürfte darin zu suchen sein, dass der Begleiter des Wagens, zugleich als Desinfector ausgebildet, für den ganzen Kreis als solcher thätig sein kann, während mehrere stationäre Apparate meist ebensoviele Desinfectoren erfordern, deren Beschaffung nicht überall gewährleistet werden kann. Andererseits soll nicht verschwiegen werden, dass die fahrbaren Apparate bei nicht ganz vorzüglich gehaltenen Wegen durch die Erschütterung beim Fahren häufig defect werden und erfahrungsgemäss recht viele Reparaturen erfordern.

Es wird also Sache der Kreisverbände sein, sich unter sachverständiger Berathung ihres Medizinalbeamten über die Art des zu beschaffenden Apparates zu entscheiden. Unerlässlich bei der Anschaffung des Dampdesfinfections-Apparates ist die gleichzeitige Ausbildung des zu ihrer Wartung erforderlichen Personals, welches, wie schon gesagt, zweckmässig auch zur Ausführung der Desinfection von Wohnräumen etc. besonders ausgebildet ist. Wohnungsdesinfectionen soll man niemals, selbst nicht unter Leitung des Dorf-Oberhauptes irgend einem beliebigen Handwerker aus dem Dorfe überlassen, da derselbe dem Desinfectionsverfahren nicht das erforderliche Verständniss wird entgegenbringen können; in richtiger und demnach allein erfolgreicher Weise können Desinfectionen von Wohnräumen nur aufgeführt werden, wenn der

Desinfector sich seines Zweckes bewusst ist, wenn er in zielbewusster Weise vorgeht. Ich habe schon oben hervorgehoben, wie eine mangelhafte Desinfection oft gefährlicher sein kann als gar keine!

Wie diese Desinfectoren auszubilden und auszurüsten sind, kann weiter unten nachgesehen werden.

In grossen Städten hat man besondere Desinfectionsanstalten errichtet, Centralstellen für das Desinfectionsbedürfniss Tausender von Menschen, welche Tag für Tag in Betrieb stehen.

Sie sind in eigens zu diesem Zwecke erbauten und eingerichteten Schuppen untergebracht über deren einfachste Construction Fig. 4 genügende Auskunft geben wird.

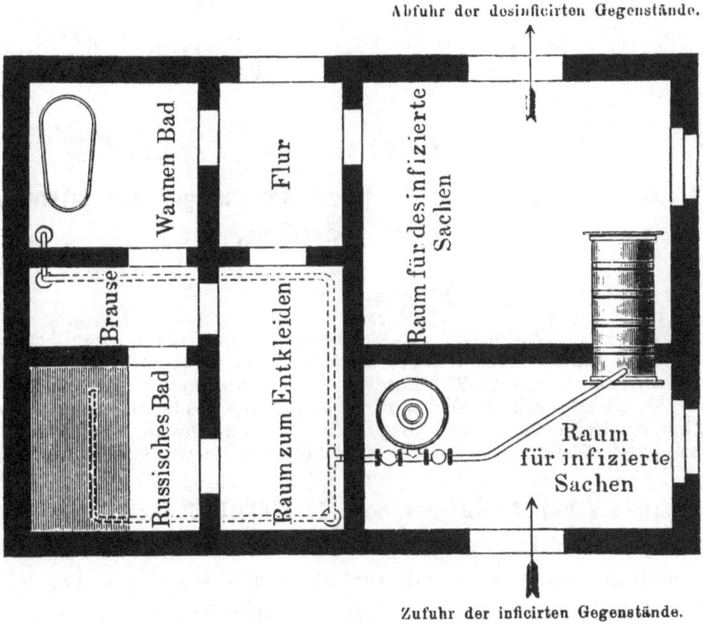

Fig. 4.

Grundriss einer Desinfectionsanstalt verbunden mit Bade-Anstalt nach Budenberg—Dortmund.

In allen diesen Anstalten herrscht das System der vollkommenen Trennung der inficirten von den desinficirten Objecten. Der Raum, in welchem die inficirten Gegenstände, welche entweder vom Publikum selbst in vorgeschriebener Weise verpackt eingeliefert, oder mit eigenen Wagen der Anstalt aus den Wohnungen herbeigeschafft werden, ist durch eine feste Mauer von dem Raume, in welchem die desinficirten Gegenstände wieder zur Ausgabe gelangen, vollkommen abgetrennt. In diese Mauer ist der an jedem Ende mit einer Thür versehene Desinfectionscylinder so eingemauert, dass ein Theil in den Raum für inficirte Gegenstände, der andere in den Raum für desinficirte Gegenstände hineinragt, so dass eine vollkommene Trennung beider Abtheilungen hergestellt bleibt.

Recht zweckmässig ist mit diesen Desinfectionsanstalten eine Badeanstalt verbunden, in welcher sowohl Reconvalescenten von ansteckenden Krankheiten, Hebammen u. s. w. als auch das Personal der inficirten Abtheilung desinficirende Dampf-Douchen und Vollbäder erhalten kann.

Von einer Rentabilität dieser Anlagen kann meistens nicht die Rede sein.

Ueber die Ausführung der Desinfection wird in einem späteren Kapitel das Erforderliche mitgetheilt werden.

B. Specieller Theil.

I. Abschnitt.

Luft, Boden und Wasser in ihren Beziehungen zur öffentlichen Gesundheitspflege.

1. Kapitel: Die Luft.

Luftverunreinigungen. Staub- und Wassertheilchen als Träger von Bacterien in der Luft. Gasförmige Luftverunreinigungen. Indifferente, irrespirabele und giftige Gase. Schädliche Gase unbekannter Wirkungsweise. Verunreinigung der Luft durch Russ. Ventilation. Anhäufung von Kohlensäure in bewohnten Räumen. Quellen der Kohlensäure. Athmung, Beleuchtung und Grundluft. Natürliche und künstliche Ventilation. Grösse der Räume in Wohnhäusern, Krankenanstalten, Gefängnissen etc.

Wir haben schon früher gesehen, dass die Luft für gewöhnlich nur verhältnissmässig, d. h. in Beziehung auf Boden und Wasser wenig Bacterien enthält, und dass sie erst mit diesen überladen werden kann, wenn durch mechanische Vertheilung die den Bodentheilchen (dem Staub eventuell auch den Wasserbläschen) anhängenden Bacterien in ihr suspendirt werden. So wird durch Zugluft und Wind die Luft mitunter plötzlich gesundheitsschädlich, wo sie es vorher nicht war. *Massregeln zur Reinhaltung der Luft werden sich demnach, soweit es bacterielle Verunreinigungen betrifft, meist nicht direct gegen die Luft, sondern gegen die Möglichkeit zu richten haben, dass vom Boden und vom Wasser Theilchen in die Luft zerstäubt werden können.*

Es wird also im allgemeinen öffentlichen Interesse liegen, Staubbildung namentlich in den Städten und Ortschaften, wo der Staub natürlich infectiöser ist als auf dem Lande, soweit wie möglich zu verhüten, eine Aufgabe, mit welcher wir uns später bei der Beseitigung der unreinen Abgänge und bei der Besprechung der Städtereinigung zu beschäftigen haben.

Verunreinigungen der Luft mit Bacterien des Wassers kommen nur selten vor und namentlich ist daran festzuhalten, dass die einfache Verdunstung des Wassers durch Wärme nicht im Stande ist, Bacterien zu transportiren.

Erst die mechanische Zerstäubung des Wassers wird dies bewerkstelligen können, wenn also wirkliche flüssige Wassertheilchen (und nicht Dampf) der Luft beigemengt wurden. Dies kann sich ereignen in der Nähe grösserer Wasseransammlungen durch heftige Luftströmungen und hierdurch erzeugten heftigen Wellenschlag, oder in der Nähe eines Springbrunnens, eines laufenden Brunnens etc. Allgemeine und öffentliche Gesundheitsmassregeln werden gegen diese Art der Luftverunreinigung nicht zu ergreifen, es wird vielmehr Sache des Einzelnen sein, sich solchen Schädlichkeiten durch eigene Vorsicht zu entziehen.

Was die Luft weit häufiger gesundheitsschädlich macht, das sind die gasförmigen chemischen Beimischungen, die entweder direct giftig sind, oder durch Verdrängung einer gewissen Menge normaler Athmungsluft indirect schädigend auf die Athmungsorgane einwirken. Man scheidet diese chemischen Beimengungen zweckmässig in unschädliche, irrespirabele, giftige und solche, deren Natur und Wirkungsweise noch nicht genügend bekannt ist. Die indifferenten Gase können nur dadurch schädlich werden, dass sie einen Theil der zum Athmen erforderlichen Luft verdrängen, wie dies z. B. in Bergwerken oder Brunnenschachten durch an sich ganz unschädliche Gase geschehen kann. Zu ihnen sind zu zählen Wasserstoff, Stickstoff und viele Kohlen-Wasserstoffe.

Die irrespirabelen Gase, wozu Chlor, Ammoniak, schwefliche Säure, Schwefelsäure, Salz- und Salpetersäure gehören, wirken in hohem Grade reizend und ätzend auf die Schleimhaut der Athmungsorgane, sie sind also direct schädlich.

Zu den giftigen Gasen, welche die Athmungsorgane gar nicht angreifen, aber durch ihren sofortigen Uebertritt in das Blut in eminentem Grade zerstörend auf den menschlichen Organismus einwirken und denselben durch Blutentmischung häufig blitzartig töten, sind zu rechnen Kohlensäure, Kohlenoxydgas, Schwefelwasserstoff, Arsenwasserstoff u. s. w.

Die letzte Gruppe der schädlichen Gase wird gebildet durch mancherlei Exhalationen der modernen Industrie und Technik, namentlich aber gehören auch hierher die grossen, zusammengepfergten Menschenmengen entströmenden ekelhaften Ausdünstungen, deren Natur noch nicht bekannt, deren Wirkung meist eine ganz individuelle ist.

Im Freien werden alle gasförmigen Beimengungen zur Luft, selbst wenn sie in grösseren Mengen producirt werden (chemische Fabriken) kaum im Stande sein, eine directe Schädigung der Gesundheit der Anwohner herbeizuführen, weil sie die Fähigkeit der Diffussion besitzen, d. h. sich mit den umgebenden Luftschichten schnell zu mischen und nach oben, wo sie den geringsten Widerstand finden, abzuströmen. Sie werden somit nach kürzester Zeit in dem Bereiche der menschlichen Athmungsluft so verdünnt sein, dass sie direct nicht mehr reizend oder zerstörend einzuwirken vermögen.

Trotzdem sind derartige Beimengungen zur Luft nicht einfach als harmlos zu bezeichnen, weil die langdauernde Einathmung auch minimaler Mengen schädigender Gase mit der Zeit doch eine Gesundheitsstörung zu bewirken vermag und, was namentlich die Klagen der Nachbarn mancher industrieller Unternehmungen für durchaus berechtigt erscheinen lässt, ist die Thatsache, dass selbst geringe Beimengungen von riechenden Gasen zur Athmungsluft, z. B. Schwefelwasserstoff, schweflige Säure, Schwefelkohlenstoff pp., den Bewohnern der anliegenden Häuser die ordnungsmässige Lüftung ihrer Wohnräume wirklich unmöglich machen. Es ist also ein durchaus gerechtfertigtes Verlangen der Sanitätspolizei, dass derartige Ausströmungen der gewerblichen Unternehmungen unschädlich gemacht werden.

Man erreicht dies einestheils dadurch, dass man den Producenten solcher riechenden Stoffe die Auflage macht, für die unschädliche Beseitigung der Gase Sorge zu tragen, was durch Absorption in geeigneten Flüssigkeiten, durch Verbrennung im Kesselfeuer, Ableitung in hohe Schornsteine u. s. w. angestrebt werden kann, besser aber mit der Zeit dadurch, dass man in Städten eigene industrielle Baugegenden bestimmt, innerhalb welcher derartige Fabricationszweige nur betrieben werden dürfen bezw. derartige Neuanlagen nur concessionirt werden, wobei man auch hier noch besondere sanitätspolizeiliche Vorschriften nicht übersehen darf und zwar im Interesse der Arbeiter und solcher Personen, welche zur Beaufsichtigung der Anlagen in denselben zu wohnen gezwungen sind. Man wird durch die Schaffung solcher Plätze für die Anlage industrieller Unternehmungen bessere Resultate erzielen, wie wenn man die Anlage derselben in der ganzen Umgebung der Stadt zerstreut gestattet oder peripher immer weiter hinausschiebt, da es bei dem raschen Wachsthum mancher Städte sich ereignet, dass die ursprünglich völlig isolirten Anlagen nach kurzer Zeit wieder von Wohnquartieren umgeben sind und so zu immer wiederkehrenden Klagen Veranlassung geben. In manchen Städten ist hier früher in überaus kurzsichtiger Weise gehandelt worden, eine bessere Einsicht hätte viel Zeit und viel Geld erspart und viel Processerei und Schreiberei verhindert.

Von diesen industriellen Anlagen geht noch eine andere Schädigung der Luft aus, welche ebenfalls geeignet ist, zu lebhaften Klagen Veranlassung zu geben.

Bei unserer heutigen irrationellen Art der Feuerung, die leider noch nicht durch eine bessere ersetzt werden kann, gehen ganz bedeutende Russmengen in die Luft über, welche im hohen Grade belästigend auf die Umwohner einwirken. Die leichten Russflöckchen dringen mit dem geringsten Luftzug mit einer ganz unbedeutenden Luftströmung in die zum Zweck der Lüftung geöffneten Fenster der Wohnräume ein und beschmutzen hier alle Gebrauchs-Gegenstände, Nahrungsmittel u. s. w., weniger gesundheitsschädlich, als durch ihre fest haftende Färbekraft von den Hausfrauen besonders gefürchtet.

Wenn auch in grossen Städten ein Theil der belästigenden Russflocken seine Entstehung sicher in den eigenen und benachbarten Haus-Feuerungen findet, so muss doch von sanitätspolizeiwegen verlangt werden, dass die industriellen in der Nähe menschlicher Wohnungen gelegenen Anlagen für die thunlichste Beseitigung der Russbelästigungen zu sorgen haben.

Man hat zu diesem Zwecke Russfänger construirt, welche zugleich als Funkenfänger die Feuersgefahr beseitigen sollen, die erreichten Resultate sind jedoch hiermit noch keine idealen, da die meisten derartiger Fangvorrichtungen eine besonders sorgfältige Behandlung erfordern, die ihnen bei ihrer schweren Erreichbarkeit wohl nicht immer zu Theil wird.

Anders verhält es sich mit den gasförmigen Beimengungen der Luft in geschlossenen Räumen. Hier vermögen sie nicht ohne weiteres zu entweichen, ihre Beseitigung erfordert daher besondere Massregeln.

Für Räume, welche zum dauernden oder vorübergehenden Aufenthalt einer grösseren Zahl von Menschen dienen, kommt zunächst die Beimengung der von diesen selbst ausgeathmeten Kohlensäure in Betracht, welche in hohem Grade geeignet ist, die Gesundheit zu stören. Wir haben oben gesehen, dass die Kohlensäure zu den sog. giftigen Gasarten gehört, welche, ohne die Respirationsorgane zu reizen, sich unvermerkt in die Blutbahn einschleichen und hier ihren zerstörenden Einfluss geltend machen.

Es dürfte wohl als bekannt vorauszusetzen sein, dass die Kohlensäure ein Product bezw. eine Ausscheidung unseres eigenen Körpers ist. Mit der Athmung wird in den Lungen aus der atmosphärischen Luft Sauerstoff an das menschliche Blut abgegeben, und Kohlensäure aus demselben aufgenommen, welche alsdann bei der Ausathmung in die Umgebung des Menschen entweicht und da sie specifisch schwerer als Luft ist, in geschlossenen Räumen an sich wenig Neigung hat, mit den oberen Luftschichten sich zu mischen.

Fehlt nun in einem geschlossenen von vielen Menschen besetzten Raume die Zuführung der erforderlichen frischen Luft, so wird die in dem Raume eingeschlossene Athmungsluft bald so verändert sein, dass der ursprünglich vorhandene Sauerstoff verbraucht und dafür immer mehr Kohlensäure in der Luft angehäuft wird.

In solchen Räumen ohne Ventilation, in welchen relativ viele Menschen athmen, würde also in kurzer Zeit die Luft eine derartige Beschaffenheit annehmen, dass sie zum Athmen nicht mehr taugt, dass die Menschen ihre zum Leben erforderliche Menge Sauerstoff nicht mehr erhalten können und ersticken, ein Vorgang, wie er früher auf Massentransportschiffen nicht allzuselten vorgekommen zu sein scheint.

Glücklicherweise ist die Bauart unserer Häuser keine so dichte, dass im gewöhnlichen Leben solche Räume vorkommen, in welchen gar keine Lufterneuerung stattfindet.

Es ist namentlich das Verdienst Pettenkofers, auf die sog. natürliche Ventilation unserer Hausräume hingewiesen zu haben, welche in unserem Leben eine nicht unbedeutende Rolle spielt. Diese sog. natürliche Ventilation vollzieht sich nach physicalischen Grundsätzen, nach welchen verschieden erwärmte Räume das Bestreben haben, die Differenz ihrer Temperaturgrade beständig auszugleichen, so dass selbst durch die feinen Poren unserer Häuserwände, durch die Fussböden, durch jede Ritze in unsern Thüren und Fenstern, wie man an letztern sich namentlich im Winter, wo es sich um hohe Temperaturunterschiede zwischen Zimmer- und Aussenluft handelt, beobachten kann, kleine Luftströme wechseln, die eine beständige Erneuerung unserer Athmungsluft in bewohnten Räumen besorgen. Für genügend grosse Räume mit wenigen Bewohnern kann die natürliche Ventilation allein hinreichen eine wenigstens ausreichende Luftverbesserung zu erzielen, für gewöhnlich macht jedoch die grössere Ausnutzung des Raumes, namentlich in solchen Gebäuden, welche das Interesse der öffentlichen Gesundheitspflege in Anspruch nehmen, wie Krankenhäusern, Gefängnissen, Armenhäusern etc. besondere Vorrichtungen zur künstlichen Ventilation der Räume erforderlich. Die Zahl der Constructionen und Erfindungen zur Herstellung einer künstlichen Ventilation ist eine grosse, vom einfachen ehrwürdigen Windrädchen in der Ecke einer Fensterscheibe, bis zum mächtigen Exhaustor der Neuzeit.

Trotz der fleissigen Bestrebungen der modernen Technik, auf diesem Gebiete Vollkommenes zu erreichen, sind die Resultate bezüglich der Ventilation von Hausräumen keine nach allen Seiten ganz befriedigende zu nennen, indem theils nicht genügender Ersatz der Luft erfolgt, theils unangenehme Zugluft, theils belästigende Geräusche durch die Apparate erzeugt werden, die für die Bewohner der betreffenden Räume in hohem Grade störend sind.

Dieses schwierige Kapitel der Ventilation erfordert die ganze Aufmerksamkeit des ausführenden Bautechnikers, dem die Erfahrungen der Hygiene nur mit Bezug auf das anzustrebende Resultat Vorschriften machen können.

Neben der Lunge des Menschen sind als Kohlensäurequellen noch unsere Erleuchtungsvorrichtungen bei Dunkelheit und Nacht einer besonderen Beachtung zu würdigen, weil die Mengen der bei der Verbrennung von Kerzen, Petroleum und Gas erzeugten Kohlensäure relativ sehr bedeutende sind.

Nach Flügge athmet ein erwachsener Mensch in einer Stunde circa 22 Liter Kohlensäure aus, ein 10jähriges Kind circa 10 Liter, dagegen erzeugt eine Stearinkerze 12 Liter, eine Petroleumlampe 60 Liter und eine Gasflamme 100 Liter Kohlensäure pro Stunde. Eine Gasflamme producirt also mehr bezw. ebenso viel Kohlensäure wie in gleicher Zeit 4 erwachsene Menschen oder 10 Kinder und wenn man fordert, dass die Luft in bewohnten

Räumen nicht mehr als 1⁰/₀₀ Kohlensäure enthalten soll, oder gar anstreben will, dass dieselbe dauernd weniger enthält, so wird man natürlich auch diese Kohlensäurequellen mit in die Ventilationsberechnungen hineinziehen müssen. Die künstliche Ventilation von geschlossenen Räumen hat jedoch ihre Grenzen, soll sie nicht an sich belästigend wirken, es muss ihr also dadurch entgegengekommen werden, dass man für Wohnräume pro Kopf der Bewohner einen bestimmten Luftraum theoretisch feststellt und diesen so normirt, dass die Erneuerung der Luft in einer Stunde etwa zweimal erfolgen kann. Da dies übrigens die äusserste Leistungsfähigkeit selbst der künstlichen Ventilation ist, so muss die Forderung des Luftraumes für jeden Menschen in Krankenanstalten z. B. wo man besonderen Werth auf die gute Beschaffenheit der Luft zu legen hat, eine erhebliche Steigerung der absoluten Zahl erfahren und wenn man in gewöhnlichen Wohnräumen pro Kopf circa 16 Cubikmeter Luftraum fordert, muss diese Zahl bei Krankenräumen auf das 2 und 3 fache erhöht werden.

Bei der künstlichen Ventilation von Räumen ist besonders darauf zu achten, dass die Luft, die man in das Zimmer bringt, nicht etwa schlechter ist als diejenige, welche entfernt werden soll. Sie muss also rein, d. h. möglichst kohlensäurefrei sein, ohne sonstige gasförmige Beimengungen und thunlichst staubfrei sein und womöglich schon etwas erwärmt in die Räume eintreten.

Auch die Eintrittsstelle der Luft in die Wohnräume ist nicht gleichgiltig, weil unbedingt vermieden werden muss, dass Zugluft entsteht, da Nichts belästigender wirkt, als an sich unbedeutende, doch dem Gefühle bemerkbare Luftströmungen in einem Wohnraum. Ventilationseintrittsöffnungen dürfen bei nicht vorgewärmter Luft niemals in der Höhe des Oberkörpers des Bewohners über dem Fussboden angebracht sein.

Man hat in neuerer Zeit besonders darauf aufmerksam gemacht, dass bei künstlicher Ventilation genau darauf zu achten ist, dass ein richtiges Verhältniss zwischen Ein- und Austrittsöffnung der Ventilationscanäle in den Wohnräumen herrscht, da es sonst bei dem Absauchungsventilations-System sich ereignen könnte, dass bei ungenügender Luftzufuhr und beständiger Absauchung eine Luftverdünnung in dem Raume eintritt, durch welche auf dem Wege der sog. natürlichen Ventilation grosse Mengen von Luft aus andern Räumen angelockt werden, über deren gesundheitliche Beschaffenheit man in keiner Weise unterrichtet ist.

Namentlich bedenklich wird ein solches Missverhältniss bei Wohnungen zu ebener Erde, weil die aus den Kellern oder dem Erdboden alsdann direct in die Räume gelangende Luft grosse Mengen von Kohlensäure oder anderen schädlichen Gasarten enthalten kann. Vielfach wird behauptet, dass schon bei der natürlichen Ventilation unserer Wohnräume die zuströmende Luft mehr durch die Bodenporen, als durch die Oeffnungen der Seitenwände eindringe und dass daher die natürliche Ventilation unter Umständen sogar schädlich wirken könne.

Wenn auch thatsächlich einige Fälle bekannt sind, dass bei Bruch von Leitungsröhren ausgeströmtes Leuchtgas auf dem Wege der natürlichen Ventilation in Erdgeschossräume eingedrungen ist und bei den Bewohnern dort heftige Vergiftungserscheinungen hervorgerufen hat, so scheint es doch, dass dem Eindringen der Grundluft durch die Fussböden unserer Wohnräume im Allgemeinen eine zu grosse Bedeutung beigelegt wird. Immerhin wird der Bautechniker gut thun, bei Construction der Fussböden von Wohnräumen auch hierauf sein Augenmerk zu richten und dieselben so dicht wie möglich zu gestalten, auch der tadellosen Beschaffenheit des Ausfüllmaterials seine besondere Aufmerksamkeit zuzuwenden, weil aus diesem Staubpartikelchen bei undichten Fussböden leicht in die Luft des Zimmers dringen und Krankheitskeime auch dorthin verschleppen können.

Eine ganz besondere Aufsicht über die Ventilation fällt der Sanitätspolizei in Fabrik-Räumen, bei Ausschachtungen im Bergbau, bei Anlagen von tiefen Kesselbrunnen u. s. w. zu, weil in ersteren durch gewisse Fabrikationszweige schädliche Gase in erheblicher Menge künstlich erzeugt werden, bei letzteren Arbeiten aber durch plötzliche Ausströmungen giftiger oder indifferenter Gase (s. o.) schwere Vergiftungserscheinungen und Todesfälle durch Erstickung noch immer zu den alltäglichen Unglücksfällen gehören.

In einzelnen Fabrikanlagen ist einer unschädlichen Beseitigung der grossen bei der Arbeit entstehenden Staubmengen ganz besondere Sorgfalt zuzuwenden.

---

2. Kapitel: Der Boden.

Der Boden und seine directen Beziehungen zu den Infectionskrankheiten.

Bacterien im Boden. Durchseuchung des Bodens mit Fäulnissproducten. Obere Bodenschichten. Tiefere Bodenschichten und Grundwasser. Der Boden im Verhältniss zum Grundwasser und die Beziehungen beider zur Verbreitung von Infectionskrankheiten. Verhalten des Grundwassers zum Boden. Grundwassertheorie und bacteriologische Forschung. Localisten und Contagionisten. Reinhaltung des Bodens. Entfernung der flüssigen Abfallstoffe. Fäcalien und Hausabwässer in der Umgebung des Menschen. Anlage von Abortgruben. Abfuhrsysteme. Closeteinrichtungen. Tonnensystem, Canalisation. Rieselfelder. Schwemmsystem. Verunreinigungen der öffentlichen Wasserläufe. Kläranlagen. Entfernung der festen Abfälle aus der Umgebung des Menschen. Strassenkehricht und Müll. Strassenreinigung, Kehricht- und Müll-Abfuhr. Weitere Behandlung des Kehrichts und des Mülls.

Eine relativ weit grössere und eingehendere Beachtung als der Beschaffenheit der Luft im Allgemeinen hat die öffentliche Gesundheitspflege den Zuständen im Boden und allem was damit zusammenhängt zu widmen, weil ihm bezüglich der Verbreitung der Infectionskrankheiten und des allgemeinen gesundheitlichen Verhaltens der Menschen eine ganz besondere Bedeutung beizulegen ist.

Wir haben gesehen, dass der Boden nicht nur eine ganz erhebliche Zahl von Bacterienkeimen mehr enthält als Luft und Wasser, die ihren Bacteriengehalt lediglich aus dem Boden entnehmen, sondern dass auch die Theilchen des Bodens beständig in eine überaus innige Berührung mit unserm Körper gelangen, wir beständig mit diesen Bodenbacterien in Contact sind, und dass schliesslich alle Verunreinigungen, die der Mensch und der Verkehr um ihn ausstösst, auf dem Boden abgelegt werden und in ihn eindringen. Zudem haben wir gesehen, dass sich im Boden die Bacterien zum grössten Theil eine gewisse Zeit lebensfähig erhalten können, dass also alle Bedingungen gegeben sind, welche den Schwerpunkt des Kampfes gegen die Bacterien überhaupt auf die Vernichtung der Bacterien im Boden zu legen zwingen.

Wenn im Allgemeinen vom Boden hier die Rede ist, so hat man hierbei immer nur an die oberen Bodenschichten zu denken. Was tiefer als einen höchsten zwei Meter unter der Bodenoberfläche liegt, interessirt uns nur in besonderen Fällen.

Auch der ursprüngliche Mutterboden bis zur Zeit des Diluviums hat für unsere Fragen kein allgemeines Interesse, weil Krankheitskeime in ihm nicht wohl enthalten sein können.

Das vegetative Leben der meisten Bacterien spielt sich in Abhängigkeit von Luft, Licht, Wärme und Feuchtigkeit fast ausschliesslich in den Bodenschichten ab, welche noch in einer gewissen Bewegung sich befinden, welche noch im alltäglichen, menschlichen Verkehr stehen. Was darunter liegt, ist für uns begraben und es bedarf besonderer Gelegenheiten und Veranlassungen, um diese tieferen Bodenschichten wieder in Verkehr zu bringen, welche zudem zunächst ohne jede Bedeutung für die öffentliche Gesundheit sind, weil sie nur unter ganz aussergewöhnlichen Verhältnissen Krankheitskeime enthalten können.

In früheren Zeiten legte man auf die Reinhaltung des Bodens so gut wie keinen Werth, es findet sich daher in unseren Städten, namentlich den älteren Theilen, meist eine bedeutende Durchsetzung der oberen Bodenschichten mit menschlichen und thierischen oder sagen wir überhaupt organischen Abfallstoffen, die, in Zersetzung begriffen, den Boden, wie man dies ausdrückt, durchseucht haben, im Gegensatze zu solchem Boden, welcher noch nicht mit den Auswurfstoffen organisirter Lebensthätigkeit durchsetzt ist und im Allgemeinen als jungfräulicher Boden bezeichnet wird.

Während wir jetzt eifrig bemüht sind, den Boden in unseren Städten thunlichst rein zu erhalten, lud man auf und in ihm früher alles ab was im menschlichen Verkehr ausgestossen und unbrauchbar geworden war.

Statt wie in späteren Zeiten die menschlichen Excremente in Sammelgruben aufzunehmen, um sie von Zeit zu Zeit aus der Umgebung der Menschen entfernen zu können, liess man sie entweder einfach auf der Bodenoberfläche liegen, wo sie gerade hingekommen waren, oder, wo man schon einen Schritt weiter gegangen zu sein glaubte, legte man sog. Schling- oder Sickergruben an, in denen diese Stoffe zwar aus den Augen kamen, sich aber natürlich überall im Boden verbreiteten und diesen verpesteten. Mit den ebenso bedenklichen thierischen Excrementen und pflanzlichen Resten verfuhr und verfährt man heute stellenweise noch weniger sorgsam. Namentlich auf dem Lande, wo der Mist in keinem Falle als gesundheitsschädliches Product betrachtet wird, der Bauer ihn vielmehr zum Schutze seines schlecht abgedeckten Pumpbrunnens ebenso unbedenklich verwendet, wie er seine Kelleröffnungen und die Fenster seines Wohnzimmers mit ihm gegen die eindringende Kälte dichtet. So finden wir daher bei Aufgrabungen in alten Stadttheilen und in der Umgebung der Häuser auch auf dem Lande, wo nur eine einigermassen durchlässige Bodenformation vorhanden ist, schwarze, faulende und stinkende Massen, auf die man den Ausdruck durchseucht wohl mit vollem Recht in Anwendung ziehen kann.

Was ist es nun, was die sogenannte Durchseuchung des Bodens in der Nähe des menschlichen Verkehrs zu einem bedenklichen Zustand stempelt, der uns in demselben eine Gefahr für unsere Gesundheit erblicken lässt?

Eine präcise Beantwortung dieser Frage ist nach den heutigen noch immer sehr getheilten Anschauungen, welche über die Bedeutung des Bodens zu der Verbreitung und Entstehung von Infectionskrankheiten herrschen, leider noch nicht möglich.

Wir wissen, dass mit den oberen Bodenschichten Bacterien und somit auch pathogene Keime ihre Verbreitung finden können, es bedarf keiner besonderen Ueberlegung, dass die Bacterien im Trinkwasser aus den umgebenden Bodenschichten herstammen, ob aber pathogene Keime im Boden entstehen, bezw. sich in demselben zu erhalten oder fortzupflanzen im Stande sind, wissen wir leider noch nicht mit Sicherheit.

Unser ganzes Bedenken gegen einen durchseuchten d. h. mit organischen fäulnissfähigen Stoffen überladenen Boden scheint ein zum grössten Theil instinktives, und hauptsächlich darauf zurückzuführen zu sein, dass der lebende Mensch gegen alles was tot ist, fault und stinkt, im Allgemeinen einen und zwar durchaus berechtigten Widerwillen von Natur aus besitzt, der ihn sicher vor mancher Gesundheitsschädigung bewahrt.

Bekanntlich hat die sog. Boden- bezw. Grundwassertheorie über die Entstehung und Verbreitung von Infectionskrankheiten, auf welche wir gleich weiter zu sprechen kommen, ihre entschiedene Gegnerin in der exacten Bacteriologie gefunden und es scheint mir für die Ausübung einer practischen öffentlichen Gesundheitspflege besser, sich auf diesen exacten Boden der Bacteriologie zu stellen, ohne im Uebrigen die Anschauungen der Theoretiker zu ignoriren.

Nach den Ansichten der Bodentheoretiker oder Localisten, deren Haupt bekanntlich der berühmte Hygieniker v. Pettenkofer in München ist, stehen alle Infectionskrankheiten zu dem Boden in einer strengen Abhängigkeit.

Ursprünglich als indifferente Bacterien vorhanden, erlangen nach Pettenkofer die pathogenen Keime erst im Boden ihre Reifung unter Mitwirkung einer bisher leider unbekannten Potenz, der sogenannten örtlichen Disposition. Was unter dieser örtlichen Disposition zu verstehen ist bezw. worin dieselbe bestehen soll, bleibt unbekannt, es kann aber nach den neueren Anschauungen der Localisten dieses begünstigende Moment auf oder im Boden in zwei verschiedenen Gestaltungen vorhanden sein:

1. Es kann zeit- oder stellenweise ein für den betreffenden Keim, welcher pathogen werden soll, durch ein im Boden auftretendes günstiges Nährsubstrat ein physicalisch oder chemisch geeigneter Nährboden geschaffen werden, auf welchem der Keim infectiös wird, oder

2. Es kann irgend ein ortsständiger Microorganismus existiren, auf oder in welchem der pathogen werdende Keim sich entwickelt und seine Infectionstüchtigkeit erhält.

Bei dieser örtlichen Disposition des Bodens spielt das Grundwasser noch eine besondere zeitliche Rolle, indem mit dessen niederem Stand, also der geringeren Durchfeuchtung des Bodens, die örtlich disponirten Bacterien ihre Wirkung zu bethätigen befähigt werden.

Wo aber die physicalische Beschaffenheit des Bodens einen solchen Wechsel in der Durchfeuchtung nicht zulässt, d. h. auf compactem felsigem Mutterboden, da kann niemals eine solche Entwickelung der pathogenen Keime erfolgen, dass aus ihr ein epidemisches Auftreten der betreffenden Krankheit resultiren könne, hier werden höchstens einzelne Krankheitsfälle auftreten, und solche Orte bezeichnet die localistische Schule als immune.

Diese sonderbare Theorie, bei welcher bis zur Entdeckung der Erreger der Infectionskrankheiten alles unbekannt, alles eine unberechtigte, angeblich auf eine unumstössliche Statistik basirte graue Reflexion war, die in unserer nüchtern denkenden Zeit der exacten Forschung ganz eigenthümlich anmuthet, hatte ein eifriges Studium der Bewegung der Grundwässer im Boden zur Folge, sodass eine grössere Stadt, welche nicht ihre Grundwassermessungen machte, nicht als gehörig verwaltet angesehen wurde und nicht berechtigt war, in Fragen der öffentlichen Gesundheitspflege mitzusprechen.

Was versteht man zunächst unter Grundwasser?

Bekanntlich ist die physicalische Beschaffenheit des Bodens eine überaus wechselnde, indem die Urformationen desselben an vielen Plätzen durch Dilluvial- und Alluvialanschwemmungen mehr und mehr verdeckt und mit weniger compacten für Luft und somit auch für Wasser durchgängigen Erdschichten überkleidet sind.

In einem compacten Felsgestein sind nur wenige Eingangspforten für Luft und Wasser, von ihm werden also die meteorologischen Niederschläge, aus welchen sich das Grundwasser bildet, fast vollständig abfliessen.

Die Bewegung des Wassers im Boden folgt natürlich physikalischen

Gesetzen und vor allem dem der Schwere. Das Wasser hat also beständig die Tendenz, sich im Boden in der Richtung des geringsten Widerstands zu verbreiten und schliesslich an dem tiefsten Punkte einer für Wasser undurchlässigen Bodenschicht sich anzusammeln.

Es wird somit in alluvialem Boden die Höhe der Wasseransammlung in gradem Verhältniss mit der Menge der athmosphärischen Niederschläge steigen und fallen und der sog. Stand des Grundwassers ein beständig wechselnder sein.

Je beträchtlicher die poröse über der undurchlässigen Bodenschicht sich erhebt, desto tiefer wird der relative Stand des Grundwassers sein, je höher die undurchlässige Schicht des Bodens zu Tage liegt, je geringer also die darüberliegende poröse Bodenschicht ist, desto höher wird relativ das Grundwasser stehen, welches alsdann sogar frei zu Tage treten kann.

Ebenso wechselnd wie die geologische und physikalische Beschaffenheit des Bodens, wird somit der relative Stand des Grundwassers sich gestalten und hier bis zu 50—60 cm unter der Bodenoberfläche sich erheben bezw. frei austreten, dort erst in der Tiefe von 10—20 Metern anzutreffen sein. Vermöge der dem Boden innewohnenden Capillarität, d. h. der Fähigkeit Flüssigkeiten aufzusaugen, befindet sich über dem Niveau des Grundwasserspiegels, immer eine stärker durchfeuchtete Bodenschicht, welche je nach der grösseren oder geringeren capillären Kraft des Bodens, mächtiger oder schwächer sein wird. Auf diese Weise kann das Grundwasser zu einem localen Index der Bodendurchfeuchtung werden und falls die physicalischen Untergrunds-Verhältnisse nicht alterirt werden, können regelmässige Messungen und Beobachtungen des Grundwassers unter Berücksichtigung der Niederschläge für einen und denselben Ort eine gewisse Regel für die Bodendurchfeuchtung finden lassen, welche bei Bauten, Canalanlagen u. s. w. zu berücksichtigen sein wird.

Die Bewegung, in welcher sich das Grundwasser ständig befindet, ist eine doppelte bezw. dreifache. Zur Ausgleichung des Niveaus in horizontaler Richtung werden seitliche Strömungen nach der Gegend des geringsten Widerstands sich vollziehen, in vertikaler Richtung wird die Höhe und Tiefe des Grundwasserspiegels eine Auf- oder Abwärtsbewegung des Wassers anzeigen.

Die localistische sogenannte Boden- oder Grundwassertheorie über die Entstehung und Verbreitung der Infectionskrankheiten bringt nun das Auftreten derselben, wobei zunächst an das Gehen und Kommen des Typhus abdominalis und der Cholera gedacht wird, mit diesem Wechsel in den Grundwasserständen in einen innigen Zusammenhang, indem sie behauptet, dass bei abnehmender Durchfeuchtung des Bodens, also beim Fallen des Grundwassers eine Zunahme der Erkrankungszahl, beim Steigen des Grundwassers ein Rückgang des epidemischen Auftretens der Infectionskrankheiten eintritt und versucht diese angeblich durch unanfechtbare Statistik begründete Theorie in folgender Weise aufzubauen.

In dem Boden sind die Bacterien vorhanden und sind durch eine örtliche Disposition (s. o.) schon pathogen veranlagt.

Diese pathogen veranlagten Keime können jedoch aus einem ganz durchfeuchteten Boden, da sie in demselben zurückgehalten werden, ihre pathogene Anlage nicht bethätigen, es fehlt also in dem feuchten Boden die zeitliche Disposition zum Freiwerden der Krankheitskeime.

Mit fallendem Grundwasser trocknen die oberen Bodenschichten aus, die Krankheitskeime werden frei, gelangen bei dieser zeitlich günstigen Disposition durch die Athmung in den menschlichen Körper und können hier ihre pathogenen Anlagen bis zur wirklichen Pathogenität entwickeln und die betreffende Infectionskrankheit im Menschen hervorufen. Es wird also mit dem Sinken des Grundwassers die Steigerung des epidemischen Auftretens, mit dem Steigen des Grundwassers bezw. mit dem Eintreten stärkerer meteorischer Niederschläge (Regen) ein Fallen der Epidemien Hand in Hand gehen, also ein umgekehrtes Verhältniss zwischen beiden bestehen.

Auf dem Boden dieser Theorie stehend, muss die lokalistische Schule jede Verbreitungsmöglichkeit einer ansteckenden Krankheit durch das Trinkwasser auf das Entschiedenste in Abrede stellen, weil die Zugabe derselben die ganze Grundwassertheorie über den Haufen werfen würde, dagegen kann sie zur Stütze der Grundwassertheorie andererseits wieder die Möglichkeit des Transports der Bacterien durch das Grundwasser in die höheren Bodenschichten nicht entbehren, muss sogar für solche Gegenden, an welchen das Grundwasser tief steht, auch die vorher erwähnte Aufsaugungskraft der über dem Grundwasserspiegel stehenden Bodenschichten zum Transport von Bacterien zu Hilfe nehmen.

Es ist also ein recht complicirter Vorgang, den die Grundwassertheoretiker zur epidemischen Verbreitung der Infectionskrankheiten voraussetzen, und sind allerlei gewaltsame Unterstellungen nöthig, um diesen Vorgang in dem von seinen Entdeckern ihm vorgeschriebenen Gange zu halten, wozu auch eine besonders eigenthümliche und sanitätspolizeilich wichtige Annahme zu rechnen ist, dass der Mensch, welcher an Typhus oder Cholera erkrankt ist, niemals zur Quelle weiterer Krankheitsfälle werden kann, demnach ganz unverdächtig ist, seine Abgänge nicht ansteckend sind, weil die von ihm abgehenden Keime, nachdem sie in ihm die Krankheit erzeugt haben, wieder zu ganz harmlosen Schmarotzern geworden sind, welche, um wieder Krankheitserreger werden zu können, zunächst zurück in den Boden gelangen, dort mit Hülfe der örtlichen Disposition wieder pathogen veranlagt werden müssen und auf die zeitliche Disposition zur Rückkehr in den Menschen und Wiederentfaltung ihrer Pathogenität zu warten gezwungen sind. Diesem theoretischen Gebäude hat, allerdings erst nach langen, heftigen Kämpfen die moderne Bacteriologie den Boden nach und nach entzogen, wenn es auch noch heute Contagionisten giebt, die sich von den Anschauungen der Münchener Schule noch nicht völlig lossagen können, die noch immer eine örtliche und zeitliche Disposition wie ein mystisches Anhängsel zur excacten Forschung mit sich herumschleppen.

Wir haben Dank der rastlosen Arbeit der medizinischen Forschung des letztvergangenen Jahrzehnts gewiss nicht mehr nöthig, unsere Anschauungen mit •solchem Ballast zu behängen, nach dem die Wege, die die Infectionskrankheiten nehmen und die Bedingungen zu ihrer Entstehung in einer Weise zur Aufklärung gebracht sind, dass wir, was wir noch nicht wissen, uns mit solchen Vorgängen wenigstens zu erklären vermögen, die der exacten Forschung keinen unerträglichen Zwang auferlegen und die der Wahrscheinlichkeitsberechnungen und in der Anlage verfehlter statistischer Aufmachungen keineswegs bedürfen. Der erste Schritt hierzu war natürlich die Entdeckung der bisher nur vermutheten Krankheitskeime und hieran reihten sich Schritt für Schritt die weiteren Aufklärungen, so dass wir heute wissen, dass die Infectionskrankheiten von Bacterien hervorgerufen werden, dass der Hauptträger des Infectionsstoffes das erkrankte Individuum ist, und dass dieser Infectionsstoff von dem Boden nur insofern in einem gewissen abhängigen Verhältniss steht, als er häufig gezwungen ist, sich einige Zeit auf ihm erhalten zu müssen, bis er wieder in ein lebendes Wesen gelangt, dass aber seine Virulenz in keiner Weise vom Boden abhängt, sondern im Gegentheil sogar häufig von dem Umstand, dass er nach längerem Verweilen auf dem Boden bei Zeit wieder in einen lebenden Organismus kommt, da er sonst Gefahr läuft, seine Pathogenität einzubüssen. Der einzige Krankheitserreger, welcher seine parasitären und saprophytischen Eigenschaften sich für die Dauer erworben zu haben scheint, ist der Bacillus des Abdominaltyphus, welcher bei uns endemisch vorkommt und jedenfalls im Boden längere Zeit gedeihen, sich wahrscheinlich dort auch vermehren kann, ohne seine Pathogenität einzubüssen, er ist aber auch sicher nicht weiter vom Boden abhängig, als jede Pflanze, soweit er von ihm die erforderlichen Nahrungsstoffe, die nöthige Feuchtigkeit erhält und ihm die Möglichkeit geboten wird, mit kleinsten Theilchen des Bodens, mit dem Trinkwasser etc. wieder in den Menschen zu gelangen und hier die ihm eigenthümliche Krankheit zu erzeugen.

Für die eigentlichen Bodenkrankheiten, Malaria und Ruhr, müssen wir nach den neuesten Forschungen andere kleinste Lebewesen als Ursache an Stelle der Bacterien annehmen, sogenannte Amoeben, aber auch sie sind jedenfalls nicht weiter vom Boden abhängig, als er ihnen Nahruug und Aufenthaltsort gewährt, ohne auf ihre Pathogenität von entscheidendem Einflusse zu sein.

Die Bacteriologie hat die Krankheitserreger als weit selbsständigere Organismen kennen gelehrt, als sie die localistische Schule annahm und dies ist insofern von grosser Bedeutung, als diese Selbstständigkeit der Krankheitserreger ganz andere hygieinische Massnahmen erfordert, als wenn sie in einem so abhängigen Verhältniss zum Boden ständen, wie es die Localisten annehmen, welchen der kranke Mensch als Krankheitsträger nicht die geringste Sorge macht, welche bei den Abwehrversuchen ihre Thätigkeit lediglich auf die Verbesserung des Bodens beschränken, indem sie beabsichtigen, hier die örtliche und soweit als möglich auch die zeitliche Disposition und hiermit die Möglichkeit, für die Bacterien pathogen zu werden, aus der Welt zu schaffen.

Die Contagionisten richten in der Abwehr der Epidemien ihr Augenmerk hauptsächlich auf die Krankheitserreger selbst und in erster Linie auf den kranken Menschen und seine Umgebung, von welchen am leichtesten eine Weitererstreckung ausgehen kann; sie beachten aber auch die Beschaffenheit des Bodens, auch sie sind lebhaft bestrebt ihn thunlichst rein zu halten, aber nur damit seine oberen Schichten möglichst frei von Krankheitskeimen bleiben, die wieder in den Menschen gelangen können und dass das Trinkwasser, welches wir meist dem Boden unserer nächsten Umgebung entnehmen müssen, möglichst rein von Bacterien bleibt, da nach Ermittelungen der Contagionisten, welche man im Gegensatz zu den Bodentheoretikern auch fälschlich Trinkwassertheoretiker genannt hat, das Trinkwasser wohl geeignet ist, nicht nur vereinzelte Fälle von Infectionskrankheiten zu vermitteln, sondern grosse Epidemien direct zu veranlassen, wie dies gerade in den letzten Jahren bezüglich der Cholera und des Typhus mehrfach zur Evidenz nachgewiesen worden ist.

Mit der Beschaffenheit des Bodens geht also diejenige unseres Trinkwassers Hand in Hand, durchseuchter Boden, durchseuchtes Wasser, eine Thatsache, mit welcher die hygienischen Massregeln zur Beschaffung reinen Trinkwassers umsomehr und unter allen Umständen zu rechnen haben, als es in den Städten häufig Grundwasser ist, mit welchem wir unser Wasserbedürfniss befriedigen müssen, und wenn es auch ein eigenthümlicher Zufall war, dass es der exacten Forschung bezw. den Contagionisten gelungen ist nachzuweisen, dass gerade das Grundwasser, welches man bei allerdings oberflächlicher Betrachtung der Grundwassertheorie für das schlechteste Wasser halten zu müssen wohl veranlasst sein konnte, von einer gewissen Tiefe an und zwar nach Beschaffenheit des Bodens dem es entstammt, bezw. entnommen wird, ganz oder fast ganz frei von Bacterien ist, so darf uns diese Beobachtung doch in der Reinhaltung des Bodens nicht nachlässig machen, da einem mit organisch in Zersetzung begriffenen, faulenden Boden auch noch wie wir gesehen haben, andere schädliche Momente entstammen die geeignet sind, unsere Gesundheit ernstlich zu gefährden.

Wie wir in der Lage sind den Boden um unsere Wohnstätten rein zu erhalten, werden wir sehen, ebenso wie ein gutes Trinkwasser beschaffen sein muss, es soll hier jedoch nochmals ausdrücklich festgelegt werden, dass das Trink- und unter Umständen auch das Gebrauchswasser nicht nur überhaupt zur Verbreitung von Krankheitskeimen beizutragen im Stande ist, sondern wie durch viele wohl constatirte Fälle unanfechtbar bewiesen ist, zur Entstehung von Epidemien unter Umständen directe Veranlassung zu geben vermag, so dass die Beschaffung unverdächtigen Wassers zu den vornehmsten Aufgaben der öffentlichen Gesundheitspflege gehört.

Zur Reinhaltung des Bodens, namentlich aber des Untergrundes der Städte, ist die peinliche Regelung der Entfernung der Abfälle aus dem menschlichen Verkehr und namentlich der menschlichen und thierischen Excremente ein unbedingtes Erforderniss und, wo es möglich ist, hat die Entfernung dieser Abfallstoffe sowie der Excremente möglichst frühzeitig zu erfolgen, ehe dieselben noch in weitere Zersetzung übergegangen sind, und ehe es ihnen möglich war, den Boden mit flüssigen Theilen zu durchdringen.

Es darf aber nicht ausser Acht gelassen werden, dass die Abfallstoffe und Excremente nicht allein eine hygienische, sondern eine ganz besonders wichtige öconomische, bezw. volkswirthschaftliche Bedeutung haben, welche ihre Behandlung, um nach beiden gleich berechtigten Seiten hin nicht zu schaden, zu einer der schwierigsten macht, die im Allgemeinen auch generell nicht geregelt werden kann, die sich den jeweiligen örtlichen Verhältnissen anzupassen hat.

Was für eine grosse Stadt in dieser Frage zu geschehen hat und geschieht, würde in ähnlicher Weise zur Ausführung gebracht für eine mittlere und kleinere Stadt oder gar für das flache Land absolut nicht am Platze sein, ja geradezu als ein Unsinn bezeichnet werden müssen, sodass auch auf diesem Gebiete, wie so manchem anderen, nicht eindringlich genug vor der gedankenlosen Nachäffung englischer Vorbilder gewarnt werden kann, die aus der Nähe ganz anders aussehen, als sie aus der Ferne erscheinen mögen.

Es ist desshalb eine Trennung in der Behandlung der Beseitigung der unreinen Abgänge nach dem Bedürfniss der Grossstädte, der mittleren und Kleinstädte, sowie des flachen Landes dringend geboten, sollen nicht dem allgemein gewordenen Canalisationsfuror allzugrosse Opfer gebracht werden.

Man kann wohl mit Sicherheit behaupten, dass für grosse Städte der beste Betrieb zur Entfernung der unreinen Abgänge das Schwemmsystem mit einfachem oder getrenntem Canalsystem ist.

Jede in den letzten Jahrzehnten zu grösserer Ausdehnung gelangte Stadt hat ihre Geschichte der Entwicklung der Systeme zur Beseitigung der unreinen Abgänge und diese gleicht sich fast in jeder Stadt auf ein Haar und lässt sich ungefähr kurz in die Worte fassen: Sickergruben, Strassenrinnen, dichte Abortgruben, Meteorwassercanäle, Wasserleitung, Closeteinrichtung mit Ueberläufen der dichten Abortgruben in die Strassencanäle, polizeiliche Schliessung der Ueberläufe, Schwemmcanalisation, Rieselfelder oder Kläranlagen.

Was mit diesen einfachen Worten gesagt ist, welche Summe von Zeit, Arbeit und Geld in dieser einfachen Entwicklungsgeschichte steckt, vermag nur der zu beurtheilen, der dieselbe in einer grösseren Stadt miterlebt hat und genau kannt. Dem Gang dieser Entwicklung auszuweichen, ist für eine grössere Stadt unmöglich, sie vollzieht sich wie ein Fatum und ihr endlicher Abschluss ist ein Gewinn von eminenter hygienischer Bedeutung. Aber diese segensreiche Einrichtung der momentanen Entfernung aller menschlichen Excremente aus einer grossen Stadt hat auch ihre Kehrseite, weil die Hinausbeförderung der Abfallstoffe aus den Städten doch thatsächlich nur eine Verschiebung, nicht aber eine Vernichtung derselben bedeutet und diese konnte seither meist noch nicht in ausreichender und öconomischer Weise erfolgen.

Unter Schwemmsystem versteht man die Anlage einer allgemeinen Canalisation, mit Anschluss der gesammten bewohnten Häuser einer Stadt unter Beseitigung aller Sammelgruben für Abgänge, directer Ableitung aller Küchenabwässer und directer Abführung aller menschlichen Excremente, durch obligatorische Einrichtung von Spülclosets. Da meist die Produkte der Schwemmcanalisation schon stark verwässert in dem Hauptabfuhrrohr ankommen, hat man neben diesen Schmutzkanälen noch besondere Canäle für die Meteorwässer, um diese nicht auch noch nach ihrem Austritt aus der Stadt einem Reinigungsverfahren unterziehen zu müssen, wie es für die Schmutzwässer erforderlich ist, und spricht mit Rücksicht hierauf von einem doppelten Canalsystem. Neben dem Schwemmsystem muss noch ein Abfuhrsystem für Kehricht und trockene Hausabfälle eingerichtet sein.

Diesem Endziel der Städtereinigung sind, wie schon oben angegeben, eine Reihe von primitiveren Zuständen und Einrichtungen in der Behandlung der unreinen Abgänge vorausgegangen, die wir uns etwas näher ansehen müssen. Ursprünglich waren die Zustände wohl jeder Stadt so wie sie heute noch bei uns auf dem Lande sind.

Eine gemeinschaftliche offene undichte Miststätte nahm die gesammten unreinen Abgänge einer Hofraithe auf, welche später auf den Feldern zur Düngung Verwendung fanden. Was von Jauche nicht durch eine primitive Grube zurückgehalten wurde, versank oder floss ab nach der Strasse, verunreinigte Brunnen und Untergrund.

Dann folgte eine Trennung der menschlichen und thierischen Excremente, bedingt durch den in den Städten sich immer weiter vermindernden landwirthschaftlichen Betrieb, es wurden sogenannte Schling- oder Sickergruben auch Senkgruben genannt, angelegt und über diesen die Aborte angebracht. Die Gruben waren durchlässig, wenigstens auf der Sohle, der zurückbleibende Bodensatz wurde von Zeit zu Zeit entfernt. Auch hierbei war natürlich eine beständige Verunreinigung des Untergrundes gegeben und eine Verunreinigung der Brunnen war die Tagesordnung. Solche Gruben konnten jedoch nur da angelegt werden, wo genügender Raum vorhanden war, wo dieser fehlte wie in dicht bebauten Städten, entwickelten sich die unglaublichsten Zustände. Die eigenthümliche Bauart unserer alten mitteldeutschen Städtchen begünstigte hygienische Missstände in ganz hervorragender Weise. Ein Haus war oder ist dem Nachbarhaus nicht dicht angebaut, es war von beiden Seiten das sog. Dachtraufrecht gewahrt und so ein System von Reulen gebildet, in welche die Abortfallrohre eingeleitet werden, ohne jede Fangvorrichtung für die Excremente, die hier sich ansammelten, und deren allmähliche Entfernung und Auslaugung man den meteorischen Niederschlägen überliess, nachdem die ursprünglich flüssigen Bestandtheile im Boden versickert oder auf die Strasse abgeflossen waren. Hier wurden auch alle sonstigen Abfälle des menschlichen Lebens abgesetzt und sich selbst täuschend schloss man diese Reule mit Bretterthüren, um so wenigstens dem äusseren Anstandsgefühl eine wenn auch schwache Rechnung zu tragen.

Da meistens eine Strassencanalisation nicht vorhanden war, so floss die Jauche, häufig mit Blut aus den Schlächtereien vermischt, in die Strassenrinnen, die nur mangelhaft gepflastert waren und allerwärts Pfützen des leichtzersetzlichen Inhalts zurückliessen, der bei geeigneter Temperatur in Fäulniss überging. Wasser zum Reinigen war allzureichlich auch nicht überall vorhanden, da es Wasserleitungen nicht gab, der Wasserbedarf zumeist aus den Hauskesselbrunnen gedeckt werden musste. Von einer geordneten Strassenreinigung war nicht die Rede, im Gegentheil die Strasse und namentlich die längs der Häuserreihen verlaufenden Rinnen dienten, wo die Miststätte auf dem Hofe fehlte oder ein Reul nicht seine verschwiegenen Winkel öffnete, zur Ablagerung allen Hausabfalles, Küchenwassers, und der Inhalt intimerer Gefässe wurde aus dem Fenster in elegantem Bogenguss in die Strassenrinnen abgesetzt und wehe dem Passanten, dem seine Beine zu raschen und gewandten Seitensprüngen nicht mehr taugten.

In den öffentlichen Gebäuden, häufig alten Schlössern oder Patrizierhäusern, wo eine etwas grössere Reinlichkeit und Ordnung nach Aussen herrschen musste, d. h. wo diese Humana nicht so ungeschaut zu Tage treten konnten, zog man oft die innerhalb der Gebäude gelegenen zahlreichen nicht mehr benutzten Kellerräume zur Beseitigung der menschlichen Excremente heran; war eine Kellerabtheilung gefüllt, so wurde sie vermauert und eine andere kam an die Reihe.

Dem gesteigerten Wohlstand der Städtebewohner, dem erwachten Luxusbedürfniss, dem erweiterten Verkehr und dem dämmernden Verständniss für die Forderungen der Gesundheitspflege konnten diese Zustände auf die Dauer jedoch nicht Stand halten. Man begann sich von Ortspolizeiwegen der allgemeinen Reinigung zunächst der Strassenrinnen und Bürgersteige anzunehmen, sodann, da die Verunreinigung der Strassen weniger aus dem Verkehr, als aus den Häusern der sesshaften Anwohner stammte, sah man sich genöthigt, den Zuständen innerhalb der Häuser seine Aufmerksamkeit zuzuwenden, zur Beseitigung der auf Strassen und von den Dächern abrinnenden Meteorwasser baute man Canäle, meist ohne jede Dichtung der Mauern, in welche Strasseneinlässe und Dachrinnen mündeten. Trotz alledem gelang es erst, die Verunreinigung der Strassen wirksam zu verhüten, als man dazu überging, sowohl die Excremente, als auch die Küchen- und Hausabwässer, sowie die trockenen Abfälle der Haushaltungen in getrennten Sammelgruben aufzufangen und einer geregelten Abfuhr zu unterwerfen. Bei den Gruben für Hausabwässer war zumeist ein Oberablauf nach dem Strassensiel gestattet, es musste nur von Zeit zu Zeit der Absatz der Gruben entleert werden. Für alle Sammelgruben von Flüssigkeiten wurde vollkommene Undurchlässigkeit und dichte Abdeckung zur unerlässlichen Pflicht gemacht, für die Kehrichtgruben und unbegreiflicherweise auch für die Düngerstätten waren einfach gemauerte Gruben mit oder ohne Bedeckung meist zulässig. Auf Grund dieser polizeilichen Massnahmen entwickelte sich nun alsbald ein regelrechtes Abfuhrsystem, dessen Betrieb hier von den Städten selbst in die Hand genommen, dort Privatunternehmern überlassen wurde, denen man die Taxen für die Abfuhr nach Rauminhalt der Gruben oder der Abfuhrgefässe polizeilich festsetzte.

Bei dem ursprünglich sehr primitiven Abfuhrwesen konnten Unzuträglichkeiten und Belästigungen der Hausbewohner nicht ausbleiben. Der Inhalt der Abortsgruben musste, wo ein directes Anfahren an dieselben räumlicher Verhältnisse halber nicht möglich war, Eimer für Eimer durch den Hausflur nach der Strasse befördert werden. Wie der Hausflur nach Beendigung einer solchen, meist dazu noch Nachts bei ungenügender Beleuchtung vorgenommenen Grubenarbeit aussah, steht noch in lebhafter, aber nicht angenehmer Erinnerung, umsonst waren meist die Vorkehrungen, die man traf, um dem unerträglichem Gestank, den diese Reinigung verursachte, nur einigermassen den Eintritt in die Schlaf- und Wohnräume zu verwehren.

Diesen Calamitäten verdanken einerseits das sogenannte Tonnensystem, anderseits die pneumatische Entleerung der Gruben ihre Entstehung.

Bleiben wir noch einen Augenblick bei der Schilderung der Letzteren stehen.

Ein streng durchgeführtes Abfuhr-System mit stets dicht gehaltenen Gruben ist, soviel in den letzten Jahren gegen dasselbe geeifert worden ist, unter Umständen sanitär ebenso unbedenklich für den Boden, wie das Schwemm- oder Tonnensystem und wirthschaftlich in vielen Fällen dem ersteren vorzuziehen. Oeconomisch repräsentirt das Schwemmsystem zu Gunsten der sanitären Verbesserung der Umgebung des Menschen im Grunde eine tolle Verschwendung werthvoller Abfallstoffe, die ja an sich nach dem Grundsatze, dass in der Natur Nichts verloren geht, an ihrem ideellen Werthe durch die schleunigste Entfernung aus der Umgebung des Produzenten Nichts einbüssen, aber für diesen selbst momentan verloren sind, obgleich sie für ihn in seiner oder fremden Landwirthschaft noch einen gewissen Werth hatten und ihm seine Ernährungskosten tragen zu helfen eventuell geeignet gewesen wären. Mit Bezug auf das Einzelindividuum scheint der Verlust an Düngermaterial gering, in seiner Gesammtheit jedoch repräsentirt er einen Theil des localen Wohlstandes mit welchem man da, wo man es nicht unbedingt nöthig hat, nicht so verschwenderisch umgehen sollte. Für eine mittlere Stadt, etwa mit 30—50 000 Einwohnern, mit mangelhafter Vorfluth und ohne geeignetes Terrain für Rieselanlagen, mit Ackerbau oder Gärtnerei treibender Umgebung, welche einen leichten Absatz des Grubeninhalts ermöglicht, ist ein wohlgeordnetes Grubensystem dem Schwemmsystem vorzuziehen und sollte nicht aus übertriebener Furcht, dass einmal eine Grube undicht werden könnte, bei Seite gesetzt werden. Freilich ermöglicht das Sammelgrubensystem die Einrichtung von Wasserspülung der Aborte nicht, weil die Dungstoffe hierbei eine zu grosse Verwässerung erfahren, auch durch den erheblich vertheuerten Transport an Werth verlieren. Dies ist aber auch bei dem gepriesenen Tonnensystem der Fall, ausserdem wird durch Torfstreuclosets, Erdclosets u. s. w. eine vollkommene Geruchlosigkeit der Aborte unschwer zu erreichen sein. Auch das Dichthalten der Abortsgruben bezw. die Gefahr der Verunreinigung des Bodens durch dieselben ist bei richtiger Anlage und Construction der Gruben keine so erhebliche, wie sie von einzelnen Schwemmfanatikern geschildert wird. Wenn die Gruben mit gut in Cement vermauerten Wänden ausgeführt sind, wenn um dieselben und namentlich unter der Sohle ein dichter Lehmschlag angebracht und der Cementverputz in Ordnung gehalten wird, so ist eine Bodenverunreinigung durch eine solche Sammelgrube überhaupt nicht zu befürchten. Ich habe zahlreiche durch die Schwemmcanalisation überflüssig gewordene Abortsammelgruben einschlagen gesehen, aus welchen trotz jahrelangen Bestehens nicht ein Atom des Inhalts durchgedrungen war. Freilich darf man die Gruben nicht so thöricht construiren, dass sie dicht an den Häusern liegen, so dass das Fundament des Hauses gleichzeitig eine Wand der Grube bildet u. s. w. Für solche Fehler jedoch ein ganzes System verantwortlich machen zu wollen, ist verkehrt.

Zu einem Grubensystem gehört naturnothwendig ein geregeltes Abfuhrwesen, welches unter strengster Beaufsichtigung der Ortspolizei am besten einem bezw. mehreren Privatunternehmern überlassen wird. Weil im Sommer, wenn die Felder bestellt sind, die Abfuhr des Grubeninhalts eine längere Unterbrechung erleidet, so sind entweder ausserhalb der Stadt grössere Sammelgruben anzulegen, in welehe der Inhalt der Hausgruben bis zu seiner Verwendung verwahrt werden kann, oder er muss mit Torf zu Composterde verarbeitet werden, oder die Hausgruben sind gleich so gross anzulegen, dass sie nur ein- oder zweimal im Jahre entleert werden müssen, wobei auch der häufigere Verkehr mit diesen Abfallstoffen zweckmässig vermieden wird. Jeder Reinigung hat die polizeiliche Revision der Gruben zu folgen, welche etwaige Schäden an der Cementirung abstellen lässt. Die Abdeckung der Gruben wird am besten mit gefügtem Deckel erfolgen, über welchen nach dem Schluss eine Pflasterung im Niveau der Umgebung gesetzt wird, die jede Ausdünstung aus der Grube wirksam verhütet. Wird eine solche Grube noch über Dach ventilirt und durch Einschaltung eines Klappenschlusses nach der Wohnung abgeschlossen, wofür man in neuerer Zeit bessere Vorrichtungen erdacht hat, und wird das Abfallrohr mit einem Syphonverschluss in den Gruben versehen, so ist ein Geruch im Hause, wenn nicht besondere Umstände eintreten, nicht zu befürchten. Mit diesem eben geschilderten Grubensystem ist ein geregeltes Abfuhrwesen wie schon gesagt zu verbinden und, wie es schon oben angegeben wurde, polizeilich zu regeln. Als beste Abfuhrsysteme haben sich die sog. pneumatischen bewährt. Die pneumatischen Entleerungssysteme beruhen darauf, dass man entweder mit einer Saug- oder Druckpumpe den Grubeninhalt in die Abfuhrfässer oder besonders dazu construirte Tonnenwagen pumpt, oder man saugt mittelst Luftpumpe die Luft aus den natürlich möglichst luftdicht zu construirenden Tonnen aus, an deren Stelle durch den in die Grube gehenden Schlauch der Grubeninhalt tritt. Die etwa entweichenden Gase werden über Koaksfeuer verbrannt. Die Pumpen können mit Hand- oder Maschinenbetrieb in Thätigkeit gesetzt werden und ein nach diesem System und unter Beobachtung strengster Reinlichkeit betriebenes Abfuhrsystem hat nicht die geringste Belästigung zur Folge. Eine zweckmässige und umfassende Polizeiverordnung zum Betriebe des Grubensystems mit pneumatischer Abfuhr ist im Anhang zum Abdruck gebracht. Das sogen. Liernur'sche pneumatische Abfuhrsystem beabsichtigt die Tonnen ganz zu beseitigen und die Sammelgruben durch Absaugröhren direct von einer ausserhalb der Stadt gelegenen Centralanstalt aus zu entleeren.

Ein gewissermassen mobiles Grubensystem ist das sogen. Tonnensystem, welches s. Z. begeisterte Anhänger gefunden hat, jedoch nur in verhältnissmässig wenigen Städten zur Ausführung gebracht ist. Das Tonnensystem hat den grossen Fehler, dass es eine viel zu intensive und häufige Beschäftigung mit dem Inhalt der Tonnen und diesen selbst erfordert und so die Möglichkeit einer Infection mit in den Fäcalien enthaltenen pathogenen Keimen (Typhus, Cholera) gewährt, welche bei dem Grubensystem ganz fehlt, weil infectiöse Fäcalien bei dem längeren Verweilen in den Sammelgruben durch Absterben der Krankheitskeime ihre Ansteckungskraft verlieren, was bei dem Tonneninhalt, der nur kurze Zeit in den relativ kleinen Gefässen verbleiben kann, nicht zu erwarten sein wird.

Die Tonnen, meist hölzerne oder auch eiserne Kübel, welche in einem besonderen Raume, dem sogen. Tonnenraum, mit dem Abfallrohr aus den Aborten direct verbunden werden, müssen, da sie des Transports wegen nicht zu gross construirt werden können, sehr häufig gewechselt werden, wobei, wenn nicht ganz vorsichtig mit dem Inhalt umgegangen wird, ein Ueberspritzen leicht eintritt. Die gefüllten Tonnen werden mit einem dicht schliessenden Deckel verschraubt und abgefahren. Man hat für Kasernen, Krankenhäuser u.s.w. statt der tragbaren Tonnen, Tonnenwagen construirt, welche unter das Abfallrohr geschoben und gefüllt direct abgefahren werden. Diese Wagen stinken immer, da sie nur schlecht zu reinigen sind. Glatte runde Tonnen, die leicht abgewaschen werden können, sind vorzuziehen.

Das Tonnensystem hat seine grossen Schattenseiten. Die grösste derselben ist wohl die, dass die Tonnen, um bei versäumter rechtzeitiger Wegnahme ein Ansteigen der Fäcalien in das Abfallrohr zu verhüten, mit einem Ueberlauf versehen werden müssen und hierdurch das Entweichen der Gase und die Beschmutzung des Tonnenraums nicht zu vermeiden sind, ein Uebelstand, der den Zweck der ganzen Anlage höchst illusorisch erscheinen lässt, was z. B. die Geruchlosigkeit anlangt. Aber auch abgesehen davon, und dass zu viel mit dem Inhalt zu geschehen hat, bis er glücklich auf dem Felde ist, sowie von der hierdurch bedingten Ansteckungsgefahr für die Arbeiter, ist das Tonnensystem sehr kostspielig im Betrieb. Der Transport der vielen kleinen Tonnen, ihre Entleerung, ihre Reinigung, der Rücktransport derselben etc. erfordert ein grosses Bedienungspersonal und viele Zeit, die natürlich auch hier wie immer Geld bedeutet. Von unserem Standpunkt aus muss man das Grubensystem im Allgemeinen für bei weitem geeigneter für einigermassen grössere Städte halten, als das Tonnensystem, welches sich mehr für einzelne Häuser in Orten, die kein geregeltes Abfuhrwesen besitzen, z. B. Herrschaftshäuser auf Gütern, in Städten für isolirt stehende Landhäuser und Anstalten, die an das vorhandene Abfuhrsystem nicht angeschlossen werden können, u. s. w. eignet.

Beide Systeme, sowohl das Gruben- wie das Tonnensystem haben den Nachtheil, dass für die Entfernung der Küchen- und Hausabwässer noch besonders Sorge getragen werden muss. Wo das pneumatische Abfuhrsystem besteht, hat dies, wie schon angedeutet, keine Schwierigkeiten, wenn man die Haus- und Küchenabwässer ebenfalls in dichten Gruben sammelt und diese mit den Abortgruben entleert. Bei dem Tonnensystem bedarf es besonderer Einrichtungen für die Entfernung der hygienisch höchst bedenklichen, im Vergleich zu den Fäcalien fast ebenso gesundheitsschädlichen Hausabwässer, die in keinerlei Anschluss mit diesem Abfuhrsystem gebracht werden können, aber wesentlich dazu beitragen, die Kosten des Tonnensystems indirect zu erhöhen. Die Hausabwässer direct in die Strassencanäle abzuführen, ist bedenklich, da diese, wo nicht das Schwemmsystem besteht, meistens in nicht genügend dichtem Zustand sich befinden und eine Verunreinigung des Bodens in diesem Falle mehr begünstigen, als verhüten würden; es müsste also ebenfalls neben dem Tonnensystem, noch ein Grubensystem für Hausabwässer geschaffen werden.

Wir haben oben die Vorzüge des Schwemmsystems geschildert, welche da, wo eine directe Verwerthung der Abfallstoffe auf Rieselfeldern ermöglicht ist, allerdings in hygienischer Rücksicht, als die denkbar grössten zu bezeichnen sind.

Der Gedanke, die Schmutzwässer möglichst direct der Erde und deren reinigender und desinficirender Kraft zu übergeben, ist kein neuer, haben wir doch gesehen, dass von jeher, alle Abfallstoffe dem Boden zu übergeben, Sitte war. Nur die Art, wie die desinficirende Kraft des Bodens und wo sie in geordnete Anwendung zu ziehen sei, ist eine Errungenschaft der modernen Hygiene, auf welchem Gebiete uns England, wenigstens in gewisser Beziehung, vorausgegangen ist.

Zur Anlage von Rieselfeldern ist, da es sich im Ganzen um eine Filtration der Abwässer handelt, vor allem ein durchlässiger Boden erforderlich, es sind grosse Bodenflächen nöthig, um den Feldern, deren Filtrationskraft erschöpft ist, die nöthige Erholung gewähren zu können, welche man durch den Anbau von Pflanzen wesentlich zu befördern in der Lage ist. Was die Grösse der erforderlichen Flächen betrifft, so richtet sich diese vollkommen nach der Beschaffenheit des Bodens und der Zahl der Einwohner der Stadt, deren Abgänge verrieselt werden sollen, im Allgemeinen aber nimmt man für durchlässigen Boden auf 4—500 Menschen einen Hectar Bodenoberfläche als genügend an, um auch einen rationellen Wechsel in der Berieselung der einzelnen Flächen eintreten lassen zu können. Das Haupterforderniss, um eine totale Erschöpfung des Bodens, welche der Pflanzenwuchs nicht zu verhüten vermögen würde, vorzubeugen, ist eine sehr sorgfältige Drainage der Rieselfelder, neben welchem ein richtiges Nivellement der Bodenoberfläche natürlich nicht vernachlässigt werden darf.

Ein nicht genügend drainirtes und schlecht nivellirtes Rieselfeld versumpft mit der Zeit, und da der Pflanzenwuchs in dem mit stagnirendem Wasser durchtränkten faulen Boden nicht gedeihen kann, so ist eine baldige Erholung eines so übersättigten Bodens nicht zu erwarten. Auch üble Ausdünstungen aus demselben stellen sich alsbald ein und machen eine solche verfehlte Anlage ganz unerträglich. Wo die Anlage der Rieselfelder gut und ihre Bewirthschaftung geregelt ist, sind Belästigungen der Anwohner durch dieselben nicht zu befürchten. Auch ansteckende Krankheitskeime finden bei ordnungsmässigem Betrieb einer Rieselanlage keine Verbreitung, soweit die bisherige Erfahrung gelehrt hat. Selbst die auf den Rieselfeldern beschäftigten Arbeiter sind ebensowenig wie die Canalarbeiter Infectionskrankheiten in besonderem Masse unterworfen.

Der Betrieb der Rieselanlagen ist im Allgemeinen so, dass die Schmutzwässer, welche zunächst eine grobe Reinigung von den Schwimm- und Sinkstoffen, erstere aus Kotballen, Papier, Fleischresten u. s. w. letztere hauptsächlich aus Sand oder sonstigen mineralischen Bestandtheilen bestehend, erfahren haben, von einer Centralanlage aus auf die Rieselfelder geleitet, um dort einem System von Wassergräben übergeben zu werden, welche nach einem bestimmten Plane in Anwendung gebracht, eine rationelle und gleichmässige Vertheilung der Jauche auf den Feldern ermöglichen. Ist der Flächengehalt der Anlage in richtigem Verhältniss zur Menge des Wassers gewählt, so versinkt dieses sämmtlich in den Boden und wird, von allen Bacterien und den meisten seiner chemischen Bestandtheile befreit, von dem in der Tiefe liegenden Drainagerohrsystem aufgenommen und kann so direct dem nächsten Flusslaufe übergeben werden.

Zur Bepflanzung der Rieselfelder wählt man zweckmässig solche Pflanzen, die viel Feuchtigkeit zu absorbiren im Stande sind.

Grosse Rieselanlagen, die gut eingerichtet und geleitet sind, finden sich z. B. in Berlin.

Wo die Terrainverhältnisse und die Beschaffenheit des Bodens die Anlage von Rieselfeldern nicht zulassen, da bleibt den grösseren Städten nichts anderes übrig, als die Abwässer einem anderen Klärverfahren zu unterziehen, deren es eine Anzahl von mehr oder weniger brauchbaren giebt.

Wir haben in den Schmutzwässern einer Stadt zunächst deren Gehalt an Bacterien, sodann an organischen gelösten und suspendirten Stoffen zu berücksichtigen, wenn wir uns fragen, warum denn die städtischen Abwässer einer so sorgfältigen Behandlung bedürfen, ehe sie in die Flüsse eingeleitet werden können. Die Bacterien können direct schädlich wirken, wenn man, und ganz sicher mit Recht, annimmt, dass beständig auch pathogene Bacterien aus einer Stadt abgehen, die organischen Stoffe gehen unter dem Einfluss und der Weiterentwicklung der Bacterien sehr bald in stinkende Fäulniss über, und die schwebenden Stoffe haben die Neigung, sich an den Ufern der Wasserläufe als Schlammschicht abzulagern, welche ebenfalls bald in Fäulniss übergeht und für die Anwohner gesundheitsschädlich und in hohem Grade belästigend werden kann.

Wir haben aber auch zu bedenken, dass wir bei dem egoistischen Schwemmsystem, mit welchen wir allen unseren Unrath glatt und prompt loswerden, denselben, wenn wir ihn direct einem Flussbett übergeben, doch nur unseren Unterwohnern zuschieben, und ohne irgend eine Gegenleistung oder Entschädigung zu bieten, das zu mancherlei gewerblichen Zwecken unentbehrliche Wasser unbrauchbar machen, ein Punkt, welcher bei der Frage der Einleitung ungereinigter städtischer Abwässer in Flussläufe meines Erachtens weit mehr Beachtung verdient, als die directen sanitären Gründe hiergegen.

Ich würde keine Bedenken tragen, einem grossen Flusse mit constanten grossen Wassermengen die Abgänge der Städte zu übergeben, weil ich davon überzeugt bin, dass die enorme Verdünnung der gelösten organischen Stoffe diese bald unschädlich machen, dass ein Strom mit gutem Bett und lebhafter Strömung Schlammablagerungen nicht aufkommen lässt, und dass die Bacterien, namentlich aber die pathogenen unter ihnen, in dem wirbelnden grossen Wasserlaufe schon allein durch die Bewegung sehr bald zu Grunde gehen; aber diese sogenannte Selbstreinigung der Flüsse kann man, wie dies heute unter Berufung auf die Autorität Pettenkofers so häufig geschieht, nicht generell für jeden Wasserlauf annehmen, zwischen Isar und Wupper bestehen doch gar zu gewaltige Unterschiede, und da wo die Wassermengen oder die Stromgeschwindigkeit nicht eine genügende Verdünnung oder eine schnelle Vermischung des Schutzwassers mit dem Flusswasser garantiren, da kann von der directen Einleitung der Abwässer einer grösseren Stadt in die vorhandenen Wasserläufe nicht die Rede sein. Es giebt Städte, die als Vorfluth nur ein unbedeutendes Bachbett haben und solchen geringfügigen Wasserläufen, die zumeist im Sommer, wo es gerade darauf ankommt, in ihrer Wassermenge erheblich zurückgehen, kann man die Schmutzwässer einer Stadt nicht ohne weiteres anvertrauen, will man nicht vollauf berechtigten Klagen der Anwohner mit Sicherheit entgegen sehen. Unter solchen Verhältnissen ist eine Reinigung der Schmutzwässer vor ihrer Einleitung in die öffentlichen Wasserläufe unbedingt erforderlich.

Wenn wir an ein solches Reinigungsverfahren die Forderung stellen, dass es die Schmutzwässer einer Stadt von allen gelösten organischen Stoffen, von den suspendirten Verunreinigungen und von den Bacterien befreien soll, so hat uns die Erfahrung gelehrt, dass es bis jetzt ein solches Verfahren nicht giebt oder wenigstens nicht gegeben hat.

Man muss schon zufrieden sein, wenn die Schmutzwässer soweit gereinigt sind, dass sie nicht allzuleicht wieder in Fäulniss übergehen.

Was zunächst erstrebt wurde, war, die Wässer möglichst zu klären, daher der Name Kläranlagen, also innerhalb dieser Anlagen eine möglichst rasche Ausscheidung der suspendirten Stoffe zu erzielen. Dies sucht man theils dadurch herbeizuführen, dass man die Strömung des Wassers durch mechanische Vorrichtungen möglichst verlangsamt, um den in stärker bewegtem Wasser schwebenden Stoffen die Möglichkeit zu verschaffen, sich zu Boden zu setzen, nachdem man vorher schon die gröberen schwimmenden Verunreinigungen abgefangen hat, oder man sucht die Klärung mit der Bildung voluminöser Niederschläge durch Zusatz von Chemikalien zu erreichen, welche die Schmutztheile mit zu Boden reissen, am häufigsten verbindet man beide Verfahren zur chemisch-mechanischen Klärung. Da die Frage der Klärung der städtischen Abwässer eine sehr wichtige ist, so hat sich die Technik seit Jahren mit ihrer Lösung auf das Eingehendste beschäftigt, so dass es eine grosse Zahl von Methoden giebt, den angestrebten Zweck zu erreichen.

Die Schwierigkeit der Frage liegt in der Beseitigung der Rückstände der Klärung und in dem Umstand, dass es niemals gelingt, die gelösten organischen Stoffe aus dem Wasser zu entfernen, so dass dieses immer ein fäulnissfähiges und daher hygienisch höchst bedenkliches Product bleibt. Hierzu kommt, dass wenn man von sanitätspolizeiwegen eine wirkliche Desinfection fordert, also verlangt, dass die städtischen Spülwässer zu irgend einer Zeit einmal innerhalb der Kläranlage von ihren Bacterien ganz oder nahezu ganz befreit und namentlich die pathogenen Keime sicher vernichtet waren, so musss man auf den Pfuhl'schen Forderungen, welcher für Aetzkalk als Desinfectionsmittel ein Verhältniss von 1 : 1000 fordert, beharren und so viel Kalk zusetzen, dass die Rückstände für die Landwirthschaft gänzlich unbrauchbar sind. Fordert man nicht so viel Kalk, so wird der Desinfectionszweck nicht erreicht, so ist die ganze Klärung nur geeignet, den Abwässern einen Schein der Reinheit zu geben, den sie thatsächlich nicht besitzen.

Man hat bei den verschiedenen Methoden der chemischen Klärung der städtischen Abwässer die mannigfachsten Chemicalien zu verwenden gesucht, wie Eisensalze, Kupfersalze, schwefelsaure Thonerde, Magnesia, namentlich aber den billigen und besonders wirksamen Aetzkalk, und letzterer wird wohl als das beste Klärungs- und Desinfectionsmittel für die städtischen Schmutzwässer über die anderen Chemicalien allmählich allerwärts die Oberhand gewinnen, so dass bei der Beschreibung des Klärverfahrens für unsere Zwecke es vollkommen genügt, nur den Aetzkalk als chemisches Fällungs- und Desinfectionsmittel in den Kreis unserer Betrachtungen zu ziehen.

Die schon oben erwähnten Versuche von Pfuhl fordern für die Desinfection der Schmutzwässer und die sichere Vernichtung der Cholera- und Typhusbacillen, welche von den pathogenen Keimen im Schmutzwasser doch hauptsächlich in Betracht zu ziehen sind, dass dasselbe mit 1 ‰ Kalkhydrat versetzt wird und mit dem Kalkhydrat mindestens 1 bis 1½ Stunden in Berührung bleibt, wobei es noch unbedingt erforderlich ist, dass das Canalwasser mit dem zugesetzten Kalk in fortwährender Bewegung gehalten wird, damit alle Theile desselben mit dem Desinfectionsmittel in wiederholte innige Berührung kommen.

Der Vorgang bei dem Kalkzusatz ist folgender:

Wie seither als bekannt vorausgesetzt wurde, erhält man den Aetzkalk (Calciumoxyd) durch Glühen von Calciumcarbonat (Kalkstein, Kreide, Marmor) in besonderen Oefen, sogen. Kalköfen. Der Aetzkalk, auch gemeinhin Kalk genannt, wie er bei Bauten Verwendung findet, stellt eine harte, grauweisse, steinige Masse dar, welche bei Zutritt von Wasser unter bedeutender Erhitzung sich mit diesem chemisch vereinigt und sogen. Calciumhydroxyd oder Calciumhydrat, zu deutsch gelöschten Kalk, bildet, welcher ein feines, mehr oder weniger weisses Pulver darstellt. Den besten Aetzkalk erhält man aus Marmor, die übrigen Kalksteine geben beim Glühen ein Product, welches meist nur 80 % Aetzkalk enthält. Dieses Pulver, der gelöschte Kalk, löst sich in Ueberschuss mit Wasser zu der sogen. Kalkmilch, in welcher Form in den Kläranlagen meist der Zusatz des Aetzkalks zum Schmutzwasser erfolgt. Der Aetzkalk hat, die Eigenschaft, organische Stoffe ziemlich energisch zu zerstören, worauf sein Einfluss auf die Lebensfähigkeit der Bacterien, seine desinficirende Kraft, zurückzuführen ist, er wirkt aber auch ferner auf die mineralischen Stoffe in dem Schmutzwasser ein. Bei dem Zutritt des Aetzkalks zum Schmutzwasser gehen folgende chemische Processe vor sich. Die Schmutzwässer enthalten neben den suspendirten Stoffen gelöste Bestandtheile, namentlich doppeltkohlensaures Calcium, daneben auch freie und an Alkalien gebundene Kohlensäure, welche beide Stoffe eine besondere Neigung besitzen, ihre Kohlensäure an den Aetzkalk abzugeben und sich mit diesem zu einfach kohlensaurem Calcium zu verbinden, welches, weil in Wasser unlöslich, sich sofort als voluminöser Niederschlag ausscheidet und beim Niederfallen die suspendirten Schmutzstoffe aus dem Wasser mit zu Boden reisst. Der Aetzkalk hat somit eine doppelte, eine desinficirende und eine klärende Wirkung auf die Schmutzwässer, kann auch durch die Bindung des Schwefelwasserstoffs eine desodorisirende Einwirkung auf dieselben ausüben.

Er vermag jedoch weder die gelösten organischen Substanzen, noch das gelöste Amoniak chemisch anzugreifen, sodass das Wasser nach der Kalkbehandlung und Klärung immer noch eine erhebliche Menge Stoffe enthält, welche geneigt sind, alsbald wieder in Fäulniss überzugehen. Ein noch so gut geklärtes Abwasser ist also immerhin ein Product, welches als hygienisch unbedenklich nicht betrachtet werden kann, namentlich wenn es überflüssigen Kalk in Lösung hält, was immer der Fall sein wird, wenn man die nach Pfuhl geforderte Menge von 1‰ Kalk zusetzt. Kommt ein derartig kalkhaltiges Abwasser in seinem weiteren Lauf in einen Bach oder einen Fluss, so entstehen mit den hier vorhandenen kohlensauren Salzen etc. wieder Niederschläge, sodass unter Umständen sich ganz erhebliche Schlammablagerungen bei dem Einleiten der Producte der Kläranlagen in öffentliche Wasserläufe bilden können, die durch ihre Zersetzungen wohl geeiget sind, begründete Klagen der Anwohner eines solchen Wasserlaufes hervorzurufen. Man hat deshalb in einzelnen Anlagen versucht, durch Einblasen von kohlensäurehaltiger Luft, Zusatz von schweflicher Säure, von Schwefelsäure etc. den Kalk aus den geklärten Abwässern wieder zu entfernen, es sind hierbei allgemein befriedigende Resultate aber noch nicht erzielt worden.

Doch vorläufig abgesehen von den weiteren Schicksalen der geklärten Wässer in ihrem ferneren Laufe, so sind es namentlich die Schlammmassen, die sich innerhalb der Kläranlagen oder um diese herum ansammeln, die als der dunkle Punkt des ganzen Verfahrens, ja, als eine wahre Calamität für die Kläranlagen zu bezeichnen sind, da ihr Düngewerth, an sich zwar nicht unbedeutend, durch ihren Kalkgehalt aber vollkommen illusorisch gemacht wird, weil die wenigsten Gewächse eine intensive Kalkdüngung vertragen. Die Folge davon ist, dass die Landwirthschaft nur da die Schlammmassen zu verwerthen vermag, wo der Kalkzusatz zu dem Schmutzwasser nur ein ganz geringer ist, vielleicht nur den 10. Theil der Pfuhl'schen Forderung beträgt, wobei natürlich von einer Desinfection der Abwässer gar keine Rede sein kann. Wo die zur Desinfection erforderliche Menge Kalk gewissenhaft zu den Schmutzwässern zugesetzt wird, da ist der zurückbleibende Schlamm bis jetzt in keiner Weise zu verwerthen, er sammelt sich an und wird, wenn der überschüssige Kalk allmählich wieder in kohlensauren Kalk zurükgeführt ist, der Einwirkung der Fäulnissorganismen ferner keinen Widerstand mehr zu leisten vermögen. Hierzu kommt, dass der Schlamm nicht etwa stichfest den Klärbecken entnommen wird, sondern halbflüssig in grosse Bassins geleitet werden muss, um dort von dem Wasser durch natürliche Verdunstung befreit zu werden. Dieses

Wasser geht an der Oberfläche alsbald in lebhafte Fäulniss über und verpestet die Luft der Umgebung der Kläranlagen bis auf weite Entfernungen.

Weniger Schwierigkeiten bieten die vor dem Eintritt in die Klärbassins abgefischten Schwimmstoffe, wie feste Kotballen, Fleischreste etc., welche leicht durch Verarbeitung zu Compost unter Zumischung von Torf ganz geruchlos gemacht werden können, und da sie auch keinen Kalk enthalten, einen geschätzten Dünger abgeben.

Wir besitzen also in den heutigen Kläranlagen noch keineswegs Musteranstalten, sie sind vielmehr recht geeignet, den Aufsichtsbehörden schwere Sorge zu bereiten. Namentlich kann man bisher aus dem Dilemma nicht heraus entweder den Städten durch Forderung des genügenden Kalkzusatzes die schwersten Opfer aufzuerlegen, oder auf die Desinfection der Abwässer durch genügenden Kalkzusatz ganz zu verzichten und sich mit einer gewissen Klärung derselben zu begnügen, wobei man sich allerdings der Thatsache bewusst bleiben muss, dass es eigentlich „Sand in die Augen" ist, was mit den Schmutzwässern in unseren heutigen Kläranlagen geschieht, und dass man mindestens mit derselben Berechtigung, wie man den Producten der Kläranlagen die Einleitung in die öffentlichen Wasserläufe gestattet, auch dem unveränderten Schmutzwasser den Eintritt in öffentliche Wasserläufe gestatten könnte. Verderblich für die Wasserläufe werden die Schmutzwasser häufig erst da, wo sie vorher mit Kalk behandelt sind, einmal vermöge der Schlammbildung, die sie in den Wasserläufen verursachen, dann weil ihr Gehalt an überschüssigem Kalk das Wasser kleinerer Bach- und Flussläufe so beeinflussen kann, dass es zu gewerblichen Zwecken untauglich wird, und kein nützliches lebendes Wesen, kein Fisch, kein Vogel in oder auf demselben mehr zu existiren vermag. Anders natürlich gestaltet sich die Sache bei grossen Flüssen, in welchem die Abwässer rasch eine bedeutende Verdünnung erfahren. Auch andere Methoden der Klärung, welche statt des Kalkes, sich einer oder mehreren der oben angegebenen Substanzen bedienen, leisten nicht besseres und kranken im Allgemeinen ebenfalls an den für die Kalkbehandlung der Abwässer geschilderten Nachtheilen, sodass es überflüssig ist, auf dieselben hier noch des weiteren einzugehen, namentlich ist bei allen die Desinfection der Abwässer noch weniger gewährleistet, als bei dem Kalkverfahren.

Wir sehen also, dass unsere heutigen Behandlungsmethoden der städtischen Abwässer noch sehr verbesserungsfähig sind, und dass dieser Einsicht sich die Techniker nicht verschliessen, geht, wie schon oben angedeutet, daraus hervor, dass alle Augenblicke neue Verfahren entdeckt bezw. ausgearbeitet werden, um die wichtige Frage zu besserer Lösung zu bringen.

Es scheint, dass man thatsächlich in der Sache neuester Zeit etwas weiter gekommen ist und zwar durch das Verfahren von Ostermann und Riensch in Wiesbaden, welches zwar practisch noch nicht erprobt ist, aber theoretisch und in seiner Ausführung im Modell so viele Vorzüge zu besitzen scheint, dass die Berechtigung der Annahme nicht von der Hand gewiesen werden kann, dass in diesem Verfahren, in welchem nicht nur eine vollkommene Desinfection der Abwässer, sondern auch eine Beseitigung der Schlammmengen und die vollkommenste Klarheit des abfliessenden Wassers erzielt wird, ein bedeutsamer Schritt vorwärts zur Lösung der Frage gethan ist. Dasselbe unterscheidet sich von dem seitherigen Verfahren zunächst dadurch, dass durch ein sehr vollkommenes Abfangsystem die gröberen Beimengungen des Wassers sorgfältig beseitigt werden können; sodann wird das Wasser in einem tiefen Mischbrunnen so innig mit grossen Mengen Aetzkalk in Berührung gebracht, dass es, man kann wohl sagen als Kalkwasser den Mischbrunnen verlässt. Hierauf in Staubecken geleitet, wird es mit Kohlensäure durchlüftet und gelangt dann auf ein System von Fallbrettern (Schirme), welche dem Absatze des Schlammes eine sehr grosse Oberfläche bieten, und durch deren eigenthümliche Construction eine vollkommene Ausscheidung der ausgefällten Stoffe herbeigeführt wird. Das ausfliessende Wasser hat eine kaum merkliche Opalescenz, ist natürlich noch alcalisch, soll deshalb vor dem Einleiten in den Ablauf noch mit schweflicher Säure behandelt werden. Der Schlamm wird sofort von den Schirmen, von welchen er in einen Schlammtrichter fällt, in einer Filterpresse zu festen Scheiben verarbeit, in welchen durch Glühen im Kalkofen nicht nur der Kalk zu Aetzkalk regenerirt, sondern auch gleichzeitig aus den organischen Bestandtheilen des Schlammes die zur Lüftung und Klärung des Wassers nöthige Kohlensäure gewonnen wird. Der regenerirte Kalk wird wieder zur Klärung benutzt, der Rest der ganzen Operation sind unschädliche chemische Producte, die leicht entfernt werden können. Die abgefangenen Stoffe finden, wie auch bei dem jetzigen Klärverfahren, überall leichten, unbehinderten Absatz, können aber auch eventuell bei dem neuen Verfahren mit verbrannt werden. Würde sich, was keineswegs zu den Unmöglichkeiten gehört, dies Verfahren der genannten Techniker im Grossen bewähren, so wäre damit allerdings die Lösung der Frage so gut wie erreicht. Die Keimzahl der Abwässer war im Modell von ungefähr 1 000 000 auf circa 1000 reducirt, welchen nur noch die widerstandsfähigsten sogen. Wasserbacterien angehörten. Die Erfinder hoffen jedoch im Grossbetrieb nach allen Seiten der Leistungsfähigkeit ihres Verfahrens noch weit bessere Resultate wie am Modell zu erreichen.

Ein von Bruch, ebenfalls in Wiesbaden, vorgeschlagenes und bereits practisch zur Ausführung gelangtes Verfahren lässt die Klärung des Wassers nach dem Kalkzusatze durch Absetzen in umgekehrt pyramidalen Staukammern, welche von unten entleert werden, sowie durch nachträgliche Coaksfiltration bewirken. Der Schlamm wird in Filterpressen verarbeitet und, sofort zu Steinen formirt, zu hydraulischem Kalk bezw. Cement verarbeitet. Die Coaksfilter werden nach dem Verbrauch mit Strassenkehricht vermischt und in dem Ringofen verbrannt.

Die Klärung des Wassers ist bei diesem Verfahren sehr vollkommen, da am Kalk nicht gespart zu werden braucht, die Desinfection anscheinend eine vollständig ausreichende. Bei dem continuirlichen Betrieb der Anlage werden Schlammlagerungen vollkommen vermieden.

Der Kalkklärung geht eine mechanische, bezw. mechanisch-chemische Reinigung des Wassers vorher, welche die für die Landwirthschaft brauchbaren Dungstoffe dem Siebwasser entnimmt. Der gewonnene sehr stickstoffreiche Schlamm wird zu Düngerpulver getrocknet, mit Phosphorit vermischt und bietet für die Landwirthschaft ein hochwerthiges Düngemittel. Der Erfinder hofft seinen Betrieb, welcher sich noch weit einfacher gestaltet als das Ostermann'sche Verfahren, sogar rentabel machen zu können.

Figur 5 giebt eine Skizze über die Einrichtung der Kläranlage in Wiesbaden, welche ausschliesslich mit Kalk arbeitet. Die Einrichtung der Anstalt dürfte aus den der Abbildung beigegebenen Bezeichnungen leicht verständlich sein.

Die geklärten Abwässer sind bisher in den offenen Mühlgraben eingeleitet worden, lagern aber dort mit dem Meteorwasser vereinigt solche Menge von faulendem, stinkendem Schlamm ab, dass die Klagen der Anwohner dauernd nicht zum Schweigen gebracht werden konnten, und die Stadt Wiesbaden sich jetzt veranlasst sieht, die geklärten Wässer in besonderem geschlossenen Canale dem Rheine zuzuführen. Im Gegensatze zu den offenen Klärbecken, wie sie in obiger Abbildung zur Anschauung gebracht sind, haben andere, z. B. das Röckner-Rothe'sche Verfahren, Klärbrunnen zur Verwendung gebracht, in welchen das Abwasser durch sogen. aufsteigende Filtration geklärt wird. Da auch dieses Verfahren mit Kalk arbeitet, so gilt auch hierfür alles, was oben über Klärbecken angegeben wurde.

Neben der Beseitigung der flüssigen Abfallstoffe hat die Entfernung der Massen, welche jede Stadt in Gestalt von relativ trockenen, selbst staubförmigen Abgängen, dem sogen. Kehricht oder Müll producirt, noch ein grosses Interesse, zumal diese Abgänge Mengen repräsentiren, deren Beseitigung den Städten nicht unerhebliche Schwierigkeiten bereitet. Was zunächst den Strassenkehricht betrifft, so enthält derselbe natürlich eine Unmenge von Bacterien, die aus den menschlichen und thierischen Abgängen stammen und zum Theil pathogen sein werden. Eine Entfernung dieser Stoffe ist also von sanitätspolizeiwegen ebenso zu beachten, wie die Beseitigung der Fäcalien.

Die Tuberculose ist eine Inhalationskrankheit, indem die meisten Erkrankungsfälle von den Athmungsorganen ausgehen. In dem Strassenstaub befinden sich aus dem Auswurf Schwindsüchtiger, welche dieses infectiöse Material ohne Rücksicht auf ihre Mitmenschen überall hin entleeren, Tuberculose-Bacillen, die sich dem Staube beimischen und sich vermöge ihrer Widerstandsfähigkeit eine Zeit lang lebend in demselben erhalten können. Es kann keinem Zweifel unterliegen, dass eine nicht unerhebliche Zahl der Tuberculosefälle einer

a. Schmutzwasserkanal.
b. Siebrad zur Entfernung der Schwimmstoffe.
c. Sandfang.
c¹. Siebe.
d. Mischkammern zum Zusatz des Aetzkalks
e. Staukammern.
f. Klärbecken.
g. Abflusskanal für das geklärte Wasser.
h. Zuleitung der Kalkmilch zu den Mischkammern.
i. Mühlgraben.
k. Salzbach.
l. Nothauslässe.
m. Maschinenhaus.
Wegeanlagen.
Gartenanlagen.

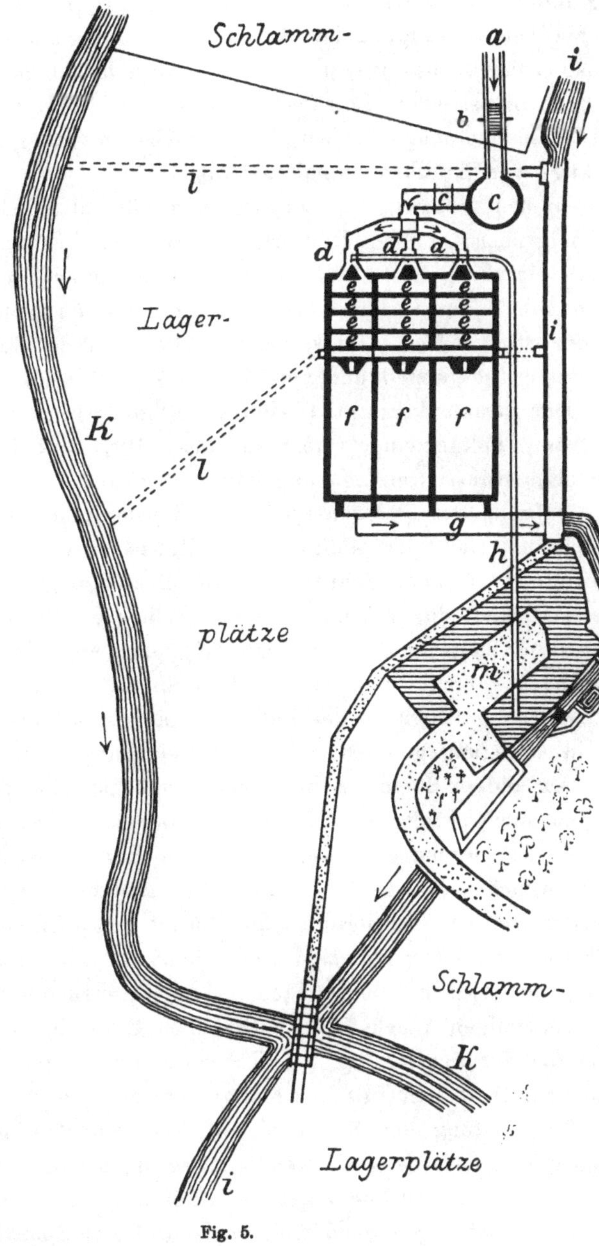

Fig. 5.

Die Kläranlage zu Wiesbaden.

Infection mit tuberculose-bacillenhaltigem Strassenstaube ihre Entstehung verdankt. Doch auch andere Infectionskrankheiten können mit dem Staube ihre Verbreitung finden, wie bereits oben erwähnt ist; die Entfernung desselben und seine unschädliche Beseitigung ist also eine durchaus gerechtfertigte Forderung. Ein ebenso bedenkliches Product ist der Hauskehricht mit den Abfällen aus den Küchen, industriellen Betrieben u. s. w., auch dessen Beseitigung muss möglichst bald und möglichst sorgfältig geschehen, da er ebenfalls die pathogenen Abgänge von Kranken enthalten kann.

In den grösseren Städten ist man allmählich ganz von den Kehricht-Sammelgruben in den Häusern abgekommen, es hat sich hier wohl jetzt überall ein geregeltes Abfuhrsystem herausgebildet, welches alltäglich die in geeigneten kleinen Behältnissen angesammelten Schmutzstoffe abholt und aus der Stadt entfernt. In kleinern Städten wird der Kehricht noch in grösseren Müllgruben gesammelt und von Zeit zu Zeit abgefahren.

Der Strassenkehricht, dessen Beseitigung in den grösseren Städten wohl meist der Stadtgemeinde selbst zur Last fällt, wird direct nach seiner Sammlung beim Strassenreinigen abgefahren. In den kleineren Städten in welchen die Reinigung der Strassen noch den Hausbesitzern obliegt, wird der Strassenkehricht natürlich der Müllgrube im Hause einverleibt. Da die Landwirthschaft nicht zu allen Jahreszeiten zur Beseitigung der Kehrichtmassen einer grösseren Stadt durch Verwendung derselben als Dünger zur Verfügung steht, so ist die Anlage von Kehrichtsammelplätzen ausserhalb der Städte überall da geboten, wo nicht etwa ein Verbrennungsofen für den Kehricht, wie dies hier und da in England der Fall ist, und neuerdings in Deutschland wiederholt in Anregung gebracht wird, zur Verfügung steht.

Auf diesen Sammelstätten findet zunächst eine Sortirung des Kehrichts statt, in solche Stoffe wie Knochen, Lumpen, Glas, Metall u. s. w., Reste, welche noch irgend eine Verwendung in der Industrie finden können, und die unbrauchbaren Abfälle statt, die alsdann zu Komposthaufen aufgeschichtet werden. In diesen aufgeschütteten Haufen entwickelt sich unter dem Einflusse der Bacterien alsbald eine lebhafte Fermentation mit bedeutender Erhitzung der Massen, welche nach meinen Untersuchungen vollkommen geeignet ist, nach einigen Wochen die pathogenen Keime in dem Kehricht zu zerstören. Diese Art der Beseitigung des Kehrichts und seine Nutzbarmachung für die Landwirthschaft kann also, wenn im übrigen für die rechtzeitige Entfernung und Verarbeitung der Knochen und Lumpen von einem solchen Kehricht-Sammelplatze gesorgt wird, welche zu erfolgen hat, ehe diese Stoffe in Fäulniss übergehen, allen Anforderungen der Sanitätspolizei entsprechen, zumal wenn die Sammelplätze genügend weit von bewohnten Stadttheilen entfernt angelegt werden können. In ganz grossen Städten wird man freilich in Folge der Entfernungen, welche die Abfuhr des Kehrichts nach der Peripherie der Stadt ausserordentlich vertheuern und erschweren, in Zukunft in anderer Weise Abhilfe suchen müssen, doch hat sich bisher die schon oben erwähnte Verbrennung des Kehrichts in Deutschland wenigstens practisch noch nicht eingeführt, da die Veraschung der zu viele unverbrennbare Substanzen enthaltenden Massen auf Schwierigkeiten stösst, und besondere Verbrennungsöfen dafür eingerichtet werden müssen.

Die Abfuhr des Kehrichts kann in städtischem Betrieb erfolgen, sie kann Privat-Unternehmern überlassen sein, doch muss durch sanitätspolizeiliche Anordnungen der Betrieb geregelt werden, damit das Publikum bei dem Entleeren der Sammelgefässe in die Abfuhrwagen nicht durch Staub und Gestank belästigt wird. Die Sammelgefässe sind, wenn irgend thunlich, nicht auf den Strassen, sondern innerhalb der Häuser zum Abholen bereit zu halten, da das Umherstehen der mit dem Unrath gefüllten, häufig nicht einmal bedeckten Behälter auf den Strassen, bis sie häufig erst am späten Nachmittag zur Entleerung kommen, einen höchst unreinlichen, widerlichen Anblick bietet.

Es empfiehlt sich, für die Sammelkasten eine bestimmte Form vorzuschreiben, welche handlich sein muss und leicht tragbar. Die Behälter müssen mit dichtschliessenden Deckeln versehen sein, damit das Herausfallen des Kehrichts und das Zerstreuen desselben durch Hunde und Katzen wirksam verhütet werden kann, auch das Durchstöbern des Inhalts innerhalb der Hofraithen durch Knochen- und Lumpensammler ist zu verbieten. Die Abfuhrwagen sind mit gut schliessenden Falldeckeln zu versehen*) und öfters zu desinficiren. Wo es irgend möglich ist, hat die Abfuhr im Laufe des frühen Vormittags zu erfolgen.

Eine geordnete Strassenreinigung hat zur unbedingten Voraussetzung eine gehörige Befestigung der Strassen selbst, sei es durch Pflasterung, sei es durch Macadamisirung, Asphaltirung oder Cementirung. Durch eine gute Befestigung der Strassenzüge wird jedoch nicht nur deren Reinigung erleichtert, sondern auch die Reinhaltung des Untergrundes ganz bedeutend gefördert, weil auf ordnungsmässig angelegten Strassen Flüssigkeiten ablaufen können und nicht gezwungen sind, in den Boden zu versickern. Gut angelegte Strassen lassen sich auch durch Abwaschen mit dem Wasserstrahl gründlich reinigen. Ueber die beste Art der Pflasterung sind die Meinungen noch immer getheilt.

Von der Asphaltirung geht man hier und da wieder zur Cementirung bezw. zum Cementplattenbelag über, einige Städte bevorzugen das Holzpflaster andere die Macadamisirung, wieder andere die Steinpflasterung, jedes dieser Systeme hat seine Vorzüge, jedes seine Schattenseiten, am ungeeignetsten scheint mir die Holzpflasterung, welche zwar elastisches, geräuschloses Fahren bedingt, aber durch die Porosität des Materials hygienisch nicht unbedenklich ist, sodass thatsächlich von den Holzpflasterungen im Sommer die übelsten Gerüche durch Zersetzung der eingedrungenen organischen Stoffe ausgehen,

*) Die Firma Lebach in Frankfurt a. M. stellt patentirte Kehrichtabfuhrwagen her, die recht zweckmässig erscheinen.

und auch durch Imprägnirung ein Aufsaugen von fäulnisserregenden Stoffen nicht verhütet werden kann.

3. Kapitel: Wasser.

Das Wasser in seinen Beziehungen zur öffentlichen Gesundheitspflege.

Oberflächenwasser, Boden-, Grund-, Quellwasser. Wassergewinnung. Kesselbrunnen, Röhren- oder abessynische Brunnen. Quellwasserleitung. Benutzung von Flusswasser. Filtrationsanlagen. Hausfilter. Centralfiltriranlagen. Erforderliche Wassermengen. Oeffentliche Brunnen. Wasserleitung und Canalisation.

Alles Wasser der Erde stammt aus der Atmosphäre, war also einmal Meteorwasser.

Je nachdem nun das Meteorwasser, welches den Wasserverlust der Erdoberfläche zu ersetzen bestimmt ist, in Beziehung zu unserer Erde tritt, müssen wir auf dieser einen principiellen Unterschied machen zwischen dem Theil des Meteorwassers, welches, ohne weiter mit den tieferen Bodenschichten in eine innigere Berührung zu kommen, einfach dem Gesetze der Schwere folgt, und sich in den nächsten Wasserlauf, Bach oder Fluss, ergiesst, Oberflächenwasser und demjenigen Theile, welcher in den Boden versinkt und hier längere oder kürzere Zeit mit demselben in inniger Berührung bleibt, Boden-, Grund-, Quellwasser.

Während das reine Meteorwasser, ehe es mit der Oberfläche unserer Erde in Berührung gekommen ist, sehr arm an mineralischen und organischen Beimengungen ist, enthält im Gegentheil das mit der Erde in Berührung gekommene Wasser je nach der Beschaffenheit des Bodens, in welchen es eingedrungen ist, eine grössere oder geringere Menge mineralischer oder organischer Stoffe, die es demselben entnommen hat. Das Wasser ist demnach wohl geeignet, Bodenbestandtheile in sich aufzunehmen, sei es, dass es sie in Lösung bringt, sei es, dass sie mechanisch mitgeführt werden; es können demnach mit dem Wasser Bodenbestandtheile leicht transportirt und von Ort zu Ort geschleppt werden. Andererseits aber ist der Boden wieder wohl geeignet, dem Wasser vermöge seiner Filtrationskraft und auf dem Wege chemischer Einwirkung einen Theil der Beimengungen oder gelösten Substanzen zu entziehen, sodass die Beschaffenheit des Wassers je nach der geologischen Formation und Zusammensetzung der in Frage kommenden Bodenschichten überaus grosse Unterschiede aufzuweisen vermag.

Das in den Boden eingedrungene Meteorwasser sammelt sich, wie wir dies bei dem sogenannten Grundwasser gesehen haben, auf der nächsten undurchlässigen Schicht des Bodens an und verbleibt entweder hier in muldenförmigen Einsenkungen der undurchlässigen Schicht stehen, sogenannte Grundwasserseen bildend, oder es folgt, je nach dem Verlauf der undurchlässigen Schicht den hydrostatischen Gesetzen und kann, wenn die undurchlässige Schicht zur Bodenoberfläche wieder nahe herantritt, frei an dieser zu Tage kommen und eine Quelle bilden.

Je nach der Menge der atmosphärischen Niederschläge steigt und fällt der Stand des Grundwassers, bald seinen höchsten Grad erreichend, bald zum tiefsten Stande zurückkehrend. Diese Schwankungen des Grundwassers vollziehen sich jedoch mit wenigen Ausnahmefällen überaus langsam, sodass den stärksten Niederschlägen das Steigen des Grundwassers erst nach Tagen und Wochen folgt.

Das Wasser ist für den Menschen insofern von der höchsten Bedeutung, als es ihm zum Leben ebenso unentbehrlich ist, wie der Sauerstoff der Luft, und die Beschaffung reinen, guten Trinkwassers in genügender Menge, ist eine der wichtigsten Aufgaben der öffentlichen Gesundheitspflege, an deren Lösung man jedoch erst in den letzteren Jahren bei uns in Deutschland mit besonderer Energie herangetreten ist, seitdem es endlich gelungen ist, sich von den Anschauungen der Pettenkofer-schen Schule zu emancipiren, und seitdem man einsehen gelernt hat, dass schlechtes Wasser der Hauptfeind der menschlichen Gesundheit und der Träger von Krankheiten aller Art ist.

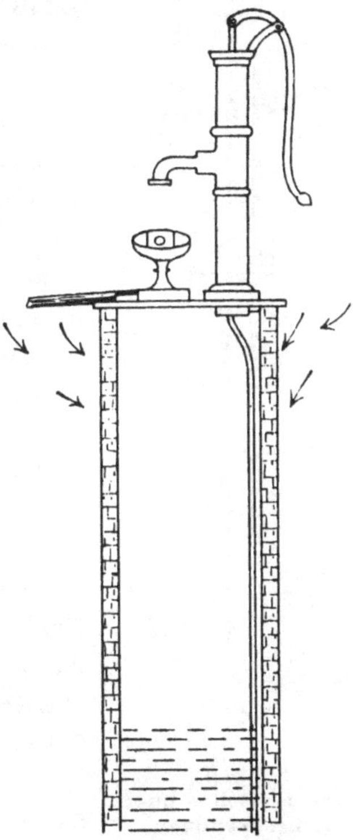

Fig. 6. **Kesselbrunnen.**
Die Pfeile deuten die Möglichkeit der unreinen Zuflüsse an.

Trotzdem ist die Wasserbeschaffung in kleineren Städten und namentlich auf dem Lande, noch meist eine höchst primitive und der Verbesserung dringend bedürftig.

Ursprünglich auf die natürlichen Ausflüsse des Grundwassers, die Quellen angewiesen, lernte man bald da, wo diese natürlichen Wasserbezugsstellen nicht ausreichten, dem Grundwasser nachgehen, dasselbe im Boden durch Eingrabungen aufsuchen, und so entstanden die ersten Kesselbrunnen, auch Schachtbrunnen genannt, die von einfach vertieften Schöpfstellen, sich zum sogenannten Ziehbrunnen oder den moderneren Pumpbrunnen entwickelten. Kommt das in den Brunnen angesammelte Grundwasser aus einer gewissen Tiefe des Bodens, und ist es vor seitlichen und vor Verunreinigungen von oben gut geschützt, so steht das mittelst Brunnenanlage gewonnene Wasser in keiner Weise dem natürlichen Quellwasser nach.

Namentlich ist dies der Fall bei erbohrten Röhrenbrunnen, sogenannten abessynischen Brunnenanlagen, bei welchen ein Brunnenkessel nicht erforderlich ist, sondern das Wasser durch seitliche Oeffnungen aus der wasserführenden Schicht direct in die durch Bohrung eingeführte Steigröhre des Brunnens tritt. Der Vortheil dieser Brunnen, welche sich rasch und fast überall anbringen lassen, beruht namentlich darauf, dass seitliche und Verunreinigungen des Wassers von oben vollkommen ausgeschlossen sind. Die Abessynier-Brunnen lassen sich in bedeutende Tiefen der Erde einführen, was bei Kesselbrunnen nicht der Fall ist, sie gewähren also Aussicht, auch sehr tief gelegene wasserführende Schichten zu erbohren. (Häufig beeinträchtigt ein abnormhoher Eisengehalt die Genussfähigkeit eines tief erbohrten Grundwassers in hohem Grade, und hat man deshalb oft nöthig, durch das sogenannte Lüftungsverfahren, das Eisen aus dem Wasser zu entfernen. Man lässt das Wasser hierbei durch poröses Filtermaterial (Coaks) laufen, um es mit dem Sauerstoff der Luft möglichst in Berührung zu bringen, wobei das gelöste Eisen in unlösliches übergeführt und abfiltrirt wird). Wo aber, wie in Städten, der Untergrund allmählich mit löslichen organischen Stoffen vollständig imprägnirt wird, oder wo, wie thörichter Weise so häufig auf dem Lande, der Brunnen in unmittelbarer Nähe der Wohnungen, dicht neben der Dungstätte sich befindet, da kann das Wasser der Kesselbrunnen meist nicht mehr als rein und unverdächtig bezeichnet werden, weil unreine Zuflüsse von den Seiten, Verunreinigungen von oben, bei schlechter Abdeckung des Kessels, nicht mit absoluter Sicherheit ausgeschlossen werden können. Auch Röhrenbrunnen werden hier wenig nützen, falls sie nicht tiefere Wasserschichten erschliessen, es kann in solchen Fällen nur die Zufuhr von reinem Wasser durch Wasserleitung in Frage kommen.

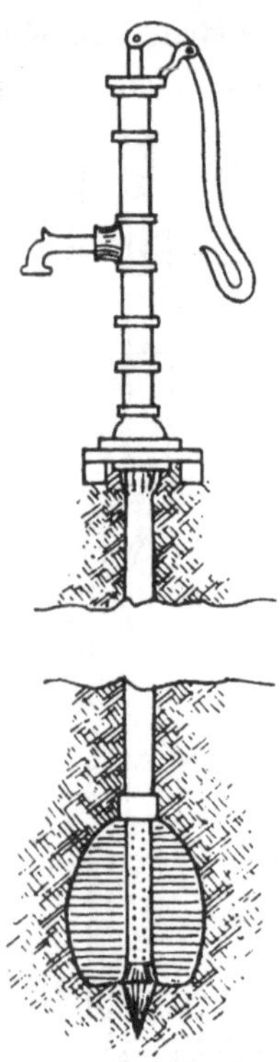

Fig. 7.
Abessynischer oder Röhrenbrunnen.

Wir sehen häufig genug, wie sich um einen solchen schlechten Brunnen zahlreiche Erkrankungen von Typhus abdominalis gruppiren, wie selbst die Cholera durch das Wasser eines solchen Brunnens, (wie dies in Hamburg 1892 thatsächlich der Fall gewesen ist) ihre Verbreitung findet.

Unter dem Einfluss der Bodenverunreinigung leidet auch häufig die physicalische Beschaffenheit des Wassers. Während reines Quellwasser krystallklar ist und einen erfrischenden Geschmack, auch nicht die Spur eines Geruches besitzt, finden wir Brunnenwasser häufig eigenthümlich schillernd (opalescirend), gelblich gefärbt, trübe und oft sogar mit unangenehmem Geruche behaftet, so dass nur die Noth oder völlige Abstumpfung den Genuss des Wassers möglich macht. Andererseits bietet das beste Aussehen eines Brunnenwassers nicht die geringste Gewähr für seine Unschädlichkeit, weil es trotzdem Krankheitskeime enthalten kann.

Es ist daher theilweise, und häufig sogar in erster Linie, durch Wassermangel bedingt, die Sorge für Beschaffung einer geeigneten Menge guten, unverdächtigen Trinkwassers eine natürliche Folge des Wachsthums der Städte, und die Noth hat, wie uns aus den Zeiten römischer Cultur bekannt ist, schon frühzeitig zur Anlage von Wasserleitungen geführt.

Allein nicht überall hat die Natur grade da, wo die Menschen sich niedergelassen haben und ihre grossen Culturstätten allmählich entstanden sind, dafür gesorgt, dass die genügende Menge Quellwasser, sei es auch aus entfernten Gebirgsgegenden, beschafft werden kann, und so sieht man sich häufig genöthigt, entweder das Wasser von Flüssen oder Bächen heranzuziehen, oder wieder zu den unerschöpflichen Quellen des Grundwassers zu greifen, um den durch die heutigen Bedürfnisse ganz ausserordentlich gestiegenen Wasserverbrauch decken zu können.

Wo die idealen Wasserquellen eines Gebirgsstockes oder reines Grundwasser in genügender Menge nicht zur Verfügung stehen, und man zum Wasser der öffentlichen Wasserläufe zu greifen genöthigt ist, da bedarf es schon wieder besonderer Vorsichtsmassregeln zur Reinigung dieses Wassers, ehe es dem menschlichen Genuss und Gebrauch überlassen werden kann.

Wird eine Stadt vor die Nothwendigkeit gestellt, ihr Trink- und Gebrauchswasser aus einem Flusse oder einem See zu entnehmen, so sind zur Gewinnung eines gesundheitspolizeilich zulässigen Wassers eine Reihe von Vorbedingungen erforderlich, die hier kurz auseinandergesetzt werden sollen.

Kann man des Terrains oder Untergrundes halber das Flusswasser durch Anlage von seitlichen Tiefbrunnen nicht schon von vornherein einer natürlichen Bodenfiltration unterziehen, d. h. es gewissermassen als Grundwasser gewinnen, was sehr zu empfehlen ist, so muss man vor allem darauf bedacht sein, dass die Entnahmestelle des Wassers aus dem Flusse so gewählt wird, dass von vornherein die Gewinnung besonders unreinen Wassers ausgeschlossen ist.

Wie man es bezüglich dieses Punktes nicht machen soll, hat uns am besten Hamburg und z. B. auch Nietleben gezeigt.

Es sollte als selbstverständlich keiner Erwähnung bedürfen, dass das Wasser oberhalb der an dem Flusse gelegenen Stadt entnommen werden muss, und dass auch hierbei noch auf den Schiffsverkehr Rücksicht zu nehmen ist, insofern, als die Wasserentnahmestellen niemals in der Nähe von Landeplätzen, Werften u. s. w. zu wählen sind.

In der Nähe des Meeres hat man auf die Fluthverhältnisse, welche sich häufig weit hinauf in den Flüssen noch bemerkbar machen, Rücksicht zu nehmen und darf Wasserentnahmestellen niemals im Fluthgebiete oder dem durch die Fluth bedingten Rückstaugelände anlegen, was einer weiteren Erläuterung wohl nicht bedarf.

So wie es von dem Flusse geliefert wird, kann man jedoch das Wasser nach heutigen Begriffen als unbedenkliches Trinkwasser nicht betrachten, es erfordert dasselbe demnach noch einen besonderen Reinigungsvorgang die Filtration, welche allgemein nur auf Centralstationen geschehen sollte, da die hierzu vieifach empfohlenen Hausfiltriranlagen, mögen sie nun einen Namen führen, welchen sie wollen, als gesundheitsgefährlich bezeichnet werden müssen und entweder keine, oder doch nur unter sachverständiger Leitung eine beschränkte Verwendung finden sollten. Wenn die Hausfilter auch Anfangs bacterienfreies Wasser liefern, so hört diese Leistung bald auf, und es kann durch den Gebrauch eines solchen Filters, weil die Bacterien in der porösen Filtermasse sich vermehren, gerade das Gegentheil von dem erreicht werden, was ursprünglich beabsichtigt war.

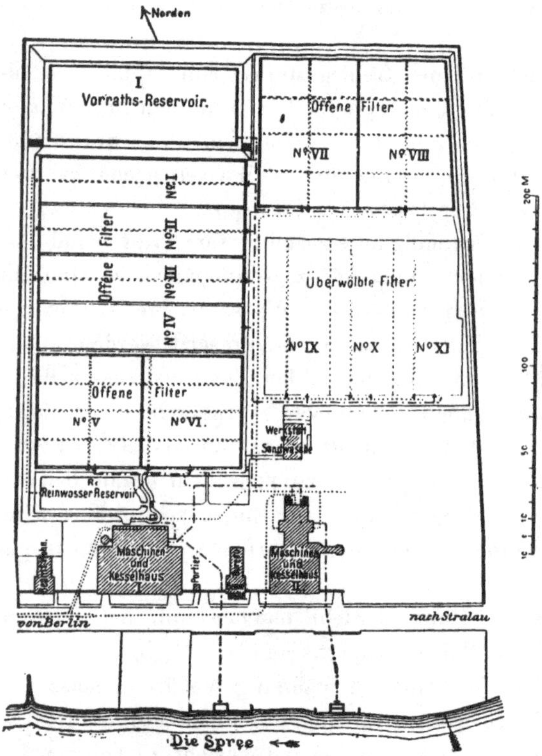

Fig. 8. Situationsplan der städtischen Wasserwerke zu Berlin vor dem Stralauer Thor.

Centrale Filtriranlagen dagegen haben sich unter richtiger Leitung bisher gut bewährt, bedürfen aber einer sehr genauen Aufsicht und eines geschulten Bedienungspersonals weil auch bei ihnen das geringste Versehen, eine unbeachtete Functionsstörung zu den allerbedenklichsten Folgen für die Gesundheit der Wasserconsumenten führen kann. Eine detaillirte Beschreibung der Einrichtung der Filtriranlagen müssen wir uns hier versagen, weil es für unsern Zweck zu wissen ausreicht, dass die Filtration durch Sandschichten von 1 bis 1,50 Meter Höhe, welche aus mehreren Lagen Sand verschiedener Korngrösse gebildet sind, erfolgt.

Bacteriendicht wird ein solches Filter erst, wenn sich auf der obersten feinsten Sandschicht aus dem Wasser eine dünne Schlammschicht abgelagert hat, welche für eine gewisse Zeit und bei nicht forcirter Filtration fast alle Bacterien und natürlich auch sonstige suspendirte Verunreinigungen zurückhält. Ist die Filtrationskraft der Sandschicht erschöpft, so muss das Filter ausgeschieden und in seinen oberen Lagen erneuert werden. Die Filterkasten dürfen nicht aus Holz hergestellt sein, sondern müssen in solidem Mauerwerk vollkommen wasserdicht ausgeführt werden.

Gelangt das Wasser einer Wasserleitung oder Filtriranlage nicht durch natürlichen Fall in die Vertheilungsröhren der Stadt (Hochdruckleitung), so muss dasselbe zunächst in sogenannte Wasserthürme gehoben werden, von denen aus es nach hydrostatischen Gesetzen sich in die Rohrleitungen vertheilt.

Was im Uebrigen die Forderungen der öffentlichen Gesundheitspflege bezüglich der Mengen des Wassers betrifft, so wird pro Kopf der Bevölkerung für alle auch nicht rein persönlichen Zwecke 150 Liter Wasser täglich zu verlangen sein, wobei eine ausgiebige Wassermenge zur Reinigung des Körpers u. s. w. wie die Entfernung der Fäcalien durch Wasserspülung vorausgesetzt sind. Um einem unsinnigen Vergeuden von Wasser zu begegnen, sind in jeder Hausleitung für jedes Stockwerk besondere Wassermesser einzuschalten.

Es ist Pflicht der Communen, zur allgemeinen Benutzung auf den Strassen, öffentliche Laufbrunnen in genügender Zahl aufzustellen.

In Städten, in welchen eine Wasserleitung besteht, empfiehlt es sich, den Anschluss aller bewohnten Gebäude an dieselbe eventuell zwangsweise direct oder indirect herbeizuführen.

Auch den kleinsten ländlichen Gemeinden kann der Vortheil des Wasserbezugs von Aussen, also die Anlage von Wasserleitungen, gegenüber der meist üblichen Wasserversorgung aus flachen Kesselbrunnen, zwar nicht oft genug vor Augen geführt werden, doch sei hier gleich bemerkt, dass Filtriranlagen sich nicht für kleine Gemeinwesen eignen. Wo diese nicht mit Quellwasser versorgt werden können, empfiehlt es sich, eine genügende Anzahl Röhrenbrunnen anzulegen, oder sonst auf sichere Weise das reine Grundwasser in Benutzung zu ziehen.

Nirgends sollte die Anlage einer Canalisation gestattet werden, ehe nicht für genügende Wasserzufuhr gesorgt ist, da sowohl Haus- als Strassencanäle einer sorgfältigen Reinigung bedürfen, für welche die unregelmässig erfolgenden meteorischen Niederschläge nicht geeignet sind. Andererseits erfordert auch der durch Einführung der Wasserleitung sofort steigende Wasserverbrauch eine die Gebäude sichernde Beseitigung des verbrauchten Wassers durch Canalisation.

II. Abschnitt.

Anlage von Städten und Ortschaften. Erweiterung solcher. Bauten im Allgemeinen. Specielle hygienische Anforderungen an private und öffentliche Bauten bestimmter Art.

1. Kapitel: Anlage und Erweiterung von Städten und Ortschaften.

Bebauungsplan. Berücksichtigung der Forderungen der öffentlichen Gesundheitspflege bei Aufstellung des Bebauungs- oder Fluchtlinienplans. Sorge für Freiplätze, breite Strassen, grosse Höfe. Beachtung der Richtung der Strassenzüge mit Rücksicht auf Sonne und Wind. Plätze zu gewerblichen Anlagen, Schulen, Kasernen, Theater etc.

Dem Hygieniker wird nach Lage unserer deutschen Verhältnisse wohl kaum jemals die Aufgabe gestellt werden, einen Plan zur Anlage einer neuen

Stadt zu entwerfen, wohl aber wird fast in allen grösseren Städten bei dem immer mehr sich entwickelnden Centralisationsbestreben der Bevölkerung die Frage an ihn herantreten, wie sind die Erweiterungsbauten im Interesse der allgemeinen Gesundheitspflege und zur Vermeidung der Fehler der vergangenen Jahre am zweckmässigsten zu gestalten, auf was ist nach Lage der örtlichen und climatischen Verhältnisse Rücksicht zu nehmen, um den Anforderungen der modernen Hygiene und der öffentlichen Gesundheitspflege zu genügen?

Man gestattet heute nicht mehr Jedermann zu bauen, wie und wohin es ihm beliebt. Die Canalisations-, die Beleuchtungs-, die Wasserversorgungseinrichtungen verlangen, dass nach einem bestimmten, von vornherein festzustellenden Princip, nach dem sog. Bebauungsplan, vorgegangen werde.

Zunächst also ist die Aufstellung eines solchen Planes für jede Erweiterung einer Stadt ein unbedingtes Erforderniss.

Aber auch die bestehenden Theile einer Stadt sind heute der beständigen Veränderung unterworfen. Hier schwindet ein kleines Haus nach dem andern, um grossen Miethskasernen oder geräumigen Geschäftslocalen Platz zu machen, und bei Gelegenheit dieser Veränderungen vermag eine vernünftige Bauleitung auch für das Innere einer Stadt einschneidende hygienische Verbesserungen zu schaffen, die meist hier besonders Noth thun, weil man in Unkenntniss der späteren Entwickelung der älteren Städte und in Unkenntniss der später erst nothwendig gewordenen sanitären Anforderungen im Innern derselben, ohne Rücksicht auf Licht und Luft, enge Strassen und kleine Höfe eingelegt hat, Verhältnisse, welche natürlich den heutigen Forderungen an gesundes Wohnen in keiner Weise mehr entsprechen. Also auch für zweckmässige Veränderungen in den Centren der Stadt bezw. in dem bebauten Theile derselben überhaupt ist es erforderlich, einen Strassenplan aufzustellen. Es gilt allgemeine Bestimmungen, über Breite der Strassen, Höhe der Häuser, Bebauungsdichtigkeit u. s. w., zu treffen und es ist Sache, des Technikers, diese Pläne so zu entwerfen, dass sie bei ihrer schliesslichen Vollendung harmonisch ineinandergreifen, die Stadt gewissermassen verjüngen und als ein nach einheitlichem Plan geschaffenes, abgeschlossenes Ganzes erscheinen lassen.

Die Forderungen der öffentlichen Gesundheitspflege an moderne Städteanlagen sind mannichfaltiger Natur.

Zunächst ist das Bestreben, durch Freilassen eines möglichst grossen Theils der Grundflächen und durch Festsetzung bestimmter Bebauungsgrössen, über welche nicht hinausgegangen werden darf, Licht und Luft den Strassen, Wohnungen und namentlich den Höfen zu erhalten.

Hierzu ist zunächst erforderlich, dass man bei Anlagen von Strassen auf die Lage derselben zur Sonne Rücksicht nimmt, weil diese uns Licht und Wärme spenden muss.

Nach Flügge soll die Richtung der Strassen nicht von Westen nach Osten ziehen, weil hierdurch keine Sonnen- und Schattenseiten geschaffen würden, dagegen sei die Richtung der Strassen von Süden nach Norden vorzuziehen, wobei dann die Strassenflucht auch meist nicht in die herrschende Windrichtung zu liegen komme. Am besten sei es, die Strassen von Südost nach Nordost verlaufen zu lassen, weil hierbei eine möglichst gleichmässige Vertheilung von Luft, Licht und Wärme gewährleistet werden könne.

Ein Haupterforderniss ist die Anlage möglichst zahlreicher freier Plätze mit Baumpflanzungen. Die Strassenbreite ist möglichst gross zu nehmen, weil bei geschlossenen Häuserreihen die Höhe dieser niemals die Breite der Strasse übersteigen soll.

Die Forderung der Gesundheitspflege von der Erbauung von Miethskasernen ganz abzusehen und zur Erbauung kleiner Familienhäuser überzugehen, scheitert in den Städten leider an dem Preise der Bauplätze.

Neben diesen Rücksichtnahmen auf Belichtung und Erwärmung der Strassen bezw. Häuser, hat noch das Leben und Treiben der Menschen in den Städten selbst eine gewisse Rücksichtsnahme zu fordern, insofern als eine Menge von langwierigen und kostspieligen Processen von vornherein aus der Welt geschafft werden, wenn man gleich bestimmte Stadttheile für die geräuschvollen und durch Russ und Rauch, Gestank u. s. w. belästigende industrielle Anlagen in Aussicht nimmt, in den übrigen Stadttheilen aber deren Anlage principiell verbietet.

Wenn auch die Decentralisation der geräuschvollen u. s. w. Gewerbebetriebe in vielen Städten sich von selbst vollzieht, so sollte doch eine geordnete Städteverwaltung darauf bedacht sein, dass diese Anlagen sich nicht wieder in der Peripherie zerstreuen, es wird zu ihrer Anlage vielmehr von vornherein in den Bebauungsplan ein bestimmter Platz anzuweisen sein. Wer dann in solche Fabrikviertel einzieht oder sich hier ankauft oder anbaut, der weiss, was ihm droht und kann hinterher keine Klagen gegen die Gewerbetreibenden erheben, die man doch nicht einfach auf das platte Land verweisen kann.

Es ist ferner darauf Bedacht zu nehmen, dass die Wasserleitungen, Gas- und electrischen Leitungen, die Canalisationsröhren, die Pferdebahngeleise etc., so angelegt werden, dass nicht die Reparatur an der Wasserleitung, zugleich die Gasleitung und Canalisation anschneidet, und den Pferdebahnbetrieb, den Fuhrbetrieb u. s. w. stört, sondern dass jede Anlage für sich in bequemer Weise zugänglich ist. Es ist Platz vorzusehen für Schulen, Markthallen, Bahnhöfe, Theater und Concertlocale. Wir sehen also, dass der Techniker hierbei seine Augen überall haben muss, um nicht in irreparabele später nur mit enormen Kosten, häufig aber überhaupt nicht zu beseitigende Fehler zu verfallen.

2. Kapitel: Anlage von Gebäuden im Allgemeinen.

Lage des Bauplatzes. Isolirung des Hauses vom Boden. Keller. Isolirschichten, Luftcanäle. Grundluft. Zwischendecken, Treppen, Corridore, Fenster. Beheizung der Räume, Luftheizung, Wasserheizung, Dampfheizung, Mantelöfen. Beleuchtung, electrisches Licht, Leuchtgas, Gasglühlicht, Petroleum. Vorzüge und Nachtheile, sowie Kosten der verschiedenen Beleuchtungssysteme.

Wie die Wahl und Anlage der Strassen und Plätze, so hat auch die Auswahl des einzelnen Bauplatzes mit Rücksichtsnahme zum Theil auf die öffentliche, zum Theil auf die private Gesundheitspflege zu erfolgen, wobei die Interessen beider natürlich gerade hier vielfach in einander übergreifen.

Es ist eine selbstverständliche Forderung, dass der Bauplatz trocken, d. h. ausserhalb des Bereichs von Grundwasserschwankungen oder Ueberschwemmungen liegt, und dass das Haus selbst noch durch eine Luftschicht von dem Erdboden getrennt, d. h. unterkellert ist, mit welcher Einrichtung man zweckmässig noch einen Luftcanal verbindet, der auch seitliche Bodenfeuchtigkeit von den Mauern des Hauses abzuhalten vermag.

Gegen die von unten aufsteigende Bodenfeuchtigkeit schützt eine sogen. Isolirschicht aus starken Glas- oder 2 bis 3 Centimeter dicken Asphaltplatten, welche in alle direct auf den Boden aufgesetzte Mauern über der Bodenoberfläche eingeschaltet werden und die Mauerschicht, auf welche sie aufgelegt werden, vollkommen bedecken, besser noch etwas überragen müssen.

Die kohlensäurehaltige, oder sonst verunreinigte, aus dem Boden unter dem Hause aufsteigende Grundluft wird am besten durch Asphalt- oder Cementbelag der Kellerböden von den Räumen des Hauses abgehalten.

Eine besondere Aufmerksamkeit ist der Herstellung der Zwischendecken zwischen den einzelnen Stockwerken zu widmen, zu deren Ausfüllung nur reinstes Material, welches vollkommen frei von verwesbaren organischen Stoffen sein muss, Verwendung finden darf. Man wählt hierzu am zweckmässigsten ausgeglühten Sand, Coaks, Torf u. s. w. Es ist ferner erforderlich, dass die Fussböden über diesem Füllmaterial dicht, am besten auf einem leichten Unterboden in Asphalt verlegt werden, weil nur so das Durchdringen von Staub in die Zimmer und die Einnistung von Ungeziefer in die Zwischenböden wirksam verhindert werden kann. Parketböden aus festem Holze sind dem tannenen Langbordenbelag vorzuziehen. Eine reichliche Oelung ist dem Holze von vornherein zu geben und von Zeit zu Zeit zu wiederholen.

Die Anlage und Eintheilung der Räume richtet sich nach dem Zweck des Hauses.

Die Hausflure und Treppenhäuser sind geräumig anzulegen, damit die Treppen nicht zu steil, die einzelnen Tritte nicht zu hoch zu construiren sind, auch ist für ihre Feuersicherheit Sorge zu tragen. Dass die Fenster genügend gross anzulegen sind, bedarf keiner weiteren Begründung. Eine wichtige Frage, die mit der schon früher besprochenen Lufterneuerung in den Hausräumen auf's Engste zusammenhängt, ist diejenige der Beheizung der Räume in der kalten Jahreszeit.

Die Frage der künstlichen Erwärmung unserer Wohnräume etc. ist nicht nur eine hygienische, sondern eine hervorragend öconomische Frage, welche nach beiden Seiten noch ihrer Vervollkommnung entgegensieht.

Im Allgemeinen kann man sagen, dass die letzten Jahrzehnte sowohl auf dem Gebiete der Beheizung einzelner Räume als ganzer Häuser entschiedene Fortschritte gegen früher gebracht haben.

Nur noch in den Wohnungen der Armen findet man, wenigstens in den Städten, die früheren schlechten eisernen Oefen, von denen man fast sagen möchte, sie seien nur construirt worden, um das Brennmaterial möglichst schnell und unwirksam durch den Schornstein zu jagen. In neueren Häusern, wo man noch nicht zur Centralheizung allgemein übergegangen ist, sind die Oefen vielfach verbessert. Zu erwähnen sind die namentlich in kleinen Krankenhäusern sehr zweckmässigen sogen. Mantelöfen, welche zugleich für die Ventilation der Räume sorgen. Ihre Anlage und Wirkungsweise kann aus Figur 9 entnommen werden. In grösseren öffentlichen Gebäuden wendet man bei Neubauten jetzt wohl ausschliesslich eines der Centralheizsysteme an, sei es, dass man der Luft-, der Wasser- oder Dampfheizung den Vorzug giebt.

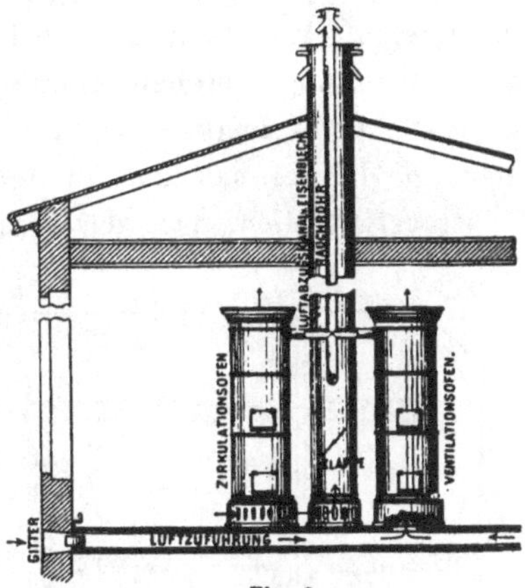

Fig. 9.

Barackenofen v. Gropius & Schmieden.
Die frische Luft tritt durch den verstellbaren Zufuhrcanal in den Mantelraum des Ventilationsofens, tritt aus diesem oben ins Zimmer, durchströmt bei stärkerer Kälte noch den Mantel des Circulationsofens und tritt endlich unten in den das Rauchrohr umgebenden Abzugskanal.

Die älteste Art der Centralheizung, d. h. der Erwärmung des ganzen Hauses von einer Feuerstelle aus, ist die Luftheizung, bei welchem System die erwärmte Luft, welche bekanntlich leichter ist als kalte, durch gemauerte Canäle in die verschiedenen Räume eingeführt wurde und hier am Boden ausströmte, um sich ebenfalls wieder vermöge ihrer Leichtigkeit im Zimmer zu verbreiten und ihren Ausweg an der Decke zu finden.

Dieses System hat mannigfache Verbesserungen erfahren und erfordert von Seiten des Technikers nicht nur in der Anlage eine ganz besondere Sorgfalt und Genauigkeit, sondern auch im Betriebe eine grosse Summe von Erfahrung, so dass die Luftheizung jetzt vielfach von der Wasser- oder Dampfheizung verdrängt zu werden beginnt. Bei der Luftheizung, deren Vorgang aus der schematischen Zeichnung in Figur 10 ersichtlich sein dürfte, ist zunächst im Kellergeschoss des Hauses die Centralheizstelle angelegt, in welcher die von Aussen eingeführte Luft in einem grossen Ofen, der sogen. Heizkammer, erwärmt wird. Von der Heizkammer gehen die verschiedenen Heissluftcanäle aus, und zwar nach jedem Raum ein besonders für sich abgeschlossener Canal. In dem zu erwärmenden Raume lässt man jetzt die heisse Luft nicht mehr wie früher unten am Boden einströmen, sondern in etwas über Mannshöhe und sorgt durch besondere Vorrichtungen, dass der heisse Luftstrom direct gegen die Zimmerdecke strömt und so gezwungen wird, bei seiner durch Mischung mit der kälteren Zimmerluft allmählich erfolgenden Abkühlung den ganzen Raum gleichmässig zu erwärmen. Die Austrittsöffnung legt man jetzt nicht mehr an der Decke an, sondern am Fussboden und zwar aus demselben Grunde, um eine gleichmässige Vertheilung der Wärme im Zimmer zu erzielen. Man lässt an den Decken hier und da noch eine verschliessbare Austrittsöffnung bestehen, um überheizte Zimmer schneller abkühlen zu können.

Die Schwierigkeit bei der Luftheizung liegt in der zweckmässigen Vertheilung der heissen Luft in den verschieden grossen Räumen eines Hauses. Es ist erforderlich, dass das gesammte Heizcanalsystem sowie die Heizkammer leicht von dem eindringenden Staub gereinigt werden kann, da sonst die Luft unangenehm riechende Beimengungen von Verbrennungsgasen der im Staub enthaltenen organischen Substanzen erhält, welche sehr belästigend wirken. Man verwendet zum Schutze der Heizcanäle vor Staub Filterrahmen. Auch empfiehlt es sich, der Luft vor Eintritt in die Steigcanäle einen gewissen Feuchtigkeitsgrad zu geben, damit sie nicht unangenehm trocken in die Räume eintritt. Die Luftheizungsanlagen können, wie aus Fig. 10 ersichtlich, auch im Sommer zur Lüftung der Wohnräume benutzt werden.

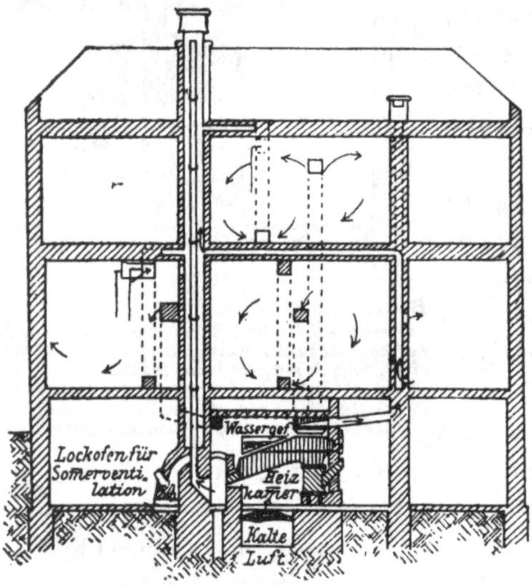

Fig. 10. Schema einer Luftheizungsanlage nach Flügge.

Die Wasserheizung.

Man unterscheidet eine Wasserheizung mit niederem Druck, weiten Röhren und einer Erwärmung des Wassers auf 100 ^{0}, hiernach auch Niederdruckwasserheizung genannt, von der sogenannten Hochdruck oder Heisswasserheizung mit engen, starken Röhren, in welchen ein Ueberdruck von 5 bis 10 Atmosphären und eine dem entsprechend hohe Temperatur des Wassers erzeugt wird. Dazwischen hat man noch eine Mitteldruckheizung construirt, die jedoch ebenfalls noch als Heisswasserheizung zu bezeichnen ist, nur dass sie entsprechend der niederen Temperatur und dem niederen Druck mit weiteren Wasserröhren angelegt werden kann.

Die Niederdruckwarmwasserheizungen sind Circulationsanlagen, in welchen das warme Wasser (100 ° C.) von dem Kessel aus auf einen höchsten Punkt gedrückt wird, von dem aus es sich in den Heizrohren vertheilt.

Die Erhitzung der Räume erfolgt durch Schlangenrohre oder Mantel-

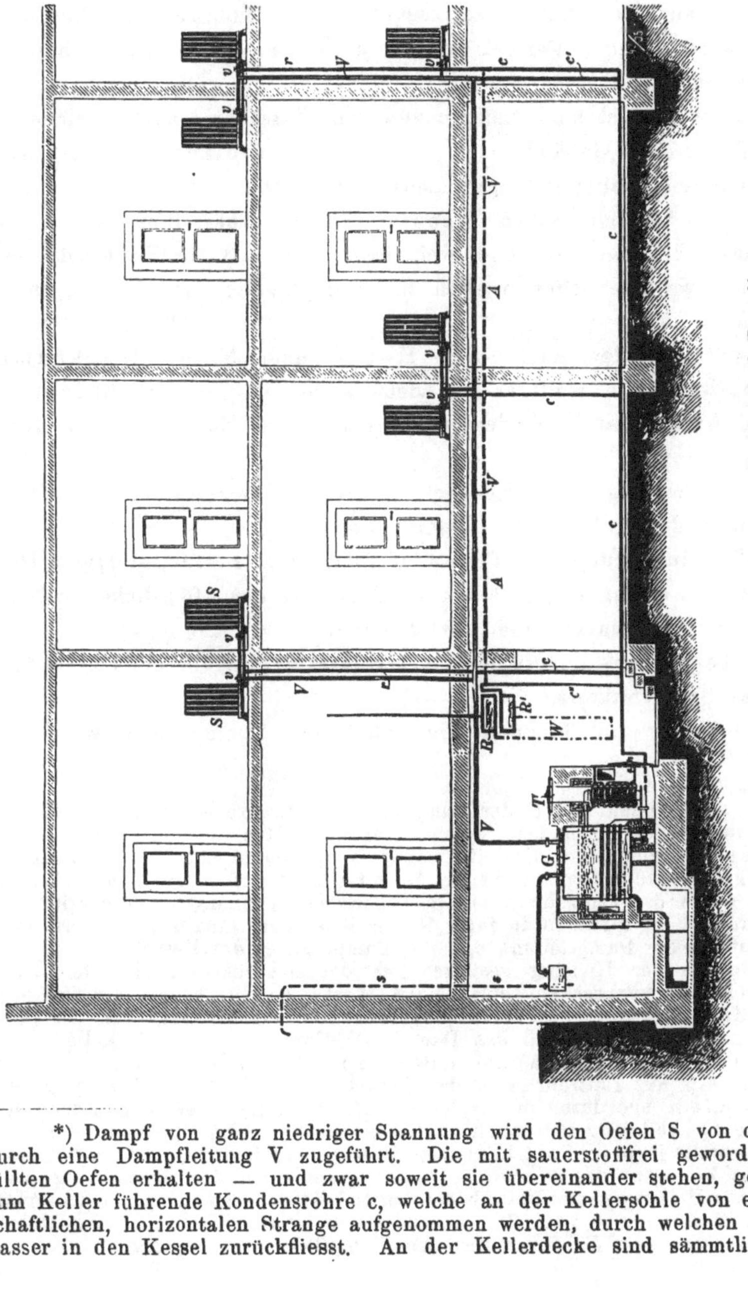

Fig. 11. Dampfniederdruckheizung mit Syphon-Luft-Regulierung nach Körting, Hannover.*)

Buchstaben und Zeichenerklärung: G Niederdruck-Dampfkessel. T Füllschacht mit Ringrohrrost. s Standrohr nach Körting's System. V Dampfvertheilungsrohre. S Heizkörper der einzelnen Zimmer. v Dampfeinlassventile. c, cI u. cII Kondenswasserrohre. A Luftleitungsrohre. W Syphonrohr. R Syphonwassergefäss mit Luftrohr. RI Syphonluftgefäss.

*) Dampf von ganz niedriger Spannung wird den Oefen S von dem Kessel G durch eine Dampfleitung V zugeführt. Die mit sauerstoffrei gewordener Luft gefüllten Oefen erhalten — und zwar soweit sie übereinander stehen, gemeinsame — zum Keller führende Kondensrohre c, welche an der Kellersohle von einem gemeinschaftlichen, horizontalen Strange aufgenommen werden, durch welchen das Kondenswasser in den Kessel zurückfliesst. An der Kellerdecke sind sämmtliche Kondens-

öfen, zwischen deren Wänden das Wasser circulirt, und die an denselben vorbeistreichende Luft erwärmt.

Auch die Heisswasser-Hochdruckheizungen sind Circulationsheizungen, verlangen aber ihrer hohen Spannung und Temperatur wegen (150 bis 200 °C), mit welcher das Wasser noch in die Heizkörper, kleine spiralförmige Systeme der Heizrohre, aus dem Heisswasserreservoir (Expansionsgefäss) gelangt, besonders stark construirte Röhren, welche auf einen erheblichen Ueberdruck geprüft sein müssen.

In neuerer Zeit ist man vielfach von den Wasserheizungen, welche sich nicht gut für grosse Gebäude eignen, zur Dampfheizung übergegangen, weil man Dampf in beliebig langen Leitungen weithin führen kann, was bei dem Wasser aus hydrostatischen Gründen und der Abkühlung wegen seine ziemlich engen Grenzen hat, und weil man wie z. B. in Krankenhäusern, Fabriken u. s. w. eine schon vorhandene Dampfquelle zur Heizung mitbenutzen kann.

Man unterscheidet auch hier Hoch- und Niederdruckdampfheizungen, was ohne weiteres aus dem vorhergesagten verständlich sein dürfte. Die Anlage einer Niederdruckheizung wird durch Fig. 11 veranschaulicht.

Die Dampfheizung hat namentlich als Niederdruckheizung den Vorzug der Billigkeit in der Anlage und in dem Betriebe.

(Für die Einrichtung von Centralheizungs- und Lüftungsanlagen ist in Preussen die Anweisung des Erlasses des Ministers der öffentlichen Arbeiten vom 15. April 1893 massgebend. S. Anhang.)

Die Beleuchtung der Räume eines Hauses bedarf der ganz besonderen Fürsorge des Bautechnikers.

Dunkle Gänge und Treppen, halberleuchtete Zimmer u. s. w. sind als

---

wasserstränge c der Oefen und c^{I} der Dampfvertheilungsrohre durch ein gemeinsames Luftrohr A miteinander verbunden, welches durch das Rohr c^{II} ebenfalls entwässert wird und oben mittelst einer Schleife mit dem Syphonluftgefäss R^{I} verbunden ist. Letzteres steht durch den Syphonschenkel W mit dem Wassergefäss R in Verbindung, auf welchem durch das Luftrohr stets atmosphärische Spannung erhalten wird. Die Gefässe R und R^{I} entsprechen in ihrer Grösse jedes dem Inhalt sämmtlicher Oefen sowie dem Inhalte der Dampfleitung und des Dampfraumes des Kessels.

Der Betrieb der Heizung gestaltet sich demnach sehr einfach. Der Dampfkessel wird bis zur entsprechenden Höhe mit Wasser gefüllt, ebenso das Gefäss R^{I}. Sobald der Kessel geheizt wird und Dampfdruck sich entwickelt, füllt der Dampf den Dampfraum des Kessels und das Dampfvertheilungsrohr V vollständig an und treibt die in denselben enthaltene Luft durch die Heizkörper hindurch und durch die Kondensrohre resp. das Luftrohr A in das Gefäss R^{I}, wodurch gleichzeitig die entsprechende Wassermenge durch die Syphonschleife W in das Gefäss R getrieben wird; derselbe Vorgang vollzieht sich auch in Bezug auf die Oefen, indem der Luftinhalt derselben, ebenfalls je nach Bedürfniss resp. je nach der Oeffnung der Dampfventile, in das Gefäss R^{I}, resp. das bezügliche Wasserquantum in das Gefäss V gedrückt wird. Wird die Heizung ausser Betrieb gesetzt und ist der Dampfdruck verschwunden, so fliesst das Wasser aus R nach R^{I}, während die im letzteren Gefässe eingeschlossene Luft wieder rückwärts in die Oefen resp. die Dampfleitung zurücktritt.

ein besonderer Fehler der Bauconstruction zu bezeichnen, wenn derselbe auch heute nicht überall in den Städten vermieden werden kann. Die möglichst hohe Ausnutzung der auf theueren Baugrundstücken errichteten Miethshäuser nimmt auf die Forderungen der Gesundheitspflege nicht immer die gebührende Rücksicht.

Auch die künstliche Beleuchtung der Wohnräume steht zur Gesundheit der Bewohner in inniger Beziehung, und die Lösung der Frage nach der besten künstlichen Beleuchtungsmethode in hygienischer Beziehung ist noch nicht gelungen.

Neben der genügenden Helle ist, wie wir schon oben gesehen haben, bei den künstlichen Beleuchtungssystemen (mit Ausnahme der electrischen) vom Standpunkt der Gesundheitspflege die bedeutende Verschlechterung der Luft zu beachten, welche durch Gas-, Kerzen- und Lampenlicht in geschlossenen Räumen hervorgerufen, es ist die Wärme zu berücksichtigen, die von solchen Lichtquellen produzirt wird, man hat an die Feuersgefahr zu denken und schliesslich den Kostenpunkt nicht ausser Acht zu lassen.

Die erste Stelle in den Beleuchtungsmethoden würde heute zweifellos die electrische einnehmen, wenn ihr nicht noch allerlei Mängel anhafteten, die sie technisch noch nicht vollkommen erscheinen lassen. Hygienisch ist die electrische Beleuchtung sicher die beste.

Sie bedingt keine Luftverschlechterung, keine Erwärmung, keine Feuersgefahr, aber sie ist noch unzuverlässig, verlangt noch eine andere Erleuchtungsmethode im gleichen Raume, weil sie häufig versagt und ist an sich und wegen der doppelten Einrichtung zu theuer.

Die ältere Beleuchtung mit Rüböl ist wohl ganz verschwunden. Sie war hygienisch sowohl als öconomisch die ungenügendste Beleuchtungsmethode. Auch Kerzenbeleuchtung ist so gut wie gänzlich ausser Gebrauch gekommen.

Heute streiten im practischen Leben Gas und Petroleum um den Vorzugspreis, welcher jedoch mit Berücksichtigung aller Anforderungen noch keiner dieser Beleuchtungsarten rückhaltslos zuerkannt werden kann. Jede der beiden hat ihre Vorzüge, jede ihre Mängel.

Was die Helligkeit anbelangt, so verdient die Beleuchtung mit Leuchtgas vor dem Petroleum den Vorzug, namentlich nachdem die Bestrebungen von Siemens und von Auer zu grösserer Ausnützung des Leuchtgases geeignete Methoden zu finden, von gutem Erfolg begleitet waren.

Das Auer'sche Gasglühlicht bedeutet in der Erleuchtungsfrage an sich und speciell bezüglich der Anwendung des Leuchtgases einen grossen Fortschritt. Die hohe Wärme, welche die Gasbeleuchtung gegenüber der Petroleumbeleuchtung in geschlossenen Räumen erzeugt, ist bei den erwähnten neuen Beleuchtungssystemen wesentlich reducirt.

In dem Familienzimmer wird schon ihrer Billigkeit halber die Petroleumlampe wohl noch eine geraume Zeit Verwendung finden, zumal sie sich sehr gut zu Arbeiten eignet, die eine besondere Annäherung der Lichtquelle an den Arbeitsgegenstand erfordern (Uhrmacher), weil sie nur eine relativ geringe Wärme ausstrahlt, die den Arbeitenden nur wenig belästigt; aber eine üble Beigabe ist ihre Feuersgefahr und der hässliche Geruch des Petroleums, welcher sich selbst bei grösster Reinlichkeit in der Behandlung der Lampen niemals ganz vermeiden lässt.

Was die Kostenfrage betrifft, so stellt sich nach den Berechnungen von Fischer in Hannover der Preis für eine Leuchtflamme von 100 Normalkerzen Stärke und einer Stunde Brenndauer bei

1. Leuchtgas auf 14.4—36.0 Pfg.
2. el. Bogenlicht „ 5.4—12.3 „
3. el. Glühlicht „ 14.8 „
4. Petroleum-Rundbrenner auf 5.0 „

Die Kosten eines Siemensbrenner belaufen sich für gleiche Zeit und Lichtstärke auf 6—10 Pfg. Auer'sches Gasglühlicht kostet etwa die Hälfte des Leuchtgaspreises bei Schlitz- oder Rundbrennern. Stearinkerzenbeleuchtung kostet 166 Pfg.

---

3. Kapitel: Anlage und Einrichtung zu besonderen Zwecken dienender Gebäude.

Schulen, Krankenhäuser, Gefängnisse, Theater und grössere Saalbauten.

Zu besonderen Zwecken erbaute Häuser erfordern in ihrer Anlage neben der Beachtung der allgemeinen hygienischen Vorschriften bei Bauten überhaupt, meist noch auf ihren eigenartigen Zweck abzielende hygienische Einrichtungen, die geeignet sind, solche Bauten einestheils ihrer Bestimmung entsprechend besonders auszurüsten, anderntheils die hygienischen Missstände, welche den zur Massenaufnahme von Menschen bestimmten Gebäuden häufig aus ihrer Construction u. s. w. erwachsen, auf das Mindestmass zu beschränken.

a) Schulen.

Grösse des Grundstückes. Raumverhältnisse im Schulgebäude, Schulzimmer, Treppen und Corridore. Lehrerwohnung. Trennung der Geschlechter. Doppelschulen. Lage des Bauplatzes. Untergrund. Lage des Schulgebäudes. Unterkellerung. Heizung und Ventilation, Beleuchtung, Fussböden, Schulbänke. Abortanlagen, Turnhallen, Spielplätze. Trinkwasser. Badeeinrichtungeu. Schulärzte.

Die älteren Schulhäuser auf dem Lande oder in der Stadt entsprechen meist nicht den Anforderungen der öffentlichen Gesundheitspflege, weil sie in einer Zeit erbaut sind, in der diese Wissenschaft noch in den ersten Kinderschuhen steckte. Aber auch heute wird leider bei Neubauten auf die Forderung der Hygiene von Seiten der Erbauer oft genug noch erstaunlich wenig Rücksicht genommen, was umsoweniger verständlich erscheint, als die Schulhygiene in den letzten Jahren bemerkenswerthe Fortschritte gemacht hat und gerade in den Schulen häufig infolge mangelhafter baulicher und hygienischer Einrichtungen derselben der Keim zu späteren Leiden gelegt wird.

Zunächst ist die Wahl des Bauplatzes für eine Schule von grosser Bedeutung.

Es ist selbstverständlich, dass genügender Raum vorgesehen wird, sowohl in den Klassenzimmern, als auch auf den Spielplätzen, den Turnhallen u. s. w., wobei natürlich zunächst die Schülerzahl, die in dem Schulgebäude unterrichtet werden soll, massgebend ist. Hierbei darf aber nicht übersehen werden, dass die Schülerzahl sicher im Laufe der nächsten Jahre steigt, und man gut thun wird, diese Steigerung, um nicht allzubald wieder vor die Nothwendigkeit einer Vergrösserung oder gar eines Neubaues gestellt zu werden, von vornherein auf 50 % anzunehmen.

Auf dem Lande, wo der Bodenwerth kein so bedeutender ist, wie in den Städten, wird es leichter sein, ein genügend grosses Areal zu erwerben, wenn auch hier meist die Neigung besteht, am Schulbau und Platze möglichst zu sparen.

Unter Zugrundlegung der Forderung für die preussischen Volksschulen von 0.6 □m Raum im Klassenzimmer für jeden Schüler wird bei der Anlage eines Schulhauses für 2—3 Klassen, wie sie auf dem Lande wohl überall, mit Ausnahme der kleinsten Gemeinden, erforderlich sein werden, und wenn man eine Schülerzahl von höchstens 80 in jeder Classe annimmt (Baginsky), zunächst für jede Classe 48 □m Bodenfläche zu fordern sein. Für Corridore werden 10 □m nicht zu hoch gegriffen sein, während für Abortanlage und Spielplatz 250 □m ausreichen. Soll noch eine Turnhalle erbaut werden, so ist in derselben auf jeden Schüler ungefähr 2 □m Raum zu fordern.

Meiner Ansicht nach gehört aus sanitären Gründen die Lehrerwohnung nicht in das Schulhaus, oder wenn es der Kosten halber nicht anders möglich ist, muss sie räumlich von den Schulzimmern vollkommen getrennt sein und ihren besonderen Corridor mit eigener Treppe haben. Es ist dies eine Forderung, die ihre grosse practische Bedeutung hat für die Fälle, in welchen ansteckende Krankheiten in der Familie des Lehrers ausbrechen.

Wohnt der Lehrer, wie es häufig auf dem Lande der Fall ist, auf demselben Hausflur, an welchem sich die Schulzimmer befinden, oder ist für Wohnung und Schulzimmer ein gemeinsamer Hauseingang vorhanden, so bleibt im Falle des Auftretens ansteckender Krankheiten in der Familie des Lehrers für den Sanitätsbeamten Nichts Anderes übrig, als den sofortigen Schulschluss zu beantragen, welchem Antrage die Schulbehörde aus nahe liegenden Gründen unter allen Umständen wird zustimmen müssen. Ein solches Missverhältniss zwischen Lehrerwohnung und Schule kann Wochen des Unterrichts kosten, ein Ausfall der zu vermeiden ist, sobald der Lehrer mit seiner Familie entweder ganz abgeschlossen von den Schulräumen oder überhaupt nicht in der Schule wohnt.

Auch die Führung eines Haushalts mit oft zahlreichen Kindern in unmittelbarem Zusammenhange mit der Schule hat aus Gründen der Reinlichkeit, der Lüftung u. s. w. noch den nicht zu unterschätzenden Nachtheil, dass der Lehrer nur allzu leicht geneigt ist, durch Mitbenutzung der Schulräume zu Privatzwecken in der unterrichtsfreien Zeit oder den Ferien seine eigenen beschränkten Wohnräume thunlichst zu entlasten.

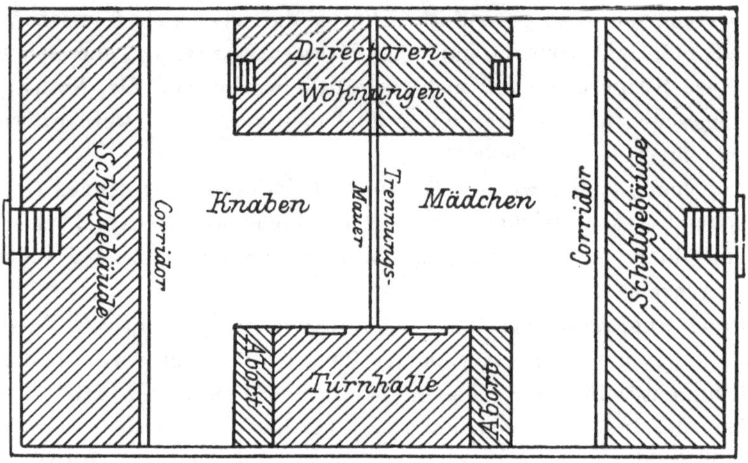

Fig. 12. Schema einer Doppelschule.

Auf dem Lande, wo häufig nur ein Lehrer vorhanden ist, lässt sich eine Trennung der Schulkinder nach Geschlechtern weder verlangen noch durchführen. Wo aber die Möglichkeit gegeben ist, da soll die strengste Geschlechtertrennung aus pädagogischen und sittlichen Gründen unbedingt und zwar auch schon für die kleinsten der Schulkinder gefordert werden.

In grösseren Städten dürfte es gestattet sein, durch sogen. Doppelschulen, in welchen nur der Prüfungssaal, die etwa vorhandenen physikalischen und chemischen Lehrsäle und allenfalls noch die Turnsäle für beide Geschlechter gemeinsam bleiben, während nur die Schulzimmer, Abortsanlagen und Spielplätze in doppelter Anzahl vorhanden sein müssen, wobei nicht unerhebliche Ersparnisse zu erzielen sind. (Figur 12.)

Was die Lage des Bauplatzes anlangt, so wird am besten ein etwas erhöhter Platz einem tiefer gelegenen vorzuziehen sein.

Trockenheit des Untergrundes ist selbstverständliches Erforderniss, ebenso wie genügende Erleuchtung und luftige Lage.

Wir finden daher die Schulhäuser auch meist an freien Plätzen gelegen, was als durchaus zweckmässig bezeichnet werden kann, sobald diese Plätze nicht noch anderen Zwecken dienen, auf ihnen z. B. Vieh- oder Krammärkte, Gemüsemärkte, Messen u. s. w. abgehalten werden.

Das Haus selbst ist gut zu erbauen, was selbstverständlich dem Baumeister anheimfällt, doch ist ein prinzipieller Unterschied zwischen Massiv- und Fachwerkbauten bezüglich der sanitären Forderungen wohl kaum vorhanden. Eine Unterkellerung ist unbedingt erforderlich, doch sollen die Keller nicht an Weinhändler, Metzger u. s. w. vermiethet werden. Die Unterrichtsräume kommen, wenn der Lehrer mit in dem Hause wohnt, am besten nach unten, die Wohnung nach oben. Die Hausthüre ist breit, der Hausflur geräumig und in den oberen Stockwerken feuersicher, die Treppen sind bequem und absolut feuersicher anzulegen, mit Schutzgeländer zu versehen und nicht zu steil zu construiren. Dass in den Schulräumen genügend Licht vorhanden sein muss, ist selbstverständlich, und desshalb ist die Frage der Beleuchtung und die Stellung der Einrichtungsgegenstände zur Lichtquelle in den Schulzimmern eine häufig ventilirte aber noch nicht vollkommen abgeschlossene.

Es kommen bei der Frage der Beleuchtung zahlreiche Factoren in Betracht, die ihre Lösung in einer nach allen Seiten befriedigenden Weise ungemein erschweren.

Ueber folgende Forderungen jedoch ist man sowohl wissenschaftlich wie practisch einig, dass nämlich die Schulzimmer eine oblonge Gestalt haben, an dessen Längsseite sich die Fenster befinden müssen, und dass die quadratische oder gar vertiefte Anlage von Schulzimmern ganz zu verwerfen ist.

Die Grösse der Fenster muss etwa $^1/_5$ der Bodenfläche des Zimmers entsprechen und haben sie möglichst hoch bis zur Decke zu reichen, während die Fensterbrüstungen, um schiefes Licht von unten zu vermeiden, mindestens 1 m besser aber höher zu construiren sind. An den Fenstern ist, wenn keine besondere mit der Heizanlage verbundene Ventilation vorhanden ist, eine regulirbare Ventilationseinrichtung über Kopfhöhe der Schüler anzubringen, damit nicht durch plötzliches Oeffnen ganzer Fensterflügel namentlich im Winter Erkältungen der Kinder veranlasst werden; das Licht muss von Rechts auf die Schulbänke ungehindert einfallen können, wobei gleichzeitiges Hinterlicht nicht stört (wenn es nicht den Lehrer belästigt). Vorderlicht ist wegen der Blendung und des Schattens, den der Vordermann auf die Arbeitsfläche des Hintermannes wirft, zu vermeiden. Oberlicht ist ausgezeichnet, aber nur schwer zu beschaffen. Vor dem directen Sonnenlichte sind die Augen der Kinder durch zweckmässige Schutzeinrichtungen an den Fenstern zu bewahren. Die Wände der Zimmer dürfen hell aber nicht blendend gestrichen sein. Auf gute, nicht reflectirende Beleuchtung der Schultafel ist besondere Rücksicht zu nehmen. Glänzend lackirte Schultafeln oder Wandkarten sind unbrauchbar und schädlich für die Augen. Die künstliche Beleuchtung der meisten Schulräume liegt noch sehr im Argen, da meist in unverantwortlicher Weise an der Zahl der Leuchtkörper gespart wird. Will man, wie dies z. B. auf dem Lande überall möglich sein dürfte, eine künstliche Beleuchtung der Schulräume durch Verlegung der Schulstunden auf die noch hellen Tageszeiten nicht ganz vermeiden, so ist für ausreichendste Beleuchtung zu sorgen, wozu namentlich das neue Auer'sche Gasglühlicht sehr zu empfehlen ist.

Auch bei der künstlichen Beleuchtung ist eine zweckmässige Stellung der Lichtquelle zum Arbeitstisch zu beachten. Zeichnen, Schreiben, Lesen und Handarbeitsunterricht soll bei künstlicher Beleuchtung überhaupt nicht betrieben werden.

Eine unendliche Literatur hat die Frage der zweckmässigsten Construction der Schulbänke gezeitigt, doch hat man sich im Allgemeinen dahin geeinigt, dass die meterlangen Schulbänke unzweckmässig, und statt derselben zwei-, höchstens dreisitzige Bankconstructionen zu verwenden sind. Die Sitz- und Arbeitstischhöhe sowie der verticale Abstand beider, sind dem Alter des Kindes thunlichst anzupassen, die sog. Distanz soll eine negative bis zu 5 cm sein. Bei Eisenconstructionen sind die spitzen Ecken sorgfältig zu vermeiden.

In jeder Schule soll ein Raum vorhanden sein, wo die Kinder ausserhalb der Schulzimmer durchnässte Oberkleider, Ueberschuhe, Hüte und Regenschirme ablegen können, weil diese Gegenstände in den Schulzimmern zu üblen Ausdünstungen und zur Luftverderbniss Veranlassung geben.

Die Fussböden der Schulräume sind dicht gefügt herzustellen, die Wände und Decken mit einem glatten abwaschbaren Anstrich zu versehen.

Die Beheizung geschieht in grösseren Schulen zweckmässig durch irgend eines der Centralheiz- und Ventilationssysteme, wie sie oben beschrieben sind. Auf dem Lande wird man am besten Mantelcirculationsöfen benutzen, mit welchen eine Ventilationseinrichtung unschwer sich verbinden lässt.

Die Abortsanlagen sind in genügender Entfernung vom Schulhause und immer nach Geschlechtern getrennt anzulegen. Die Abortssitze und Pissoirrinnen sind den Grösseunterschieden der Kinder anzupassen, weil sie sonst nicht benutzt werden. Wo keine Canalisationsanlagen vorhanden sind, ist eine dichte Sammelgrube herzustellen, welche gut abzudecken und über Dach zu lüften ist.

Das Absetzen von Excrementen an anderen Stellen als in den dazu bestimmten Anlagen, etwa zur directen Verbesserung der Ertragsfähigkeit des Schulgartens, ist unbedingt zu verbieten. Für die grösste Reinheit der Abortanlagen ist der Lehrer, wenn er im Hause wohnt, verantwortlich zu machen, andernfalls ein Hauswärter.

Nirgends finden sich gerade bezügl. des Zustandes der Aborte mit wenigen Ausnahmen schlechtere Verhältnisse als in den Schulen, wobei allerdings hauptsächlich diejenigen des platten Landes gemeint sind. Viele dieser Anlagen sind selbst in Gegenden, die sich im Allgemeinen durch Intelligenz ihrer Bewohner auszeichnen, in einem ganz unbeschreiblichen Zustand und tragen diese unhaltbaren Einrichtungen zweifellos nicht unerheblich dazu bei, den Reinlichkeitssinn der Kinder im Keime zu ersticken und sind wohlgeeignet, die Verschleppung ansteckender Krankheiten zu vermitteln.

Die Turnhallen sind gut erleuchtet, leicht heizbar und ventilirbar herzustellen und sorgfältig rein zu halten, der Boden ist zur Vermeidung von Verletzungen mit einer genügend dicken Schicht Torfstreu zu bedecken. (In Sägespänen nistet sich zu viel Ungeziefer ein.) Wo die Turnplätze im Freien angelegt werden müssen, ist für genügende Beschattung, gute trockene, feinsandige Bodenbeschüttung zu sorgen, womöglich ein Brunnen zu beschaffen, und namentlich auf den Zustand der Turngeräthe ein besonderes Augenmerk zu richten, damit nicht durch Brechen solcher, welche durch die Einwirkung der Atmosphäre angefault oder von Insekten zerfressen waren, ein unvorhergesehener Unglücksfall eintreten kann.

Die Spielplätze sind in ähnlicher Weise wie die Turnplätze herzustellen und zweckmässig mit einigen Turngeräthen zu versehen. Schatten ist erwünscht, und für trockene Bodenschüttung, aus welchen grössere, als Haselnuss grosse Steine sorgfältig zu entfernen sind, Sorge zu tragen. Im Sommer ist der Spielplatz von Zeit zu Zeit zu besprengen. Bei dem Spielen selbst ist darauf zu achten, dass unter den Spielenden keine zu grossen Unterschiede bezügl. des Alters und der Körperkraft vorhanden sind, weil Rohheiten sonst auch bei der besten Aufsicht nicht zu vermeiden sein werden.

Für Vorhandensein eines tadellosen Trinkwassers in genügender Menge ist bei jeder Schulanlage zunächst zu sorgen. Bei vorhandener Wasserleitung ist dieselbe in das Gebäude selbst einzuführen, um gleichzeitig gegen Feuersgefahr zu schützen. Wo es die localen Verhältnisse erlauben, ist die Einrichtung einer Badevorrichtung für die Schulkinder (Brausebad) von grossem hygienischem Werthe.

Bei jeder Neuanlage einer Schule ist das Gutachten des zuständigen Medicinalbeamten einzuholen, auch ist die Anstellung eines sog. Schularztes mit genauer Competenzabgrenzung überall anzustreben.

b. Krankenhäuser, Irren- und Idiotenanstalten.

Grösse des Grundstücks. Raumverhältnisse im Krankenhause. Block- oder Corridorsystem. Einstöckiges und zweistöckiges Pavillonsystem. Wahl des Bauplatzes. Umgebung des Krankenhauses. Baumaterial. Einrichtung des Krankenhauses. Grösse der Krankenzimmer und Zahl der Betten. Krankensäle und Einzelzimmer. Isolirräume. Einrichtung der Krankenräume. Fenster, Fussböden, Wände, Betten. Heizung, Beleuchtung und Ventilation. Gänge und Treppen. Aborte. Badeeinrichtung. Aerztezimmer. Wärterraum, Leichenkammer und Sectionsraum. Desinfectionsapparat. Kostformen und Küche. Beseitigung der unreinen Abgänge. Wäschereinigung. Hausordnung, Krankenjournal, Besuchszeiten, Seelsorge, Pfründner. Die Krankenanstalt und ihre Nachbarschaft. Krankenbaracken, Krankenzelte.

Auch bei der Anlage eines Krankenhauses entscheidet bezüglich der Wahl des Systems, des Baues, der Grösse des Bauplatzes u. s. w. die Bedürfnissfrage, bei deren Prüfung jedoch von vornherein zwischen den Hospitalanlagen einer grösseren Stadt und dem Bau ländlicher Krankenanstalten ein Unterschied zu machen sein wird.

Im Allgemeinen werden entsprechend der grösseren Zahl von Personen, welche sich weder im Besitze eines eigenen Hauses noch einer zur Krankenpflege genügenden Wohnung befinden, sondern lediglich auf eine Schlafstelle bei fremden Leuten oder im Hause ihrer Dienstherrschaft angewiesen sind, und bei dem Ueberwiegen der Bevölkerung derjenigen Berufsbetriebe, bei welchen Erkrankungen erfahrungsgemäss häufiger vorkommen, als im landwirthschaftlichen Berufe, an die grösseren Städte bezüglich der Belegzahl zu errichtender Krankenanstalten weit höhere Forderungen gestellt werden müssen, als an die Krankenanstalt einer kleineren Stadt oder eines Communalverbandes. Man wird nicht fehlgreifen, wenn man für grössere Städte auf je 1000 Einwohner 3 Betten und für die ländlichen Verhältnisse und kleineren Städte auf je 1000 Einwohner 1,5 Betten rechnet, und schon bei der Errichtung des Baues für kleinere Städte und das Land entweder von vornherein in der Anlage auf die Zunahme der Bevölkerung um das Doppelte bedacht ist, oder den Bau so anlegt, dass neue Krankenräume leicht angebaut werden können.

Hierbei ist aber bezüglich der Einrichtung der bei eventuellen Vergrösserungen bleibenden Anlagen, Küchen, Keller, Vorrathsräume etc. aus Gründen der Ersparniss schon von vornherein Rücksicht zu nehmen, ebenso wie auf die vollkommene Trennung der Geschlechter, sowohl bezüglich der Krankenzimmer, als der Aborte, der Bäder und der gemeinschaftlichen Aufenthaltsräume, weil ohne diese Trennung von der Aufsichtsbehörde die Genehmigung zur Anlage nicht ertheilt wird. In den grossen Städten empfiehlt es sich bei Neu-Anlagen nicht mehr wie 200 höchstens 300 Betten überhaupt in Aussicht zu nehmen, sondern es ist besser zu einem Neubau an anderer Stelle zu schreiten, wenn diese Zahl dem Bedürfnisse nicht genügt, weil die Leitung grösserer Anstalten als angegeben, unsicher wird, und die Person des einzelnen Kranken in der Masse allzusehr aufzugehen droht.

Als Bausystem unterscheidet man zweckmässig

1. Das Blocksystem (auch Corridorbau genannt),
2. das zweistöckige Pavillonsystem und
3. das einstöckige Pavillon- oder Barackensystem.

Das Blocksystem, nach welchem früher allgemein gebaut wurde, und auf welches auch in neuerer Zeit wieder rücksichtlich der bedeutenden Ersparnisse, die es gegenüber den beiden Pavillonsystemen bietet, mehrfach zurückgegangen wird, errichtet ein zusammenhängendes ein- oder mehrstöckiges Haus, in welchem sich die gesammten Krankenräume, die Wirthschaftsräume, die Büreaus etc. unter einem Dache befinden, während die Pavillonsysteme einzelnstehende, zahlreiche ein-, höchstens zweistöckige, von einander vollkommen getrennte, oder doch nur durch überdeckte oder offene Verbindungswege mit einander lose zusammenhängende Häuser errichten, die entweder lediglich Krankenzimmer, oder lediglich Administrationsräume enthalten. Ein als gemischtes zu bezeichnendes System dürfte die Vermittlung zwischen Block- und Pavillonsystem insofern übernehmen, als man auch bei Blockbauten durch dasselbe eine vollkommene Trennung der Verwaltungsräume herbeiführt, indem für diese ein besonderes Gebäude in einiger Entfernung vom Krankenblock errichtet wird. Es bedarf keiner weiteren Auseinandersetzungen, dass bei gleichen Anforderungen an die Grösse der Krankenräume das Blocksystem den geringsten, das einstöckige Pavillonsystem den grössten Bauplatz, mithin auch die grössere Ausgabe erfordert. Während man bei dem Blocksystem ungefähr 100 qm Bauplatz pro Bett nöthig hat, muss bei dem einstöckigen Pavillonsystem für jedes Bett ein Flächenraum von 150—200 qm zur Verfügung stehen, der Bauplatz wird im letzteren Falle also sehr viel theurer zu

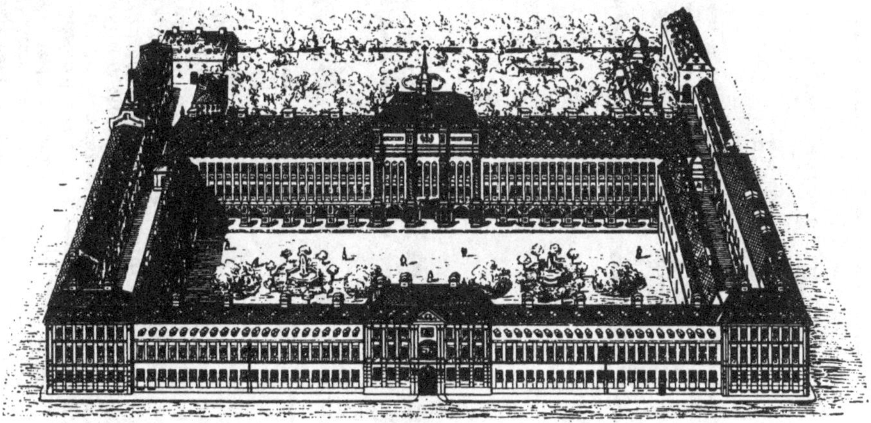

Fig. 13.
Julius-Hospital in Würzburg. Blockbau aus dem 17. Jahrhundert.
Aus der Festschrift der Stadt Würzburg 1892.

stehen kommen, ausserdem in Städten meist nur in bedeutender Entfernung überhaupt zu erlangen sein, beides Forderungen, welche zum Theil, wie z. B. der Geldpunkt, unüberwindliche Schwierigkeiten bedeuten und den Pavillonbau von vornherein unmöglich machen können.

Nach den heutigen Anschauungen und den Fortschritten der Hygiene kann man in dem Pavillonsystem, wenn auch seine hygienischen Vorzüge keineswegs gering anzuschlagen sind, doch nicht mehr das alleinseligmachende Krankenhaus-Bausystem erblicken, wie dies noch zu Beginn der achtziger Jahre allgemein geschah.

Unsere bessere Erkenntniss der Ursachen der Infectionskrankheiten, verbesserte Anlagen für Ventilation und Heizung lassen uns heute auch bei dem Blocksystem den hygienischen Anforderungen vollkommen gerecht werden,

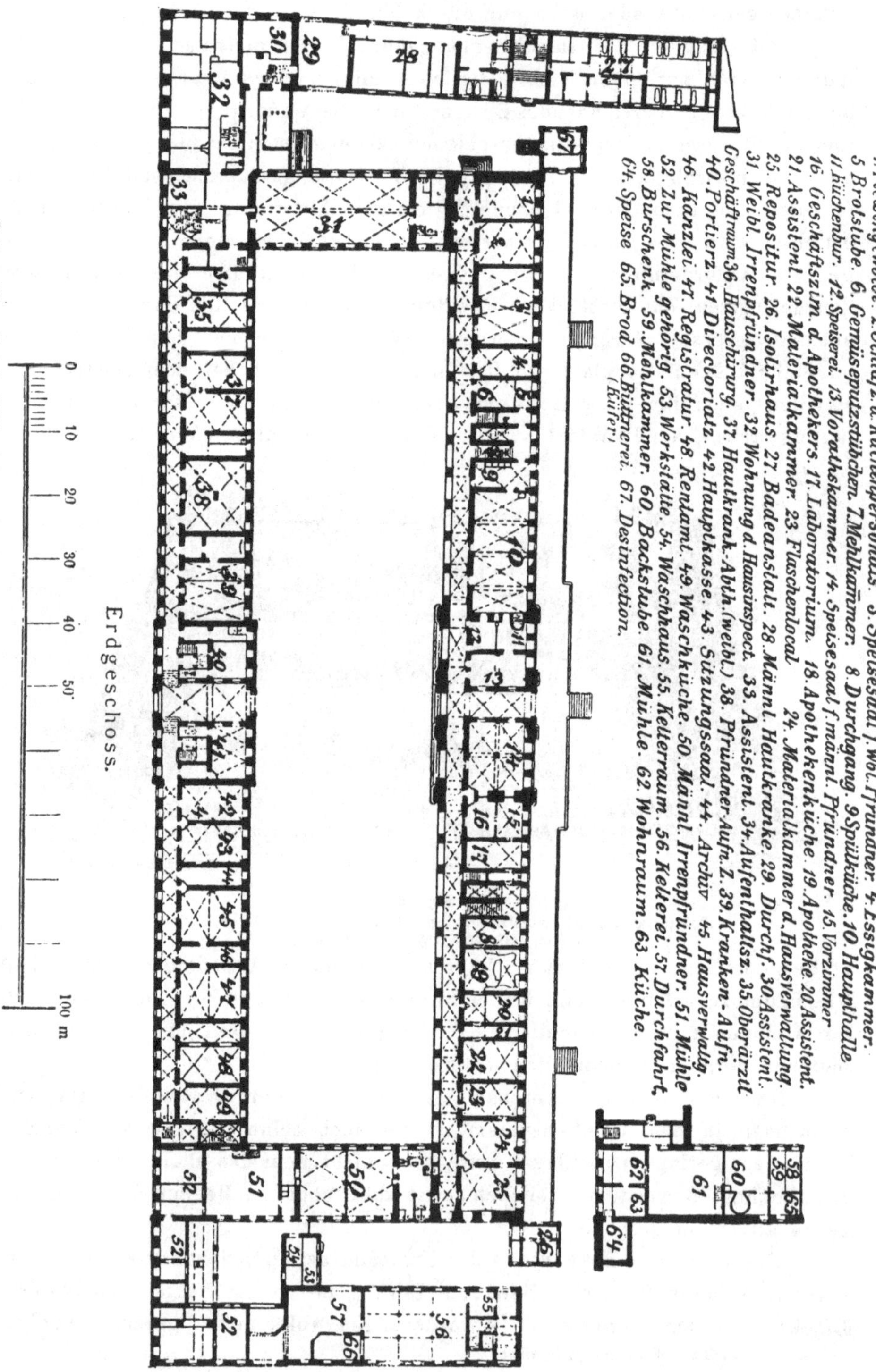

Julius-Hospital in Würzburg. Grundriss des Erdgeschosses. Aus der Festschrift der Stadt Würzburg 1892.

Fig. 14.

doch mögen immerhin Städte mit einem unerschöpflichen Geldbeutel auch in Zukunft dem weitgehendsten Pavillonsystem treu bleiben! Fig. 13, 14, 15, 16, 17 und 18 dürften ohne weitere Erklärung die verschiedenen Systeme verständlich machen.

B e i d e r W a h l d e s B a u p l a t z e s f ü r e i n e K r a n k e n a n s t a l t b e d a r f e s n o c h g r ö s s e r e r V o r s i c h t , w i e b e i d e r W a h l d e s P l a t z e s f ü r e i n e S c h u l e.

Bei dem Krankenhause ist eine möglichst ruhige, vor herrschenden Winden geschützte und doch freie Lage ein besonderes Bedürfniss, soll es seinem edlen Zweck auch wirklich in vollem Masse gerecht werden.

Namentlich Ruhe ist es, deren ein Kranker in erster Linie bedarf, und auch wohl in allen Fällen beansprucht und beanspruchen kann. Inmitten geräuschvoller Gewerbebetriebe, in den Centren des Verkehrs der Städte, soll ein Krankenhaus unter keinen Umständen errichtet werden, es ist vielmehr soweit von der Peripherie der Stadt oder Ortschaft, für welche es dienen soll, zu erbauen, dass ein Heranrücken der Häuser überhaupt ausgeschlossen ist, was allerdings die Erreichung des Krankenhauses häufig erheblich erschwert, doch ist dieser Fehler entschieden der Lage inmitten des Verkehrs vorzuziehen, wenn sich nicht durch einen besonders günstigen Zufall alle Forderungen auch bei einem Bauplatze innerhalb der Ortschaft vereint vorfinden. Für die Entwässerung des Krankenhauses und Sicherung der vollkommenen Trockenheit des Untergrundes bietet eine etwas erhöhte Lage die günstigsten Bedingungen, doch muss sie, wo Wasserleitung nicht vorhanden ist, gleichzeitig die Anlage von Brunnen mit genügender Wassermenge ermöglichen, und diese muss am besten nicht zu niedrig,

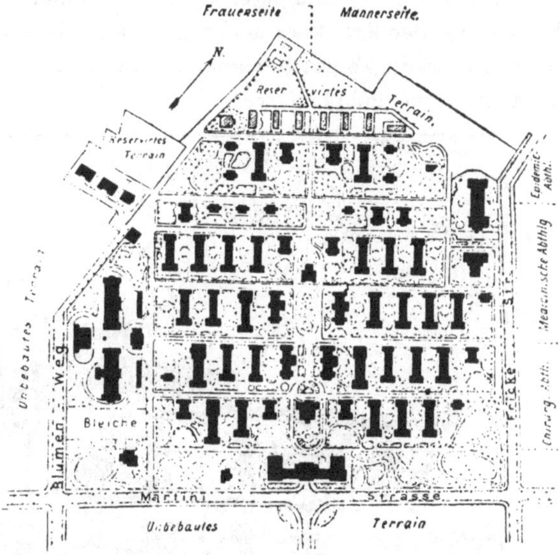

Fig. 15.
Städtisches Krankenhaus in Hamburg-Eppendorf.
Reines einstöckiges Pavillonsystem (nach Denecke).

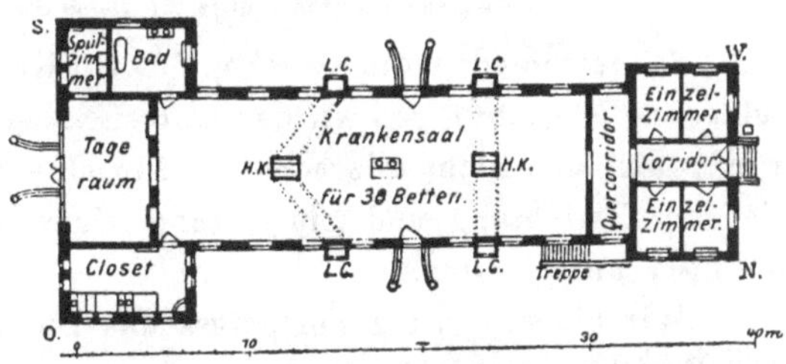

Fig. 16. Grundriss eines Pavillons des Krankenhauses Hamburg-Eppendorf nach Denecke.
LC Luftkanal, HK Heizkörper.

sondern mit 3—400 Liter pro Tag und Bett veranschlagt werden. Die Umgebung des Krankenhauses soll mit Bäumen bestanden sein und keinesfalls grosse wüste Flächen oder Sümpfe, Seen und grössere Wasserläufe aufzuweisen haben, da eine derartige Umgebung durch Staubbelästigung, luftverderbende Ausdünstungen und plötzliche beträchtliche Temperaturschwankungen den Kranken erhebliche Nachtheile bereiten kann.

Die Wahl der Baumaterialien übernimmt der Architekt, die Anlage und Einrichtung der Krankenzimmer u. s. w., soll jedoch nur nach Anhörung und unter Mitwirkung eines geeigneten ärztlichen Sachverständigen geplant und zur Ausführung gebracht werden.

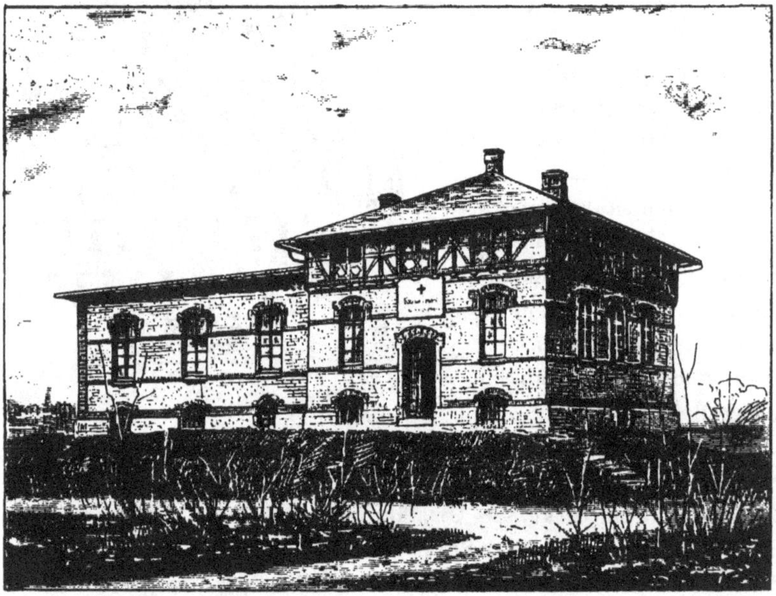

Fig. 17. Krankenhaus des Kreis-Vereins zum rothen Kreuz in Biebrich/Rh.
Empfehlenswerthe Anlage für kleine Städte und Kreis-Verbände.

So verschieden die Zwecke, die ein Krankenhaus verfolgt, sind, so verschiedene Einrichtungen würden zu treffen sein, und unsere weitere Schilderung wird, um sich nicht allzusehr ins Einzelne verlieren zu müssen, am besten sich der Errichtung und Einrichtung eines Krankenhauses für mittlere Verhältnisse anschliessen.

Wir haben oben gehört, dass das Blocksystem pro Bett 100 qm Raum, das Pavillonsystem bei weitem mehr erfordert. Es wird jetzt zu erörtern sein, wie viel von dieser Grundfläche, um allen Forderungen der Gesundheitspflege zu genügen, auf die Krankenräume zu rechnen ist.

Unterschiede in der Grösse der Bauplätze, können sich übrigens, abgesehen von der Wahl des Bausystems, auch aus der Rücksichtsnahme darauf ergeben, welche Kranken in dem projectirten Hause Aufnahme finden sollen, weil Krankenhäuser für lediglich ansteckende Krankheiten, chirurgische, geburtshülfliche und gynäcologische Anstalten grössere Lufträume pro Bett erfordern, als Anstalten, in welchen alle Kranken ohne Unterschied, wie sie kommen, Aufnahme finden müssen und zwar eventuell auch Schwangere.

Wenn wir nach unseren früheren Ausführungen für geschlossene Räume zur Erhaltung einer gesunden Athmungsluft einen zweimaligen Luftwechsel und somit pro Kopf der Bewohner mindestens 16 cbm Luftraum als erforderlich bezeichnet haben, so muss sich für Krankenräume, welche Tag und Nacht besetzt sind, diese Forderung bedeutend erhöhen und wie wir schon gesagt haben, etwa das 2—4fache des normalen Luftcubus betragen. Wir müssen also für Krankenhäuser mindestens 30, womöglich bis zu 60 cbm Raum für jedes Bett in Anspruch nehmen. Die höheren Forderungen sind für ansteckende Krankheiten, für chirurgische und gynäcologische oder geburtshülfliche Fälle zu stellen, wenn wir für Fieberkranke, Verwundete, Wöchnerinnen etc. bis 120 cbm frische Luft für die Stunde und jedes Bett erzielen wollen.

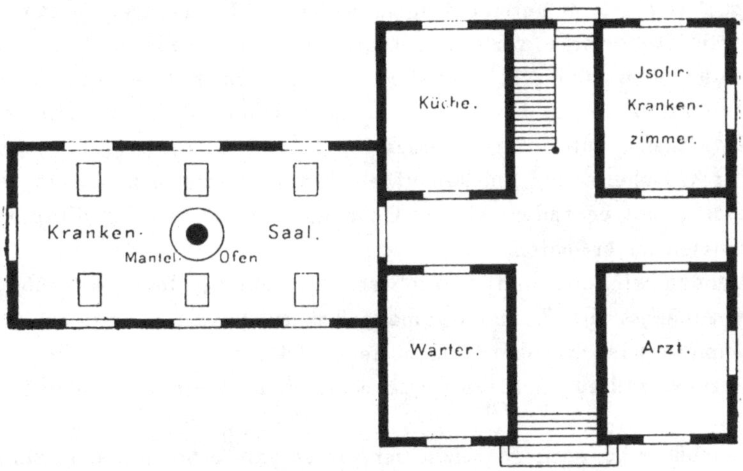

Fig. 18.
Grundriss zu Fig. 17. Das obere Stockwerk enthält Vorrathsräume für Weisszeug und Verbandstoffe sowie Schlafräume für das Wirthschaftspersonal.

Da die Höhe der Krankenräume, um an Flächenraum zu sparen und doch genügenden Luftraum für das einzelne Bett zu erhalten, sich nicht beliebig ausdehnen lässt, sondern 5 Meter nicht überschreiten sollte, so haben wir in Krankensälen für das Bett einen Flächenraum von mindestens 8 und höchstens 12 □m zu beanspruchen.

Sieht man von der Errichtung grosser Krankensäle ab und baut mehr Einzelzimmer, so wird sich die für ein Bett erforderliche Grundfläche natürlich bedeutend erhöhen und demgemäss auch der Bauplatz um so grösser vorgesehen werden müssen.

Ebenso wie die Luft ist Licht von ganz hervorragender Bedeutung für Krankenhäuser, zumal wir jetzt wissen, dass das directe Sonnenlicht der grösste Feind der Bacterien ist. Die Lage des Hauses sollte also auch mit Rücksicht hierauf eine möglichst freie sein, und es ist darauf bei dem Bau zu achten, dass bei Blockbauten die Krankensäle oder -Zimmer nach Süden, die Corridore und Treppen nach Norden gelegen sind, und dass auch die Pavillons so zu stellen sind, dass sie sich nicht gegenseitig Luft und Licht beschränken, und dass die Krankensäle von Süden und Norden ihr Licht erhalten.

Bezüglich der allgemeinen Eintheilung der nach dem Blocksystem erbauten Krankenhäuser werden die Wirthschaftsräume, d. h. Küchen, Speisekammern, Vorrathskeller am besten im Souterrain und Parterrestock eines zusammenhängenden Theils des Hauses anzulegen sein, welcher von den übrigen Räumen im Kellergeschoss, in denen sich die Waschküche, die Centralheizanlage, Kohlenkeller, Leichenkammer, Wäschekammer (für verbrauchte Wäsche), Desinfectionsraum u. s. w. befinden, jedoch vollkommen getrennt sein muss.

Das Arztzimmer, das Aufnahmezimmer, die Wäscheplätterei u. s. w. sind dann im Parterrestock unterzubringen, wobei die Krankenräume sämmtlich in die oberen Stockwerke verlegt werden. Bei dem vollkommenen Pavillonsystem und dem gemischten System ist für den Betrieb der Anstalt ein besonderes Haus vorgesehen, in welchem sich die obengenannten Anlagen, passend vertheilt, unterbringen lassen.

Für Wäscherei und Leichenaufbewahrung, Sectionszimmer etc. ist es oft zweckmässig, ein besonders kleines Gebäude entfernt von den übrigen Wirthschaftsräumen zu errichten.

Wenden wir uns nun der inneren Einrichtung des Krankenhauses zu, so sind zunächst die Krankenräume selbst zu beachten, die entweder aus Einzelzimmern oder Krankensälen bestehen können.

Letztere sollten nicht zu gross sein, d. h. nicht mehr wie 24 Betten enthalten.

Daneben sind auch Einzelzimmer für empfindliche und Isolirzimmer für ansteckende Kranke zu errichten.

Um den Sonnenstrahlen den Eingang in die Krankensäle möglichst ungehindert zu gestatten, damit sie ihren belebenden Einfluss auf die Kranken und ihre desinficirende Wirkung auf die Bacterien ausüben können, sind die Fenster entsprechend gross zu wählen, wobei natürlich Schutzvorrichtungen gegen allzu intensive Bestrahlung in Form von Jalousien, Vorhängen etc. anzubringen sind. Der obere Flügel des Fensters ist zum Zweck der Lüftung mittelst Zugvorrichtung zum Oeffnen und Schliessen einzurichten und zwar so, dass er nach unten herunterklappt, weil so das directe Einfallen der kalten Luft in den Saal besser vermieden wird, als bei den nach der Seite sich öffnenden Fensterflügeln. Die Hauptflügel sind, nur zu Zwecken der Reinigung, zum Oeffnen einzurichten, im Uebrigen aber für die Kranken durch Entfernung der Handgriffe an der Schlussvorrichtung und Ersetzen derselben durch einen im Besitze des Wärters befindlichen Dornschlüssel, geschlossen zu halten.

Die Wände sind mindestens zwei Meter hoch mit einem waschbaren Anstrich zu versehen, im Uebrigen mit Leimfarbe zu streichen.

Zimmer für ansteckende Krankheiten sind so einzurichten, dass nach jedem Krankheitsfalle die Wände oder Decken frisch mit Kalktünche gestrichen oder gründlich abgewaschen werden können. Fensterrahmen und Thüren, sowie etwaige Holzwandbekleidungen, sog. Scheuerleisten, welche übrigens am besten ganz vermieden werden, sind sorgfältig zu streichen und so haltbar zu lackiren, dass sie mit Karbolwasser oder Kaliseifenlauge abgewaschen werden können, ohne an ihrem Aussehen zu sehr einzubüssen.

Die Fussböden müssen mit besonderer Sorgfalt hergestellt werden, und sollte man von vornherein hierbei eine grössere Ausgabe nicht scheuen.

Hygienisch am besten ist in Asphalt auf einem Holzboden verlegtes Parket, welches in gutem Zustand zu halten ist. Das Ausfüllungsmaterial ist, wie schon oben angegeben, sorgfältig auszuwählen.

Die Beheizung der Räume erfolgt, wo keine Centralheizung (s. oben) vorgesehen werden kann, durch sog. Mantelventilationsöfen, wie sie schon vorher beschrieben und abgebildet sind.

Die Bettstellen sind von Eisen zu wählen und mit den sog. Drahtmatratzen auszustatten, in welchen sich das Ungeziefer nicht hält, und welche, wenn sie gut verzinnt sind, der Dampfdesinfection ausgesetzt werden können, ohne zu verderben. Ueber die Drahtmatratze kommt die Rosshaar- oder Seegrasmatratze aus einem Stück oder aus drei Theilen zusammengesetzt, darüber für unreine Kranke oder Wöchnerinnen eine dichte Unterlage, sodann ein Leintuch und Kissen, zum Decken ein Leintuch und wollene Decken. Sog. Plumeaux sind überflüssig theuer und können durch Vermehrung der Wolldecken leicht ersetzt werden.

An jedem Bett soll ein Nachttisch vorhanden sein, sowie ein Stuhl, beide mit Oelfarbe gestrichen und lackirt. Desgleichen ist für jedes Bett eine Wascheinrichtung erforderlich, wo nicht für Kranke, welche das Bett zeitweise verlassen können, besondere Waschräume eingerichtet sind.

In jedem Krankenzimmer ist ein Tisch aufzustellen, auf welchen das Wartepersonal Desinfectionsflüssigkeiten für Aerzte, Wärter uud Kranke, oder sonstige zur Krankenpfiege erforderlichen Gegenstände, Instrumente, Thermometer u. s. w. aufbewahren kann. Auch ein verschliessbarer Schrank für Arznei- und Desinfectionsmittel ist erforderlich, schon um giftige Substanzen sicher aufbewahren zu können. Verbandmaterial gehört aber nicht in das Krankenzimmer, für solche Vorräthe ist vielmehr ein besonderer Raum zu beschaffen. Speisereste sind im Krankenzimmer nicht zu dulden, ebensowenig wie unbenutzte Kleider und Stiefel.

Spucknäpfe sind in genügender Anzahl, d. h. für jedes Bett einer, und noch mehrere für das Zimmer zu beschaffen. In jedem Krankenzimmer muss eine Hausordnung angeschlagen sein, nach welcher sich der Kranke zu richten hat. An der Zimmerthüre ist, neben der Nummer, für die revidirenden Beamten die Grösse des Zimmers nach Länge, Höhe, Breite und der Cubikinhalt desselben zu bemerken.

Eine Zapfstelle für Trinkwasser muss in der Nähe jedes Krankenzimmers, am besten in jedem Krankenzimmer, vorhanden sein.

Die Beleuchtung erfolgt durch Gas, Petroleum oder Electricität und muss auch Nachts leicht in Thätigkeit gesetzt werden können, damit bei plötzlichen Blutungen, Ohnmachten etc. sofort die genügende Erhellung des Zimmers erfolgen kann.

In Irrenanstalten, welche im Allgemeinen ganz wie Krankenhäuser zu betrachten und zu behandeln sind, müssen an Fenstern und Thüren, Treppen u. s. w. die erforderlichen Sicherheitsmassregeln getroffen werden. Auch Beleuchtungs- und Erwärmungs-Einrichtungen haben auf die eventuelle Unzurechnungsfähigkeit der Insassen Rücksicht zu nehmen. Der Raum des Grundstücks kann bei Irren- und ebenso bei Idioten-Anstalten etwas besser ausgenutzt werden, insofern der Luftraum, welcher auf den Kopf der Insassen zu fordern ist, in Irren- und Idioten-Anstalten, soweit es sich nicht um körperlich Kranke handelt, erheblich reduzirt werden kann, und für Erwachsene 25, für Kinder 15 cbm betragen darf. Für Krankenräume innerhalb dieser Anstalten sind selbstverständlich die gleich hohen Forderungen an den Luftraum pro Kopf zu stellen, wie in Krankenhäusern. Dagegen ist wieder in beiden Categorien von Anstalten in erhöhtem Masse Rücksicht auf Gartenanlagen, offene Sommerhallen, Gartensäle u. s. w. zu legen, weil die Insassen von Irren- und Idioten-Anstalten, sobald es nur irgend ihr geistiger Zustand erlaubt, sich möglichst viel im Freien aufhalten sollten. Auch für Plätze zu Feld- und Gartenarbeiten, Spielen und Turnen ist in angemessener Weise zu sorgen.

Wenden wir uns nun zu den übrigen Räumen des Krankenhauses, so erfordern zunächst die Eingänge, Corridore und Treppen unsere besondere Aufmerksamkeit, da ihre Beschaffenheit keineswegs gleichgiltig ist.

Es wird sich empfehlen, ausser dem Haupteingang noch eine Rampe hinter dem Hause anzulegen, damit solche Kranke, welche sich z. B. eines Rollwagens bedienen müssen, ohne Benutzung von Treppen in's Freie gelangen können; im Innern werden die einzelnen Stockwerke zweckmässig durch hydraulischen Aufzug verbunden. Sämmtliche Treppen haben denselben Bedingungen zu unterliegen, wie wir sie für das Schulhaus festgestellt haben und soll namentlich am Treppenhause kein Raum erspart werden. Die Vorder- und Hinterthüren im Erdgeschoss müssen so gelegt werden, dass ein directer Zug unbedingt vermieden wird, oder es ist für Anlage von Windfängen zu sorgen. Als Material für die Treppenstufen ist Stein zu wählen, auf die Stufen wird Holz oder Linoleum fest aufgelegt.

Eisenconstruction bei Treppen ist nicht feuersicher, daher zu vermeiden.

Bei dem Krankenpavillon spielen die von dem Haupteingang abzweigenden Seitencorridore aus leicht begreiflichen Gründen nicht die Rolle, wie bei dem Blockbau. Bei diesem müssen die Corridore so gelegen sein, dass sämmtliche Zimmer einen Ausgang auf dieselben haben, sie sind genügend breit und immer nur einseitig anzulegen, so dass also der Corridor an die eine nördliche Seite des Hauses, die Krankenzimmer auf die andere, die Südseite des Hauses, zu liegen kommen.

Der Fussboden auf den Hausfluren wird am besten im unteren Stock in Terrazzo, in den oberen Stockwerken ebenso, oder in Parket hergestellt, die Wände sind wie in den Krankensälen bis auf mindestens zwei Meter Höhe zum Abwaschen, im Uebrigen mit Leimfarbe zu streichen.

An die Corridore schliessen sich die Aborte an, welche mit Wasserspülung oder sonst einer guten Closeteinrichtung, (Erdcloset, Torfstreucloset), zu versehen sind. In jeder Krankenabtheilung müssen zwei Aborte vorhanden sein und mit denselben wird zweckmässig ein kleiner Raum für die Spülung der Nachtgeschirre und Stechbecken, die Aufbewahrung von Putz- und Reinigungsgeräthschaften verbunden. Die Anlage einer besonderen Pissoireinrichtung mit Wasserspülung in der Männerabtheilung ist dringend zu empfehlen.

Zur Ermöglichung einer gründlichen Reinigung und Desinfection der Abort-Anlage ist für dichten Fussboden und waschbare Wände zu sorgen. Grosse Fenster mit mattem Glase (keine Vorhänge) sind zu ausreichender Lüftung und Erhellung erforderlich. Zweckmässig schliesst sich auch gleich die Badeeinrichtung hier an, mit welcher am besten ein Vorraum verbunden wird, in dem der aufgenommene Kranke sich seiner mitgebrachten Kleider, Schuhe etc. entledigen kann, damit diese gar nicht erst in die Krankenzimmer kommen.

Jeder Kranke, dessen Zustand es nicht unbedingt verbietet, hat bei seiner Aufnahme ein Reinigungsbad zu nehmen, damit möglichst wenig Schmutz in die Krankenabtheilungen kommt.

Ist die Leibwäsche nicht unbedingt rein, so ist auch diese dem Kranken abzunehmen und er von Kopf bis zu Füssen sauber zu bekleiden. Die abgelegten Kleider etc. werden sofort gereinigt, desinficirt und in einem besondern Raume mit der Nummer des Kranken versehen und ordnungsmässig in ein Buch eingetragen, aufbewahrt.

Etwa vorgefundene Werthgegenstände etc. hat die Krankenhausverwaltung, namentlich für unzurechnungsfähige Personen, sofort in Verwahrung zu nehmen.

Von anderen Räumen kommt zunächst noch das Arztzimmer in Betracht, welches von den Krankenräumen nicht allzuweit entfernt liegen soll. Für grosse Pavillon- und Blockanlagen muss eine zweckmässige Vertheilung der Aerztezimmer getroffen werden. Wenn auch die Wärter sich meist in den

Krankenzimmern aufhalten, so muss doch auch ihnen ein Raum zur Verfügung stehen, wohin sie sich in freier Zeit zurückziehen können. Mit diesem Raum ist bei grosser Ausdehnung der Krankenhausanlage eine kleine Theeküche zu verbinden, in welcher Cataplasmen hergestellt, heisses Wasser u. s. w. bereitet werden können.

Für die nicht bettlägerigen Kranken empfiehlt es sich, Tagesaufenthaltsräume zu schaffen, damit sie sich nicht auch tagsüber in den Krankensälen aufhalten und die übrigen Kranken durch ihre Unruhe stören. Auch für Gelegenheit zum Aufenthalt im Freien ist in geeigneter Weise Sorge zu tragen, und auf leichte Gartenbeschäftigung oder Unterhaltung der Kranken mit Spielen (Croquet, Kegel), Bedacht zu nehmen.

Wir haben oben verlangt, dass die mitgebrachten Kleider der Kranken sofort desinficirt werden, und diese Forderung macht die Anlage eines Dampfdesinfectionsapparates erforderlich, welcher, wenn kein besonderes Gebäude dafür vorgesehen ist, damit auch Desinfectionen von Effecten, welche aus der Stadt zugebracht werden, ohne Störung für den Krankenhausbetrieb vorgenommen werden können, am besten im Kellergeschoss aufzustellen ist, wo er eventuell von dem Centralheizungspersonal bedient werden kann.

Sind keine Wäscheeinwurfschächte im Krankenhause vorgesehen, durch welche die unreine Wäsche direct nach dem Desinfections- bezw. Aufbewahrungsraum abgeführt wird, so muss sie zum Transport nach diesen Einrichtungen aus dem Bade- bezw. Entkleidungsraum in grosse, reine Tücher fest verpackt werden, damit ein Zerstäuben der etwa ihr anhaftenden Infectionskeime im Krankenhause unbedingt vermieden wird.

Für einen Aufbewahrungsraum der Leichen, verbunden mit einem Sectionsraum ist jedenfalls Sorge zu tragen, damit die Leichen aus den Krankensälen sofort entfernt werden können, was natürlich möglichst unauffällig zu geschehen hat.

Die Leichenkammer ist kühl zu halten, damit die Leichen zu etwaigen gerichtlichen Untersuchungen conservirt werden können.

Die Section durch die Krankenhausärzte hat unbedingt zu unterbleiben bei allen Leichen an Vergiftungen, oder durch Unglücksfälle verstorbener Personen, bis die Staatsanwaltschaft ihre Hand von der Leiche zurückgenommen hat.

Von weiteren besonderen Einrichtungen, die in jedem Krankenhause, auch dem kleinsten, vorhanden sein müssen, sind ein oder mehrere Isolirzimmer für Infectionskrankheiten, ein sicherer Raum für Geisteskranke, und je ein Raum für Syphilistische und für Krätzekranke zu erwähnen.

Die Zubereitung der Speisen für die Kranken erfordert naturgemäss eine besondere Sorgfalt, weil durch unzweckmässige Ernährung die ärztliche Behandlung in hohem Grade beeinträchtigt werden kann. Mit der Auswahl der Speisen, den Kostformen etc. können wir uns hier nicht aufhalten. Als Kochvorrichtungen sind für kleinere Krankenhäuser zweckmässig Herdconstructionen mit offenem Feuer, für grössere und ganz grosse Anstalten Dampfkocheinrichtungen anzulegen.

Die Entfernung der unreinen Abgänge des Krankenhauses ist eine besonders wichtige Frage, weil es nicht nur erforderlich ist, die Abgänge möglichst schnell und vollkommen aus der Umgebung der Krankenhäuser und aus diesen selbst zu entfernen, sondern auch noch Rücksicht darauf zu nehmen ist, dass die Abgänge Infectionskeime enthalten können, welche nicht ohne weiteres wieder freigegeben werden dürfen.

Bei ansteckenden Krankheiten muss daher schon im Krankenhause eine Desinfection infectiöser Abgänge erfolgen und gefordert werden, und dann ist es, die richtige und gewissenhafte Desinfection vorausgesetzt, gleichgiltig, welches Abfuhrsystem gewählt wird.

Hat man nicht die Garantie der vollkommenen Desinfection innerhalb des Krankenhauses, so ist die Rieselung oder eine Anlage von Desinfections- und Klärteichen für die unschädliche Entfernung der Abgänge zu fordern. Wo das Grubensystem besteht, sind die Fäcalien schon in der Sammelgrube mit Kalkmilch ausreichend zu mischen, ehe sie abgefahren werden können. Der Tonneninhalt ist an der Sammelstelle zu desinficiren, die Hausabwässer, Wäsche- und Badewässer sind in Kläranlagen zu desinficiren.

Die Reinigung der Wäsche geschieht am Besten mit Waschmaschinen. Dem Personal der Wäschereien ist die Ansteckungsgefahr durch die Wäsche stets vor Augen zu halten.

Bezüglich der Verwaltung der Krankenhäuser ist zu bemerken, dass innerhalb derselben dem Arzt eine hervorragende Stelle gebührt, es empfiehlt sich aber nicht denselben mit der auschliesslichen Leitung der Verwaltungsangelegenheiten zu beauftragen, das ärztliche Handeln ist ihm selbstverständlich vollkommen freizugeben.

Die sorgfältige Führung eines Krankenjournals ist unbedingt erforderlich, welches die nachstehenden Rubriken enthalten muss: 1. Laufende Nummer, 2. Name und Vorname des Kranken, 3. Geburtsort, 4. Beschäftigung, 5. Alter, 6. Confession, 7. Bezeichnung der Krankheit, 8. Tag des Eintritts, 9. Tag des Abgangs mit Unterabtheilungen geheilt, gebessert, ungeheilt, gestorben.

Die Hausordnung ist strenge zu wahren. Besuche in den Krankenzimmern sind nur den nächsten Angehörigen zu gestatten. Männerbesuch in der Weiberabtheilung ist nur ganz ausnahmsweise, niemals aber in den Krankensälen zuzulassen, wie denn überhaupt auf den Verkehr mit der Aussenwelt besonders zu achten ist, will man nicht üble Erfahrungen machen.

Für die Befriedigung des religiösen Bedürfnisses ist in liberalster Weise Sorge zu tragen. Etwaige Pfründnerstellen sind von den Krankenräumen vollkommen gesondert zu etabliren. Die Preise für die Krankenhauspflege sind nach Bedürfniss und localen Verhältnissen abzustufen.

Was die Beziehungen der Krankenanstalten zu ihrer Umgebung betrifft, so ist von Seiten der Krankenhausverwaltung dafür besonders Sorge zu tragen, dass das in den Krankenhäusern sich bergende menschliche Elend den Blicken Vorübergehender oder Nachbarn möglichst entzogen wird, auch ist es zu verhüten, dass durch unangenehme Gerüche von Carbol, Jodoform etc. sich die Umgebung belästigt fühlen kann.

Entbindungsräume sind aus begreiflichen Gründen von der Strasse entfernt nach dem Inneren der Anstalt zu legen.

Krankenwäsche, auch wenn sie noch so gut gereinigt ist, darf mit Rücksicht auf die Nachbarschaft niemals in der directen Umgebung des Krankenhauses zum Trocknen oder Bleichen ausgelegt werden.

Ein Wort der Erwähnung bedürfen auch die sog. Lazareth-Baracken, d. h. Krankenräume, welche meist nur ad hoc zu Zeiten von Epidemien errichtet werden und die eigentlichen Krankenzelte, welche man hier und da für Infectionskranke in Benutzung nimmt.

Die Baracke war früher allgemein ein leichter Holzbau, in einen oder mehrere Räume getheilt, mit Abortanlage (Tonne), Theeküche, Wärter- und Aerztezimmer versehen, wurde zu Epidemien- oder Kriegszeiten rasch errichtet und später wieder eingezogen, wobei das Baumaterial grossentheils seines Werthes und seiner unsprünglichen Bestimmung für immer verlustig ging, oder gar geflissentlich vernichtet wurde, um Infectionskeime zu zerstören.

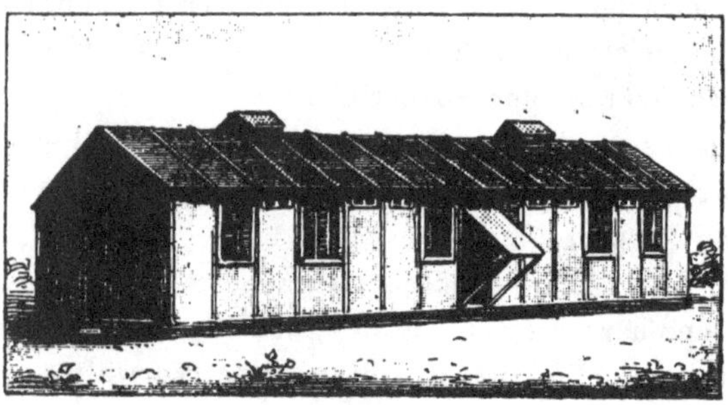

Fig. 19.
Lazarethbaracke von Strohmeyer (Baden).
System Döcker.

Heute construirt man Baracken, die aufgeschlagen und abgeschlagen werden können, leicht transportabel sind und so ihrem Zweck für eine längere Dauer dienen können. Die Theile werden in Kisten verpackt, welche bei dem Aufschlagen der Baracken als Unterlage dienen und sie zugleich vom Boden isoliren. Das System Döcker, Fig. 19, dürfte das beste und zweckmässigste sein und sich namentlich da bewähren, wo kleine Krankenhäuser in Epidemiezeiten plötzlich mit grösseren Krankenmassen überschwemmt werden, für welche die Räume nicht ausreichen. Aber auch grössere Krankenhäuser können mit Vortheil von dieser Einrichtung Gebrauch machen.

Es dürfte sich empfehlen, jeden Kreis-Communalverband zur Anschaffung einer Döckerschen Baracke zu veranlassen, welche leicht an jedem Ort des Kreises nach Bedürfniss Aufstellung finden kann.

Das Krankenzelt ist eine grössere oder kleinere wirkliche Zeltanlage, auf die ebenfalls bei Platzmangel im Krankenhause zurückgegriffen werden kann.

c. Gefängnisse und Correctionsanstalten, Besserungsanstalten und Rettungshäuser.

Lage, Bauart, Einrichtung, Heizung, Ventilation, Beleuchtung. Verliesse, Kellerräume, Kasematten. Isolirsystem. Beseitigung der unreinen Abgänge. Krankenstation. Badeeinrichtung. Beköstigung der Gefangenen, Corrigenden oder Zöglinge.

Bezüglich der Lage, Bauart, Einrichtung, Ventilation, Heizung u. s. w. gilt im Allgemeinen und unter sachgemässer Berücksichtigung der speciellen Verhältnisse das über Schul- und Krankenhäuser gesagte, auch für Gefängnisse u. s. w.

Von dem früher herrschenden Grundsatze, in erster Linie bei Erbauung und Einrichtung von Gefangenanstalten für die Sicherheit der Anlage gegen unbefugten Ausbruch bedacht zu sein, hat man zu Gunsten der hygienischen Verhältnisse allmählich immer mehr Abstand nehmen zu können geglaubt.

Verliesse, Kellerräume, Kasematten und ähnliche Einrichtungen werden zur Aufnahme von Sträflingen heute nicht mehr erbaut wie früher, wo in denselben die Gefangenen einem langsamen, aber sichern Absterben entgegensehen mussten, weil es zweifellos unsern heutigen Anschauungen besser entspricht, auch für den Sträfling, welcher der öffentlichen Gerechtigkeit seinen Tribut zu zahlen gehalten ist, körperlich und geistig so zu sorgen, dass er nicht als körperliche und geistige Ruine die Straf- oder Besserungs-Anstalt verlässt.

Also Luft und Licht in reichem Masse sind auch hier Voraussetzungen, die man zunächst an die Einrichtung eines Gefängnisses, soll es seinem Zwecke thatsächlich entsprechen, zu knüpfen hat, um dem Internirten das thunlichst zu ersetzen, was ihm in Folge seiner Freiheitsberaubung an frischer Luft und Bewegung im Freien entzogen wird.

Bezüglich der Bauart oder besser des Bausystems ist zunächst zu berücksichtigen, ob die Anstalt für Einzelhaft oder gemeinsame Haft eingerichtet werden soll.

In allen Fällen ist auf den Kopf in Einzelzellen, in welchen der Gefangene Tag und Nacht verbleibt, ein mindester Luftraum von 28 cbm, in Einzel-Schlafstellen, welche nur des Nachts benutzt werden, von 15 cbm, in den gemeinschaftlichen Haftlocalen und Arbeitssälen, ein solcher von 8 cbm, in den Schlafsälen von 14 cbm zu fordern. (Baer).

Die Fenster sind thunlichst gross zu construiren und nicht mit allzusehr verdunkelnden Sicherheitsvorrichtungen zu versehen. Am besten wird der Fensterrahmen so in Eisen construirt, dass das Fenster gleichzeitig als Lichtquelle und als Sicherheitsvorrichtung dient.

Fussböden aus Stein, Cement, Asphalt u. s. w. sind in Einzelzellen und

Schlafsälen ganz zu vermeiden und am besten gut gefugte, geölte Holzböden zu verwenden. Heizungs- und Ventilationsanlagen sind als Centralanlagen auszuführen und es ist auf ihre tadellose Einrichtung hauptsächlich Werth zu legen. Namentlich die Heizung muss bei der wenigen Bewegung, die seine Lage dem Gefangenen gestattet, eine ausgiebige und am Tage gleichmässige sein. Für künstliche Beleuchtung ist namentlich da,wo auch Abends gearbeitet wird, ausreichend zu sorgen.

Die Lagerstellen sind der Jahreszeit angemessen mit Decken etc. auszustatten. Die Beseitigung der unreinen Abgänge ist in Gefängnissen mit Einzelzellen schwieriger, als in Krankenhäusern u. s. w., weil zur Wahrung des Systems der Einzelhaft, die Anbringung eines Abortes in jeder Zelle erforderlich wird. Am besten eignet sich ein Spülsystem mit automatischer, dem Eingriff der Gefangenen unzugänglicher Spüleinrichtung.

Es bedarf keiner besonderen Erwähnung, dass nirgends auf die Beseitigung der unreinen Abgänge mehr Gewicht gelegt werden muss, als gerade in Gefängnissen, deren Insassen, der Erfahrung gemäss, mehr als andere Menschen zu Krankheiten neigen.

In jedem Gefängniss muss neben den erforderlichen Oeconomieräumen und den Räumen, welche die Justizbehörde für ihre Zwecke in Anspruch zu nehmen hat, ein Raum vorhanden sein, in dem Kranke jeder Art oder doch leichtere Erkrankungsfälle für kurze Zeit Aufnahme und Verpflegung finden können.

Wo sich die Einrichtung eines Lazareths oder einer Krankenstation für Behandlung aller Krankheiten erforderlich macht, sind an deren Einrichtung dieselben Anforderungen zu stellen, wie wir sie oben für die Krankenräume in Hospitälern festgelegt haben. Wo nur leichtere Fälle in Behandlung genommen werden, die schweren und länger dauernden Erkrankungen aber in einem von der Anstalt getrennten Krankenhause Aufnahme finden, können die Ansprüche an die Einrichtung der Krankenstube erheblich niedriger gestellt werden. Vor allem aber ist auch für die einfachste Einrichtung geschultes Krankenpflegepersonal eine unerlässliche Bedingung, weil unter der häufig gebräuchlichen Verpflegung der Kranken durch andere Gefangene oder die Gefangenenaufseher jede, auch die einfachste ärztliche Verordnung, in ihrer exacten Ausführung schwer beeinträchtigt wird.

In Anstalten mit längerer Haftdauer ist es nicht schwer, das Krankenpflegepersonal aus den Gefangenen selbst heranzubilden, doch darf ein solcher Pfleger, so lange er Kranke zu besorgen hat, nicht anderweitig, oder nur insoweit und derart beschäftigt werden, dass er beständig für die Kranken zur Verfügung steht.

Als Badeeinrichtung, die selbstverständlich in keinem Gefängniss fehlen darf, ist diejenige eines sog. Brausebades (s. u.) am meisten zu empfehlen, weil sie auf verhältnissmässig geringem Raum gestattet, mit sparsamem Wasserverbrauch in kurzer Zeit eine grosse Zahl von Personen gründlich und ausreichend zu reinigen. Für eine genügende Erwärmung des Wassers ist besonders zu sorgen, weil Gefangene, als nicht im Besitze ihrer Vollkraft befindliche Menschen, gegen Wärmeentziehungen sehr empfindlich sind und unter ihnen besonders leiden.

Eine wichtige Rolle im Gefangenhausbetrieb spielt die Verköstigung, doch würde der Rahmen unserer Ausführungen allzusehr überschritten, sollte auf diese Frage näher hier eingegangen werden. Es muss auf die nicht unbedeutende Speciallitteratur hier verwiesen werden. Die Kostformen der Gefangenen leiden zumeist an der Verabreichung einer zu grossen Menge von vegetabilischer Substanz auf Kosten des animalen Eiweisses und der Fette.

Auch die Eintönigkeit der Zubereitung, die beständige Breiform, der hohe Wassergehalt derselben, führen zu häufigen und intensiven Verdauungsbeschwerden.

Aufgabe einer vernünftigen Justizverwaltung muss es sein, durch Gewährung von Extrakost zu verhüten, dass an dem Körper des Sträflings allzusehr gesündigt werde. Unter allen Umständen muss gefordert werden, dass der Gefangene so ernährt wird, dass er nach Ablauf seiner Strafzeit an Kräften nicht reduzirt die Strafanstalt verlässt.

Da das Brot in der Gefangenenkost eine besonders wichtige Rolle spielt, so ist auf dessen tadellose Beschaffenheit besonderer Werth zu legen. Für Schwache und Kranke oder aus besseren Kostverhältnissen kommende Gefangene, hat der Hausarzt die Kost zu bestimmen, und ist ihm hierin ein möglichst weiter Spielraum zu belassen. Dass die Trinkwasserversorgung eine tadellose sein muss, bedarf kaum der Erwähnung.

Für geeignete Räume zur Bewegung der Gefangenen in den Erholungsstunden ist in ausreichendem Masse so zu sorgen, dass die Sträflinge nicht allen Unbilden der Witterung ausgesetzt und somit auch an regnerischen und stürmischen Tagen den Genuss der frischen Luft nicht ganz zu entbehren gezwungen sind. Für angemessene Beschäftigung in Hausarbeit, Hausindustrie, Feld- und Gartenarbeit ist zu sorgen. Correctionäre werden auch zweckmässig zu Strassenbauten und Landmeliorationen ausserhalb der Anstalt verwendet.

In den Besserungs-Anstalten und Rettungshäusern kann, weil in denselben meist jugendliche Personen beherbergt werden, für das Bett ein Luftraum von 10 cbm als entsprechend angesehen werden. Die Kostformen sind hier den Altersstufen sorgfältig anzupassen.

d. Arbeits- und Armenhäuser, Pfründneranstalten.

Casernirungssystem. Block- oder Pavillonbauten, Lage, Einrichtung, Heizung, Ventilation etc. Beköstigung der Insassen. Hausordnung. Beschäftigung.

In jeder grösseren Stadt macht sich das Bedürfniss geltend, die enormen Kosten der Armenpflege thunlichst zu verringern, weil gerade sie es sind, die häufig die Finanzen einer Stadt auf keinen grünen Zweig kommen lassen.

Man hat daher versucht, eine Centralisation der Armen, sei es der vollkommen arbeitsunfähigen, der theilweise arbeitsfähigen und der arbeitsscheuen Personen, soweit sie dem Gemeinwesen zur Last fallen, in gemeinsamen Häusern, Arbeitshäusern, Armenkasernen, herbeizuführen und die Verwaltung derselben in eigene Regie zu nehmen, Einrichtungen, welche sich durchaus bewährt haben und allen grösseren Städten zu empfehlen sind.

Die Arbeitshäuser werden entweder nach dem Kasernen- oder Blocksystem, oder nach dem Pavillonsystem erbaut und gilt bezüglich ihrer Lage, ihrer Construction u. s. w. alles, was in dieser Beziehung für Krankenhäuser gesagt wurde. Die Einrichtung kann jedoch weit einfacher sich gestalten, nur müssen Luft und Licht und gutes Wasser in ausreichender Menge vorhanden sein. Eine Badeeinrichtung darf selbstverständlich nicht fehlen. Wie der Betrieb einzurichten ist, gehört nicht zu unseren Erörterungen.

Die Kost muss derjenigen der Gefängnisse ähnlich festgestellt werden, wobei jedoch auf das Alter und die relative Gebrechlichkeit gebührende Rücksicht zu nehmen ist. Eine strenge Hausordnung ist für solche Anstalten eine unabweisbare Nothwendigkeit. Zu jedem Arbeitshause gehört ein grösseres Grundstück zur Bewirthschaftung durch die zu anderer Arbeit nicht zu verwendenden Armenhäusler, aus welchem die Bedürfnisse an Gemüse, Kartoffeln etc. für die Anstalt zu decken sind.

e. Arbeitercolonien, Herbergen zur Heimath, Gesellenvereine, Schlafstellen. Wärmehallen.

Zweck und Beziehungen zur öffentlichen Gesundheitspflege. Einrichtung und Betrieb. Aerztliche Ueberwachung.

Arbeitercolonien, welche bei uns vor noch nicht allzulanger Zeit erst ins Leben gerufen wurden, sind Einrichtungen, um dem Wanderbettel auf der Landstrasse wirksam entgegenzutreten.

In den Arbeitercolonien soll den Arbeitslosen Beschäftigung und Unterhalt gewährt werden, bis sie wieder regelmässige Arbeit gefunden haben. Die Arbeitercolonien sind demnach den sog. Verpflegungsstationen, den Herbergen zur Heimath, den Gesellenvereinen u. s. w., welche ebenfalls die Hausbettelei bekämpfen wollen, an die Seite zu stellen. Es kann keinem Zweifel unterliegen, dass diese Anstalten nicht nur in sittlicher, sondern auch in gesundheitlicher Beziehung von grossem Nutzen sind, sobald sie das richtige Verständniss bei dem Publikum und den Ortspolizeiverwaltungen, namentlich der Landgemeinden, finden.

Alle diese Anstalten werden zweckmässig einer ärztlichen Controle unterstellt, um ansteckende Krankheitsfälle sofort ausscheiden zu können.

Während in den Arbeitscolonien gegen die geleistete Arbeit dauernder Aufenthalt gewährt werden kann, sollen die Verpflegungsstationen nur für vorübergehende Unterkunft arbeitsloser Handwerksburschen sorgen und sie alsbald wieder zur weiteren Suche nach fester Arbeit abschieben.

Auch in ihnen wird eine gewisse Arbeitsleistung (Holzspalten) gefordert.

In ihren Einrichtungen in hygienischer Beziehung haben sich die genannten Anstalten am zweckmässigsten nach den Anforderungen zu richten, die man an die Schlafstellen, Pennen u. s. w. zu stellen berechtigt ist.

Auch für sie ist eine streng gehandhabte Hausordnung unerlässlich.

Das Schlafstellenwesen steht nur da in Blüthe, wo grosse Fabrikanlagen oder sonstige industrielle Unternehmungen oder das Centralisationsbestreben der Landbevölkerung in den grossen Städten einen Zusammenfluss von vielen männlichen und weiblichen Personen bedingen, denen eine eigene Häuslichkeit fehlt, die genöthigt sind, bei fremden Leuten einen Unterschlupf zu suchen.

Derjenige Theil des Schlafstellenwesens, bei welchem sich noch eine gewisse Stabilität in der Bewegung der Besucher geltend macht, ist von dem Schlafstellenwesen in den grossen Städten, den sog. Pennen wohl zu unterscheiden.

Während in den Arbeiterschlafstellen sich hier und da noch ein, wenn auch nur schwacher Anklang an das Familienleben finden lässt, ist das Schlafstellenpublikum in den grösseren Städten, das sich aus sehr verschiedenen Categorien von Obdachlosen zusammensetzt, schon mehr ein dem Vagabundenthum angehöriges oder verwandtes und somit häufig wechselndes.

Für beide Arten der Massenbeherbergung sind sanitätspolizeiliche Bestimmungen unerlässlich, welche sich auf die Grösse der Schlafräume, ihre Beleuchtung, Heizung, Ventilation und Reinigung beziehen.

Es wird für jede Schlafstelle zu fordern sein, dass sie für das Bett einen Luftcubus von 10 cbm bietet, dass ausreichende Erleuchtung am Abend möglich ist, dass im Winter die Räume gleichmässig und vor allem nicht zu hoch erwärmt werden, und dass am Tage durch eine genügende Ventilation mittelst direct ins Freie führender Fenster eine ausreichende Lüftung der Schlafräume möglich ist.

Doppelbetten sog. zweischläfrige und übereinander gestellte Betten sind aus naheliegenden Gründen zu verbieten. Für die erforderlichen Abortsanlagen, sowie Trink- und Reinigungswasser in ausreichender Menge ist Sorge zu tragen.

Damit eine vollkommene Trennung der Geschlechter für alle Räume gewährleistet wird, ist es am besten nur solche Schlafstellen zu concessioniren, welche entweder nur Männer oder nur Frauen aufnehmen.

In einigen grösseren Städten richtet man im Winter mit gutem Erfolge sog. Wärmehallen ein, in denen ein vorübergehender Aufenthalt am Tage zur Erwärmung durchfrorener, auf der Arbeitssuche befindlicher Personen gestattet ist. Auch hier gilt Alles, was über Ventilation, Heizung, Beleuchtung u. s. w. grösserer Räume gesagt ist.

Die Wärmehallen sind natürlich mit Trinkwasser und Abortanlagen versehen und nach Geschlechtern vollkommen zu trennen. Eine strenge Aufsicht in denselben ist unerlässlich, notorisch Kranke sind dem nächsten Krankenhause zuzuführen.

f. Theater und grössere Saalbauten.

Für Theater und grössere Saalbauten gelten in sanitärer Beziehung die Grundsätze, wie sie im Allgemeinen bezügl. der Heizung, Ventilation und Beleuchtung grösserer Räume des Näheren seither entwickelt worden sind.

g. Oeffentliche Badeanstalten. Voll- und Brausebäder. Schwimmbäder.

Zur Erhaltung der Gesundheit des Menschen ist eine sorgfältige Pflege des Körpers insbesondere seiner Hautthätigkeit unbedingt erforderlich. Für öftere ausreichende Waschungen des ganzen Körpers ist daher im eigenen Interesse des Einzelnen zu sorgen.

Unsere socialen Verhältnisse erlauben es nicht, dass jeder Mensch bei sich zu Hause eine Badeeinrichtung besitzt, dieser Luxus ist vielmehr nur der besser situirten Minderheit gestattet. Häufig genügen die allergewöhnlichsten Wascheinrichtungen nicht einmal dem bescheidensten Anspruche an eine geordnete Körperpflege.

Es ist daher Pflicht der Allgemeinheit hier einzutreten und auch dem Armen die Möglichkeit zu bieten, im Bade die Verunreinigungen seines Körpers, denen der schlechter Situirte schon vermöge seiner Beschäftigung und Mangels eines genügenden, zu öfterem Wechsel ausreichenden Wäschevorraths mehr ausgesetzt ist, als der Wohlhabendere, ohne grosse Kosten zu beseitigen.

Bei uns in Deutschland wird hierauf allzuwenig Werth von Seiten der Verwaltungen seither noch gelegt, und die Haut- und Körperpflege entspricht im Allgemeinen keineswegs dem Bildungsgrade unserer Bevölkerung.

Während früher bei uns das Baden in allgemeinem Gebrauche war, Badezellen und gemeinschaftliche Bäder selbst in Bauernhäusern zu finden waren, wird man jetzt vergeblich nach solchen Einrichtungen suchen, und hierin befinden wir uns im Rückstand gegen die meisten anderen europäischen Staaten.

Selbst grössere Städte sind noch jetzt häufig ohne öffentliche Badeanstalten.

Man kann bei den öffentlichen Badeanstalten von vornherein zwei Bade-Systeme unterscheiden, das Vollbad und das Brausebad, und hiernach wird die Einrichtung der betreffenden Anstalten eine ganz verschiedene sein. Wo es sich um die Befriedigung der Körperreinigung mit einem gewissen Luxus, einer grösseren Behaglichkeit handelt, da sind die Anlagen von Vollbädern in einzelnen Badezellen, oder auch von gemeinsamen, jedoch nach Geschlechtern getrennten Schwimmbädern gerechtfertigt, wo es sich aber darum handelt, den Armen oder weniger Bemittelten für wenig Geld eine ausreichende Körperreinigung zu ermöglichen, haben sich die Brausebäder bis jetzt am besten bewährt. Die nebenstehende Abbildung, Fig. 20, gibt ein Bild von der Einrichtung eines solchen, nach Geschlechtern vollkommen getrennten, Volksbrausebades, wie es jetzt vielfach in Städten von Seiten der Stadtverwaltungen erbaut wird, und in welchem für 10 Pfennige ein warmes Brausebad mit Seife und Handtuch verabreicht wird.

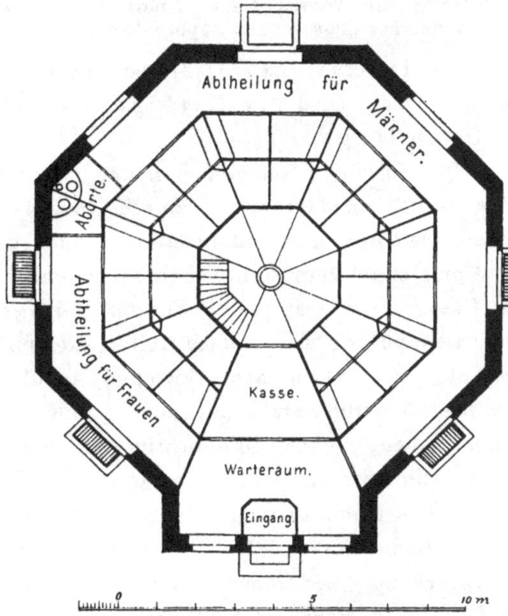

Fig. 20. **Volksbrausebad.**
Im Centrum befindet sich die Heizvorrichtung, an welche sich die einzelnen Zellen fächerförmig anschliessen. Jede Zelle ist durch einen Vorhang in Bade- und Ankleideraum geschieden. Die Männer- und Frauenabtheilungen sind vollkommen getrennt.

Diese Bäder zeichnen sich durch sparsamen, aber vollkommen ausreichenden, Wasserverbrauch aus und ermöglichen in kürzester Zeit einer grösseren Zahl von Personen die Reinigung ihres Körpers, wesshalb sie auch als Badesystem in Gefängnissen, Kranken- und Irrenanstalten, Kasernen Schulen und Fabriken nur empfohlen werden können.

In den gewerblichen Betrieben mit giftigen Stoffen, Blei, Arsen, Chromsäure u. s. w. sind Badeeinrichtungen zur Erhaltung der Gesundheit der Arbeiter unentbehrlich und ihre Einrichtung ist von aufsichtswegen zu fordern. Auch hier werden die Brausebäder ihrer besser reinigenden Wirkung halber besonders zu empfehlen sein.

In einzelnen grösseren Städten hat man für Schwimmübungen im Winter grosse erwärmte Schwimmbassins erbaut, die mit anderen Badeeinrichtungen verbunden, bei billigem Preise eines regen Zuspruchs sich zu erfreuen haben und hygienisch nur zu empfehlen sind.

III. Abschnitt.

Fürsorge für ärztliche Hilfe und Beschaffung von Arzneimitteln, Krankenkassenwesen, Unfallversicherung, Leichenwesen und Abdeckereien.

1. Kapitel:

Aerztliche Behandlung. Hilfe bei Entbindungen. Aerzte, Hebammen, Heildiener. Beschaffung von Arzneimitteln. Apotheken. Kleindrogenhandlungen. Krankenkassen und der ärztliche Stand. Apotheken und Krankenkassen. Unfallversicherung.

Es ist Pflicht einer jeden Gemeinde, für die ärztliche Behandlung und die Entbindung zahlungsunfähiger Personen Sorge zu tragen.

Die einzelnen Gemeinden haben daher ebenso wie die Städte schon seit einer Reihe von Jahrzehnten durch Anstellung von sog. Armen- und Communalärzten und Gemeindehebammen nach dieser Richtung hin gesorgt. Mit den Communalärzten sind Vereinbarungen getroffen, welche denselben gegen den Bezug eines bestimmten Fixums die Verpflichtung auferlegen, die ärztliche Behandlung der unbemittelten Gemeindemitglieder und unbemittelten Passanten, welche in loco erkranken, zu übernehmen. Meistens verpflichten sich die Communalärzte auf dem Lande weiter, die zahlungsfähigen Ortseingesessenen, gegen eine bestimmte, meist niedrige Taxe, zu behandeln. Gleichzeitig wird den Communalärzten häufig noch eine Reihe von sanitätspolizeilichen Functionen übertragen, soweit die öffentliche Gesundheitspflege der Gemeinde obliegt. Mehrere kleinere Gemeinden verbinden sich zu einem Aerzteverband. Die Gemeindehebammen erhalten ebenfalls für ihre Leistungen bei Ortsarmen oder unbemittelten Zugezogenen ein bestimmtes Gehalt und sind im Uebrigen auf die von den höheren Verwaltungsbehörden festgesetzten Taxen angewiesen. Sollen die Hebammen in ihrem Berufe Tüchtiges leisten, so müssen sie ausreichende Beschäftigung in demselben haben, weil sie sonst in kurzer Zeit alles Gelernte vergessen und Erfahrungen nicht sammeln. Es empfiehlt sich daher für kleinere benachbarte Gemeinden, Hebammenbezirke zu bilden. Eine tüchtige Hebamme auf dem Lande kann ohne Schaden für die Wöchnerinnen und Kinder einen Hebammenbezirk von 3 bis 4000 Seelen bei Entfernungen bis zu drei Kilometer gut besorgen.

Heildiener, Heilgehilfen, auch Chirurgen genannt, giebt es auf dem Lande nicht überall, weil sie selbst mit dem Nebengewerbe eines Barbiers nur schwer existiren können. In Städten sind dieselben häufig zur Assistenz der Armenärzte fest angestellt. Die Heilgehilfen eignen sich besonders dazu, als Desinfectoren ausgebildet zu werden.

Durch das Krankenversicherungsgesetz vom 15. Juni 1883 bezw. 10. April 1892 ist in der Fürsorge für mittellose Erkrankte, welche durch die eingetretene Erkrankung ihres Erwerbs verlustig gehen, andere Einnahme aber nicht besitzen, ein ausserordentlicher Aufschwung gekommen. Während seither nur einige wenige, freiwillige Krankenkassen, sog. Hilfskassen und diese meist auch nur in den Städten bestanden, sich um die auf dem Lande durch Krankheit erwerbsunfähig gewordenen Handarbeiter oder Taglöhner aber kein Teufel bekümmerte, bis er durch die Krankheit ganz verarmt, der Gemeinde zur Last fiel, hat das Krankenversicherungsgesetz nach dieser Richtung hin dem aus der Hand in den Mund lebenden Arbeiter die allergrössten Wohlthaten gebracht. Es sichert ihm gegen eine geringe Leistung unentgeltliche ärztliche Behandlung, freie Arznei, dazu noch Krankenunterstützung für sich und seine Angehörigen, sowie im Falle des Todes eine Sterbezulage und, was nicht genug zu betonen ist, es zwingt den Tagelöhner, den Gesellen, den Lehrling u. s. w., ihre Beiträge zu leisten, die sonst in begreiflichem Leichtsinn wohl kaum daran denken würden, sich freiwillig zu versichern, ermöglicht aber durch die sog. Gemeindeversicherungskassen auch solchen Personen, welche nicht unter den Versicherungszwang fallen, (wie Dienstmädchen) für den Fall der Erkrankung die Wohlthaten der Krankenunterstützung, ärztlicher Behandlung und des kostenlosen Bezugs der Arzneimittel sich gegen geringen Beitrag zu sichern. Durch das Krankenversicherungsgesetz sind die Armenkosten der Gemeinden ganz bedeutend vermindert worden. Das Gesetz selbst, dessen Einzelbestimmungen als bekannt vorausgesetzt werden müssen, lässt seinen segensreichen Einfluss schon jetzt nicht verkennen.

Auf Beschaffung ärztlicher Hilfe, aber leider auch auf den ärztlichen Stand hat das Krankenkassenwesen einen ganz erheblichen Einfluss ausgeübt. Dank der Ueberproduction ist auch das platte Land jetzt fast überreichlich mit Aerzten versehen, so dass auch nach dieser Richtung den Gemeinden ein Theil der Sorge abgenommen ist, aber keineswegs zum Vortheil des ärztlichen Standes, und wenn auch der unverkennbare qualitative Rückgang dieses einst angesehendsten Berufes hauptsächlich, neben der Ueberproduction, auf die Freigabe der ärztlichen Praxis, sowie auf die Thatsache zurückzuführen sein wird, dass sich der ärztliche Stand heute z. Th. aus Gesellschaftsklassen recrutirt, deren ganzes Erziehungssystem, deren socialpolitische Gesinnung etc. nicht die Gewähr mehr bieten kann, für die dem Arzte unbedingt nöthige Moralität, Sittenreinheit, ehrenhafte Gesinnung etc., so giebt gerade das Feld der Bewerbung um Krankenkassenarztstellen in Stadt und Land der Bethätigung der veränderten ärztlichen Moral häufig genug Gelegenheit, und die Beispiele der Characterlosigkeit, mit welcher bei solchen Concurrenzbewerbungen vorgegangen wird, sind beschämend zahlreich, der Einfluss des Krankenkassenwesens auf den ärztlichen Stand ist sonach kein vortheilhafter. Am bedenklichsten ist zweifellos die Thatsache, dass manche der Krankenkassen in den Städten sich vollständig in den Händen der Socialdemokraten befinden.

die von den Aerzten, welche sie anstellen wollen, Stellungnahme zu ihren politischen Anschauungen verlangen.

Es ist ferner die Monopolisirung einer beschränkten Zahl von Aerzten zu Kassenärzten auf die erwerblichen Verhältnisse der übrigen Nichtkassenärzte hauptsächlich in den Städten von verderblichem Einflusse geworden, so dass auch nach dieser Richtung hin die Unzufriedenheit über die Krankenkassen mit beschränkter Aerztewahl eine grosse ist.

Das immer mehr sich ausbreitende ärztliche Specialistenthum und die mangelhafte ärztliche Behandlung der Krankenkassenmitglieder durch monopolisirte Kassenärzte drängen unaufhaltsam zur Aufgabe des Systems der beschränkten und zur Einführung der freien Aerztewahl, welche wohl nur noch eine Frage der Zeit sein wird, und dann werden sich wenigstens in den Städten die Schäden im ärztlichen Gewerbe, die das Krankenversicherungsgesetz hervorgerufen hat, wohl einigermassen ausgleichen.

Auf dem Lande wird dies erst durch die Erkenntniss bei den Aerzten selbst ermöglicht werden, dass sie sich mit dem seitherigen Unterbietungssystem ins eigene Fleisch schneiden, und erst mit dem Rückgang des Zudrangs zu diesem Stand wird eine Besserung der ungesunden Verhältnisse eintreten, die von dem verderblichsten Einflusse auf die private und öffentliche Wohlfahrt sind.

Aus letzterem Grunde, welcher leider allzusehr verkannt wird, da seine Folgen nicht direct in die Erscheinung treten, war es erforderlich, auch dieser Verhältnisse hier Erwähnung zu thun, denn mit Recht sagt Virchow, das Mass des Könnens und der treuen Pflichterfüllung des ärztlichen Standes sei der Zustand des Wohlergehens einer Bevölkerung, und mit diesem hängt natürlich die öffentliche Gesundheitspflege auf das Engste zusammen.

Die Sorge für eine genügende Zahl von Arzneibezugsstellen ist, soweit es sich um Apotheken handelt, Sache der höheren Verwaltungsbehörden, die neuerdings bestrebt sind, die Apotheken mehr dem Bedürfnisse der Bevölkerung entsprechend zu vermehren.

In der Zahl der Apotheken war jahrelang ein richtiges Verhältniss zur Bevölkerungszahl nicht gewahrt worden, so dass sich einzelne der Apotheken zu einem Umfang ihrer Geschäftsthätigkeit und dementsprechend einer Höhe des Gewinns aufschwangen, die den leitenden Staatsbehörden Besorgnisse einflössten und auch bei der übrigen Bevölkerung Unwillen erregten, weil diese in dem Apotheker immer nur den Vertreter eines besonders privilegirten und vom Staate bevorzugten Standes sieht.

Einer sachgemässen Vermehrung der Apotheken kann nur das Wort geredet werden, wenn es auch cura posterior erscheint, dass einzelne Apotheker sich zu hohem Wohlstande gebracht und ihre gut geführten Apotheken zu hohen Preisen verkauft haben, so lange hierunter die Güte der Arzneiwaaren und die Zuverlässigkeit der Zubereitung nicht leiden, und hiervon scheint bisher Nichts zu bemerken gewesen zu sein, dies zu verhindern hat auch durch strenge Beaufsichtigung die Behörde jederzeit in der Hand.

Die Vermehrung der Apotheken auf dem Lande hat ihre ganz bestimmten Grenzen.

Zunächst fehlt der Landbevölkerung meist das Gefühl des Bedürfnisses zum Bezug von Apothekerwaaren ausserhalb der Zeit einer wirklich vorhandenen Krankheit, in der erst nothgedrungen die Verordnung des Arztes befolgt wird.

All' die hundert Kleinigkeiten, die der Stadtapotheker täglich im sog. Handverkaufe absetzt, fallen für den Landapotheker meist ganz oder zum grössten Theile als Einnahmeobjecte weg. Er muss schon, will er sich neben der Receptur, die für sein Gewerbe die Haupteinnahme repräsentirt, noch einen Nebengewinn verschaffen, zum Verkaufe prosaischerer Dinge, wie Tabletten, Pasten u. s. w. der Pharmacopäa elegans sich bequemen, und mancher Landapotheker ist zufrieden, wenn es ihm nicht wie seinem Collegen in X. geht, der schon auf den Handel mit Butter und Eiern oder Cigarren verfallen musste, um sein Dasein zu fristen. Dies ist die Kehrseite der Medaille, die bei der Vermehrung der Apotheken aber ihre besondere Beachtung erfordert.

Die öffentliche Fürsorge ist ebenso, wie sie verpflichtet ist, unbemittelten Kranken für ärztliche Hilfe zu sorgen, auch gehalten, den Armen die erforderlichen Arzneien unentgeltlich zu beschaffen.

Leider versteht man in der Verwaltung unter Armen nur solche, die bereits auf einem Grade der Besitzlosigkeit oder Erwerbsunfähigkeit angelangt sind, dass sie der öffentlichen Unterstützung anheimfallen, und nur diesen konnte bis zum Erlass des Krankenkassengesetzes unentgeltliche Arznei verschafft werden.

Die vielen Tausende kleiner Handwerker u. s. w., die nicht im Stande sind, sich etwas zu ersparen, die nicht auf einen Nothpfennig zurückgreifen können, für sie war der Arzneibezug oft ein unerschwinglicher, so dass an diesem Hinderungsgrunde gar oft der Erfolg der ärztlichen Verordnungen scheiterte, und die Krankheit wohl nicht allzu selten noch weiter in die Länge gezogen, das Elend der Familie ein immer grösseres wurde. Hier haben die Krankenkassen wahrhaft segensreich gewirkt und bereits unendlich viel Gutes gestiftet.

Aber auch die Apotheker haben sich über das Krankenkassengesetz nicht zu beklagen. Wie mancher credidirte Posten für Arzneien musste, wenn nicht schliesslich die Gemeinde dafür aufkam, früher in den Schornstein geschrieben werden, das Alles ist jetzt gut geregelt, und die Apotheker haben alle Veranlassung, billigen Wünschen der Kassenvorstände um Gewährung von Rabatt in bereitwilligster Weise entgegen zu kommen.

Man hat schon früher versucht, durch Schaffung anderer Arzneibezugsstellen, der sog. Kleindrogenhandlungen, dem Publicum die gewöhnlicheren

Arzneimittel zu billigerem Preise zuzuführen, indem man rechnete, dass diese Geschäfte, ohne die Auflagen, die man den Apothekern bezüglich ihrer Einrichtung machte und ohne die grossen Geldwerthe dieser verzinsen zu müssen, die Arzneien billiger als die Apotheker abzulassen im Stande sein würden, wobei man unbegreiflicher Weise diesen Handlungen den Vertrieb minderwerthiger Arzneiwaaren gestattet und eine staatliche Controle über sie ausübt, die aus verschiedenen Gründen keine Controle sein kann.

Meines Erachtens hat man mit Schaffung der Kleindrogenhandlungen zur Verbilligung gewisser Arzeneimittel s. Z. einen grossen Fehler begangen, der sich heute leider nicht mehr abändern lässt. Die Schaffung einer zweiten Classe von Arzneibezugsstellen lässt sich weder vom ärztlichen, noch vom volkswirthschaftlichen Standpunkte aus rechtfertigen, weil der Arzneiverkauf nur und ausschliesslich in die vom Staate beaufsichtigten Apotheken gehört, und weil minderwerthige Arzeneimittel überhaupt nicht in den Verkehr gebracht werden dürfen, ohne das allgemeine Wohl nach jeder Richtung hin auf die Dauer zu gefährden. Auch der allerärmste Mensch hat in Krankheitsfällen das Recht zu verlangen, dass die Arzeneimittel, die man ihm zur Herstellung seiner Gesundheit verabreicht, von bester Beschaffenheit sind und der Staat hat die moralische Verpflichtung, dafür zu sorgen, dass die Arzeneibezugsstellen nur die besten, den Anforderungen des Arzeneibuchs genau entsprechenden Arzeneimittel führen. Thatsächlich verbietet er auch den Apothekern, minderwerthige Waare zu verkaufen.

Wie kommt nun der Staat auf den unlogischen Gedanken, was er auf der einen Seite den Apothekern verbietet, auf der andern Seite den Kleindrogisten zu erlauben und dem Armen Steine, oder häufig noch etwas Schlimmeres, statt Brot bieten zu lassen. Man vermag das nicht zu verstehen.

Wer Gelegenheit hat, in das Innere vieler Kleindrogenhandlungen einzudringen, wird aus gar vielen derselben, für seine Person wenigstens, nichts mehr zum Genuss entnehmen wollen, wenn er gegen Unsauberkeit noch nicht ganz abgestumpft ist, wenn er nicht auf jede Garantie verzichten will, dass er wirklich die Arzenei erhält, die er fordert.

Ein Arzt, der seine Kranken aus den Kleindrogerien die Arzeneien zu beziehen heisst, hat dies mit seinem Gewissen abzumachen, vorausgesetzt, dass er die inneren Verhältnisse vieler solcher Handlungen kennt.

Unverantwortlich aber handeln städtische Behörden, Krankenkassen und Krankenhäuser, wenn sie ihren Arzeneibezug aus Kleindrogenhandlungen decken, ganz abgesehen davon, dass sie hierdurch häufig die Kleindrogisten zu dem beliebten verbotenen Arzeneihandel und zur Receptur verleiten.

Die angebliche Billigkeit der Kleindrogerien ist nur eine scheinbare und nirgends sollte das bekannte Wort billig und schlecht weniger zutreffen, als gerade bei dem Arzeneimittelverkauf.

Will man den jetzt noch ausserhalb der Krankenkassen stehenden Unbemittelten die Arzenei verbilligen, so setze man die Arzeneitaxe herab, beschneide sachgemäss die hier und da noch unverständlich hoch angesetzten Arbeitspreise, erniedrige die Glaspreise u. s. w., die noch recht gut eine Reduction erleiden können. Es ist hierbei aber nicht zu übersehen, dass in letzterer Zeit als einziges Verdienst, welches man den Kleindrogenhandlungen zubilligen kann, die Handverkaufspreise der Apotheken kaum höhere, als diejenigen der Kleindrogenhändler sind, nur mit dem bedeutsamen Unterschiede, dass man in den Apotheken zuverlässige Arzeneimittel erhält, während man in den Kleindrogenhandlungen auf das Gegentheil wenigstens gefasst sein muss.

Eine weitere vortreffliche Fürsorge hat der Staat dem unbemittelten Arbeiter durch Erlass der Unfallversicherungsgesetze angedeihen lassen, welche gewissermassen eine Ergänzung zu dem Krankenversicherungsgesetze bilden.

Durch die Gesetze vom 6. Juli 1884, vom 28. Mai 1885, vom 5. Mai 1886 und vom 11. und 13. Juli 1887 sind alle Gewerbetreibende der Versicherungspflicht gegen Unfälle unterworfen. Die Bestimmungen und die Handhabung dieser Gesetze müssen hier als bekannt vorausgesetzt werden.

---

2. Kapitel: Leichenwesen.

Todtenhöfe, ihre Lage und die Beschaffenheit des Untergrundes. Grundwasserverhältnisse. Das Erdgrab. Fäulniss und Verwesung. Grüfte. Feuerbestattung. Leichentransport, Leichenbegleitung. Leichenhäuser und ihre Einrichtung.

Die Frage, wie wir die Individuen, die durch Tod aus unserer Mitte scheiden, am zweckmässigten beseitigen, damit durch sie das Allgemeinwohl nicht leide, ist eine schwierige und noch nicht zur Zufriedenheit und allen Ansprüchen genügend gelöst.

Zwei Momente kommen hierbei in Betracht, welche sich gewissermassen gegenüberstehen und zweifellos besonders dazu beitragen, die wichtige Frage ihrer Lösung vorläufig noch auf unbestimmte Zeit zu entziehen, die Pietät und die öffentliche Gesundheitspflege. Während diese die alsbaldige Beseitigung aller Leichname aus der Umgebung des Menschen mit Recht fordert, klammert sich das menschliche Herz, von dem unfassbaren Ereigniss des Abscheidens eines Angehörigen mit seinen Consequenzen verwirrt, an die abgestorbene Hülle und sucht diese so lange wie möglich bei sich zu behalten, oder womöglich in ihrer Form dauernd zu erhalten, um sich so über das Ausgelöschtsein des organischen Individuums möglichst lange und leicht hinwegtäuschen zu können. Wir wollen dieser Anhänglichkeit ihr Recht in keiner Weise bestreiten, aber mit der öffentlichen Gesundheitspflege lassen sich ihre Bestrebungen nur schwer oder gar nicht vereinigen. Diese muss unter allen

Umständen Bedacht nehmen, die eine eminente directe und indirecte Gefahr bergenden abgestorbenen menschlichen Körper so schnell als irgend möglich unschädlich aus dem menschlichen Verkehr zu beseitigen.

Es kann nicht unsere Aufgabe sein, der Geschichte der Bestattungsarten menschlicher Leichname hier nachzugehen, wir können nur auf die Besprechung unserer gegenwärtigen Einrichtungen eingehen, bei welchen das Erdgrab die hauptsächlichste Bestattungsweise repräsentirt, da sich leider die Verbrennung der Leichname nur schwer einzubürgern vermag, weil ihr z. Th. von Seiten der Staatsverwaltungen noch immer Hindernisse bereitet werden.

Während man früher die Bestattungsorte für menschliche Leichname, die Kirchhöfe, Friedhöfe, Gottesäcker, oder wie sie sonst heissen mögen, innerhalb der Städte anlegte, um offenbar auch hier einen Zug der Pietät zu pflegen, verlangt man heute mit Recht, dass die Todtenhöfe möglichst weit von den Wohnstätten der Menschen entfernt sind.

Diese Forderung beruht theils auf aesthetischen Gründen, weil für viele Menschen der Anblick der Todtenhöfe etwas überaus Störendes hat, theils und zwar hauptsächlich auf hygienischen Bedenken, welche eine so bedeutende Belastung des Untergrundes mit fäulnissfähigen organischen Substanzen, wie sie die Todtenhöfe bergen, in der Nähe der menschlichen Wohnstätten nicht zu dulden erlauben. Wo es sich um bestehende Todtenhöfe handelt, deren Lage und Untergrundbeschaffenheit, auch wenn sie zu nahe den menschlichen Wohnungen sich befinden sollten, mit Bezug auf die Verunreinigung der Wasserläufe und Brunnen als vollkommen unbedenklich zu betrachten sind, mögen sie bestehen bleiben, so lange noch Platz zur Aufnahme von Leichen vorhanden ist, wo aber eine Wiederbelegung früherer Grabstätten, oder eine Erweiterung des bestehenden Begräbnisareals beabsichtigt wird, und vorzüglich da, wo sich hygienische Bedenken geltend machen lassen, sollte man überall die Entfernung der Todtenhöfe aus der Nähe der menschlichen Wohnungen fordern. Es sind jedoch nicht die directen Ausdünstungen der Todtenhöfe etwa, welche, wofern nicht schlecht schliessende Grüfte vorhanden sind, ihre Nähe für die Bewohner bedenklich machen, es ist lediglich die Verseuchung des Untergrundes, welche die Forderung der Beseitigung der menschlichen Leichname aus der Nähe der Wohnstätten zu einer durchaus berechtigten macht.

Nicht jede menschliche Ansiedelung ist in der Lage, sich den Fernbezug ihres Trinkwassers sichern zu können, viele werden vielmehr auf immer darauf angewiesen sein, ihr Trinkwasser direct dem Untergrunde oder den öffentlichen Wasserläufen zu entnehmen, und schon deshalb muss es, wie bereits des Oefteren erwähnt, ein besonderes Streben der Städte sein, sich ihren Untergrund rein zu halten, weil die Reinheit ihres Wassers hiervon direct abhängt.

Bei Anlagen von Todtenhöfen hat man demnach vor Allem die Lage derselben zu den Bach- und Flussläufen, sowie den Quellgebieten in erster

Linie zu berücksichtigen, während die Bodenbeschaffenheit in Beziehung zur Verwesung der Leichname erst in zweiter Stelle in Frage kommt, zumal man an sich wohl selten die Wahl unter beliebigen Plätzen mit Bezug auf deren geologische Beschaffenheit haben wird, man den Untergrund vielmehr nehmen muss, wie ihn die Natur bietet.

Wo also aus dem natürlichen Gefälle und den Geschiebelagen des Untergrundes die Möglichkeit der Verunreinigung von Wasserläufen durch die Todtenhöfe vorliegt, ist die Anlegungsgenehmigung zu versagen und die Wahl eines anderen geeigneteren Platzes, auch wenn derselbe weiter entfernt wäre, zu verlangen.

Natürlich wird, wo die Wahl gestattet ist, derjenige Untergrund einem anderen vorzuziehen sein, welcher für die Auflösung der Leichen die besten Bedingungen bietet.

Der nächste Vorgang, der sich unter allen Umständen an einem im Erdgrab bestatteten Leichnam einstellt, ist die Fäulniss.

Der Darmkanal jedes Menschen beherbergt eine Unzahl sog. Fäulnissbacterien, die nach dem Erlöschen des Lebens ungehindert ihren zerstörenden Einfluss auf den Körper beginnen. Die Flüssigkeit, die der menschliche Körper enthält, begünstigt die Arbeit der Fäulnissbacterien besonders, welche auch meist nur wenig Sauerstoffbedürfniss besitzen und auch bei relativ niederer Temperatur noch ihre Entwicklungsfähigkeit beibehalten.

Es beginnt also zunächst die stinkende Fäulniss der Weichtheile des Körpers, die unter dem Einfluss der peptonisirenden Producte der Bacterienthätigkeit eine Verflüssigung der Gewebe zur Folge hat.

Die Flüssigkeit wird, soweit sie nicht verdunsten kann, an die tiefste Stelle der Umgebung der Leiche fliessen, und wenn der Sarg nicht dicht ist, was bei den Holzsärgen wohl nie der Fall ist, zunächst auf dem Boden des Erdgrabes versickern.

Dieser Verfaulungs- und Verflüssigungsprocess dauert selbstverständlich nur eine beschränkte Zeit. Die Organismen der stinkenden und verflüssigenden Fäulniss sterben allmählig Mangels genügender Nahrung ab, und andere Generationen von Microorganismen treten, seither unterdrückt, auf dem durch die Fäulniss für sie vorbereiteten Nährboden in Thätigkeit.

So lange die Gewebselemente des Leichnams ihre alcalische Reaction besitzen, oder durch die Fäulniss nur wenig verloren haben, herrschen bei der Vernichtung des Leichnams die Bacterien vor. Erst wenn die Reaction der noch übrigen Massen eine saure geworden ist, bezw. diese mit den Stoffwechselproducten der Bacterien überladen sind, treten die Schimmel- und Sprosspilze in Thätigkeit, um die sog. Verwesung der Weichtheile einzuleiten und den allmählichen trockenen Zerfall derselben herbeizuführen.

Unterstüzt wird die Thätigkeit der Bacterien, wahrscheinlich jedoch nur in der ersten Zeit der Fäulniss, durch einige Vertreter des Thierreiches, die sich an der Zerstörung betheiligen. Die Dauer der verflüssigenden, stinkenden Fäulniss nimmt man bei der Leiche eines Erwachsenen und unter günstigen Bodenverhältnissen auf ungefähr ein Jahr an.

Unter ungünstigen Bedingungen, wie öfterer Wiederdurchfeuchtung der Massen, kann dieser Zustand länger dauern, er kann dagegen in trockenem porösem Boden eine ganz erhebliche Abkürzung erfahren.

Aus diesem Grunde, d. h. um den eigentlichen Fäulnissprocess möglichst zu beschleunigen, wählt man, wo es angeht, porösen lufthaltigen Boden mit Vorliebe zu Beerdigungsplätzen, während lehmiger oder thoniger Boden aus naheliegenden Gründen nicht geeignet erscheint, die Auflösung der Leiche zu beschleunigen.

Man hat in sehr feuchtem Boden eine eigenthümliche Umwandlung der Leichentheile in feste wachsähnliche, nicht mehr fäulnissfähige Massen, sog. Leichenwachs, beobachtet, welches sich offenbar unter dem Einfluss bis jetzt noch unbekannter Bacterien durch eine Art Verseifung der Weichtheile der Leichen bildet und unter Umständen in der Lage ist, die Körperform für eine gewisse Zeit ganz zu erhalten. Weil diese Massen jedoch allmählich ebenfalls aufgelöst werden, so bedingen sie eine unverhältnissmässig lang dauernde Quelle der Verunreinigung des Bodens, wesshalb feuchte Plätze, wo die Leichen eventuell direct in das Grundwasser zu liegen kommen, bei Anlage von Friedhöfen unbedingt zu vermeiden sind, weil sie zur Infection der Wasserläufe führen können.

In besonders lufthaltigem, porösem Boden, oder bei Leichen, welche z. B. in offenen zugigen Kellergewölben beigesetzt worden sind, kann durch Eintrocknung die sog. Mumification der Leichen, d. h. ein völliges Austrocknen unter Erhaltung der äusseren Form herbeigeführt werden.

Es wird hiernach im Erdgrabe die Zeit der Zersetzung der menschlichen Leichen sehr verschieden zu bemessen sein, der hygienische Zweck der Entfernung und unschädlichen Beseitigung derselben erst nach sehr verschiedenen Zeiträumen erreicht werden können.

Im Allgemeinen nimmt man, von Fettwachsbildung und Mumification natürlich abgesehen, die Zeit, welche zur Auflösung der Weichtheile eines erwachsenen menschlichen Körpers gehört, für Kiesboden auf 7, für grobkörnigen Sandboden auf 8, für sandhaltigen Lehmboden auf circa 9 Jahre an und rechnet für eine Kinderleiche auf die Hälfte dieser Zeit. In humusreichem Boden, welcher wegen seines Säuregehaltes die Zersetzung zu verhindern vermag, dauert diese relativ länger.

Man wird also bei der Beurtheilung des Untergrundes eines zum Friedhof in Aussicht genommenen Grundstückes, wenn man die Wahl hat, dem grobkiesigen Boden vor dem feinkiesigen, diesem vor dem sandigen und dem reinsandigen vor dem mit Lehm oder Thon gemischten oder aus reinem Thon oder Lehm bestehenden und vor dem humusreichen Boden den Vorzug geben.

Für die Anlage von Friedhöfen sind in Preussen die Bestimmungen des Erlasses des Ministers der geistlichen etc. Angelegenheiten vom 20. Januar 1892 massgebend, welche auf einem eingehenden Gutachten der wissenschaftlichen Deputation beruhen und später noch genauer angegeben werden sollen, weil sie erschöpfend und praktisch durchführbar als Muster zu empfehlen sind.

Wenn auch seither so gut wie keine sicheren Beobachtungen darüber vorliegen, dass durch das Erdbegräbniss, wenn es in ordnungsmässiger Weise gehandhabt wird, eine directe oder indirecte Gesundheitsschädigung von Menschen verursacht worden ist, und wir von den Fällen, wo schlecht angelegte Grüfte oder Massengräber Gesundheitsstörungen thatsächlich verursacht haben, da wir sie dem Einzelerdgrab nicht wohl zur Last legen können, absehen, so hat die Ueberlieferung der Leichen an den Boden an sich doch so viele Bedenken, dass die öffentliche Gesundheitspflege darauf bedacht sein muss, einen anderen Beseitigungsmodus menschlicher Leichname an Stelle der Erdbestattung zu substituiren.

Zunächst lässt sich nicht bestreiten, dass die Art der Auflösung der menschlichen Leichen in der Erde etwas ungemein Ekelhaftes hat, dessen ganze Widerwärtigkeit die meisten Menschen zum Glück nicht kennen, die nur der zu beurtheilen vermag, der Exhumirungen von auf der Höhe der Fäulniss befindlichen menschlichen Leichen beiwohnen zu müssen den zweifelhaften Vorzug hatte.

Selbst der eifrigste Bekenner des „Homo sum et nil humani a me alienum puto“ würde sich hierbei eines Schauders nicht erwehren können, und der unangenehme Gedanke, dass sein eigenes werthes Ich einmal in einen solchen, aller Beschreibung spottenden ekelhaften Zustand gerathen wird, dürfte ihn sobald nicht verlassen, und sich ihm bei jeder Beerdigung, der er anzuwohnen hat, aufs neue und in ungeschwächter Kraft wieder aufdrängen.

In ästhetischer Beziehung ist die Erdbestattung ohne allen Zweifel die mangelhafteste und anstössigste Beseitigungsart der irdischen Hülle der unsterblichen Menschenseele und der Ruf nach Aenderung ein durchaus gerechtfertigter. Aber auch die öconomische Seite der Erdbestattung darf nicht ausser Acht gelassen werden, insofern dieselbe für einigermassen grössere Städte nicht günstig liegt, weil die Beschaffung der nöthigen Bestattungsplätze denselben ganz bedeutende Geldopfer auferlegt, wobei noch in Betracht zu ziehen ist, dass diese so gut wie à fonds perdu angelegt sind, weil ihre Nutzbarmachung auf weit sich erstreckende Zeitabschnitte hinaus ausgeschlossen ist. Auch die Erträgnisse aus Kaufgrabstätten können die Kosten für die Gräber Unbemittelter bei weitem nicht decken.

Kommen hierzu noch die hygienisch bedenklichen Momente der Erdbestattung, so zeigt sich diese durchaus nicht als das Ideal der Beseitigung menschlicher Leichname.

Alles über das Erdgrab Gesagte gilt auch, und zwar theilweise in erhöhtem Masse für gemauerte Grüfte. Sind sie nicht sorgfältig angelegt, so bieten sie eine Reihe von Uebelständen, die diese Art der Bestattung menschlicher Leichen zu einer hygienisch besonders bedenklichen macht.

Um aus den Grüften das Entweichen der Fäulnissgase, die hier nicht wie im Erdgrab absorbirt werden können, zu verhüten, dürfen Grüfte nur mit Steindeckeln oder Eisenplatten bedeckt werden, wenn auf diese Abdeckung noch eine Erdschicht von mindestens 50 cm Höhe kommt.

Am besten werden die Grüfte so hergestellt, dass dieselben überall von Erde umgeben sind und namentlich nach der oberen Erdschicht durch eine wasserdicht abgewölbte Decke abgeschlossen werden.

Die Einbringung der Särge erfolgt dann durch die Stirnmauer, wie Fig. 21 veranschaulicht.

Grüfte dürfen in ihrem unteren Theile nicht wasserdicht sein, weil sich sonst das von oben eindringende Meteorwasser, welches auch bei bester Cementirung niemals ganz, namentlich nicht seitlich, abzuhalten sein wird, in denselben ansammelt, und da es nicht verdunsten kann, allmählich eine solche Höhe erreicht, dass die Särge zu schwimmen beginnen, die Leichen also thatsächlich im Wasser liegen. Es ist ferner zu beachten, dass man bereits mit Leichen besetzte Grüfte nicht sofort nach ihrer Wiedereröffnung betreten darf, weil sich in ihnen giftige und irrespirabele Gase angesammelt haben können, die den sofortigen Tod des Eindringenden herbeizuführen im Stande sind.

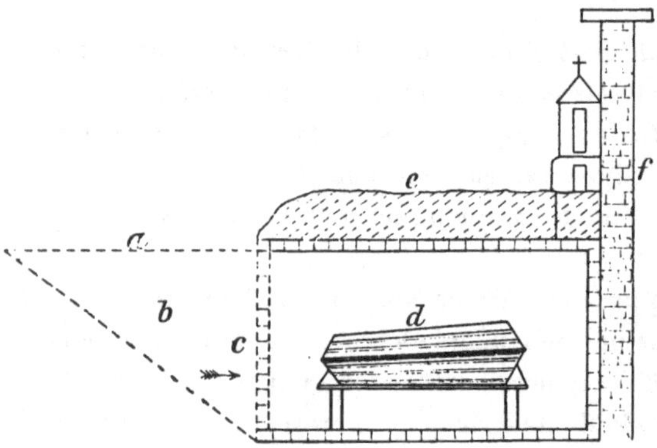

Fig. 21.

Schematische Zeichnung einer Gruft.

a. Weg. b. Schacht zur Einführung des Sarges. c. Stirnmauer der Gruft. d. Sarg e. Erdbedeckung. f. Friedhofmauer. Nach Einstellung des Sarges wird c. vermauert und b, mit der ausgehobenen Erde wieder zugeschüttet.

Grüfte sind, damit sie nicht den Begräbnisturnus stören (s. u.), nur an den Umfassungsmauern der Friedhöfe oder auf besonderen Abtheilungen derselben, niemals aber zwischen den Reihengräbern anzulegen.

Es ist schon seit einer Reihe von Jahren der Ruf nach Aenderung in unserem Bestattungswesen ein immer lauterer geworden und verlangt dringend eine Art der Beseitigung der Leichname, die dem ästhetischen Gefühle einigermassen Rechnung trägt, welche die schleunigste Unschädlichmachung der Leichen auf das Sicherste garantirt, und durch die vor allem die ganz enormen Kosten, welche die Anlage und Unterhaltung der Friedhöfe von der Allgemeinheit fordert, und die die Erdbestattung dem Einzelnen auferlegt, sachgemäss reduzirt werden.

Die Art der Beseitigung menschlicher Leichname, welche diesen Forderungen in jeder Weise gerecht wird, ist die **Feuerbestattung** und es ist vom hygienischen Standpunkt aus nur dringend zu wünschen, dass dieselbe immer weitere Ausbreitung finden möge, und dass die Behörden, soweit die thatsächliche Sicherung der Strafrechtspflege dies zulässt, sich ihr sympathischer gegenüberstellen möchten, als dies seither, wenigstens in Preussen, der Fall ist.

Wenn man die kläglichen Resultate der zur Sicherung der Strafrechtspflege nach relativ kurzer Zeit vorgenommenen Ausgrabungen im Erdgrabe bestatteter Personen überblickt, welche sie nach dieser Richtung hin bisher ergeben haben, so versteht man nicht ganz, warum man an massgebender Stelle in Preussen mit Hartnäckigkeit selbst die Gestattung der facultativen Leichenverbrennung immer und immer wieder verweigert, obgleich dieser Widerstand die Feuerbestattung nicht zu hindern vermag, obgleich er hygienische Gründe in keiner Weise für sich geltend machen kann, und die juristischen Bedenken nicht ausreichen dürften, eine Bestattungsart wie das Erdgrab rechtlich zu monopolisiren, die von der Hygiene, mit deren Untersuchungsergebnissen der Staat doch ebenfalls rechnen muss, als ganz ungeeignet bezeichnet wird.

Möge man von Seiten der Rechtspflege die strengsten Bedingungen für die Gestattung der Leichenverbrennung stellen, aber vertheuere und bekämpfe man in Zukunft nicht unnöthiger Weise eine Einrichtung, welche gegenüber den bestehenden ganz hervorragende Vorzüge besitzt und weder gegen Religion noch Pietät verstösst.

Es dürfte zuweit führen, hier auf die Ausführung der Verbrennung menschlicher Leichen des Näheren einzugehen, es genügt wohl, auf die unten befindliche Abbildung eines nach dem sogenannten Regenerationssystem construirten Verbrennungsofens zu verweisen, und anzuführen, dass die Kosten einer solchen Verbrennung selbst incl. der hohen Transportkosten der Leiche jetzt insgesammt nicht mehr den dritten Theil derjenigen Ausgaben betragen, welche die Erdbestattung und Alles was sich im Laufe der Zeit mit derselben Missbräuchliches und Ueberflüssiges verbunden hat, den Hinterbliebenen eines Verstorbenen aus besseren bürgerlichen Verhältnissen heute auferlegt.

Die Kosten der Feuerbestattung werden sich bei dem unverkennbaren Zuwachs, den die Anhänger derselben von Jahr zu Jahr erhalten, in fortschreitender Weise verringern und hoffentlich in nicht allzu ferner Zeit es selbst dem Aermeren gestatten, ja es den zur Beseitigung der Leichname mittelloser Personen verpflichteten Gemeindebehörden ermöglichen, die Hinterbliebenen, bezw. den Gemeindebeutel mit der Aufbringung der unverhältnissmässig hohen Kosten der Erdbestattung zu verschonen.

Es liegt im Interesse der privaten und öffentlichen Gesundheitspflege, dass die Leichen nicht in den Sterbehäusern verbleiben, sondern möglichst bald nach zu diesem Zwecke eigens zu erbauenden Gebäulichkeiten, den sog. Leichenhäusern oder Leichenhallen verbracht werden.

Die Idee der Errichtung von Leichenhäusern ist naheliegend aber keineswegs noch überall zur Durchführung gekommen.

Zunächst waren es beschränkte Wohnverhältnisse in den grösseren Städten, welche zur Anlage von Leichenhäusern führten, weil es für manche Familien thatsächlich unmöglich war, die Leichen bis zur Beerdigung zu beherbigen. Mit der wachsenden Erkenntniss, dass die Leichen zu Störungen der Gesundheit

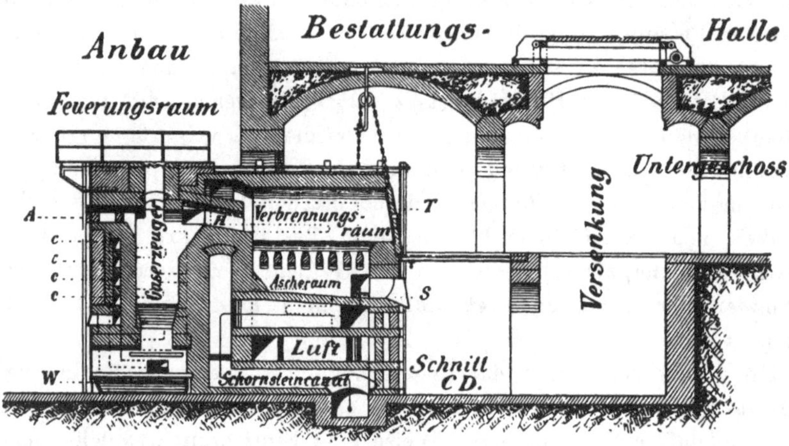

Fig. 22.
Leichenverbrennungsofen System Schneider (Dresden) **erbaut in Hamburg**
(nach Wernich, Leichenwesen und Feuerbestattung).
Der durch Erhitzen des Wassers in W gebildete Wasserdampf wird durch Coaksfeuer in dem Gaserzeuger in Wasserstoff und Sauerstoff zerlegt, die hierdurch hochgradig erwärmten Heizgase treten in den Verbrennungsraum durch H, zerstören den Leichnam und entweichen durch den Aschenraum nach dem Schornsteinabzug. Die Temperatur im Verbrennungsraum beträgt 1000° C. und verbrennt in circa 2 Stunden der Leichnam zu Asche. Betriebskosten 8 Mk. für die einzelne Verbrennung.

der Ueberlebenden Veranlassung geben können, wenn sie in den Wohnräumen verbleiben, dass die an ansteckenden Krankheiten Verstorbenen auch nach dem Tode noch zur Weiterverbreitung der Krankheit beizutragen vermögen, dass es auch in besonders dazu errichteten Häusern besser gelingt als in der Wohnung, die Leichen bis zur Beerdigungsstunde vor Fäulniss zu bewahren, oder doch wenigstens diesen Vorgang der unmittelbaren Beobachtung der Angehörigen zu entziehen, begannen die Vorurtheile gegen die Errichtung von Leichenhäusern allmählich zu verschwinden, und es dürfte jetzt in Deutschland noch kaum eine Stadt von über 10 000 Einwohnern geben, die nicht im Besitze einer so werthvollen Einrichtung wäre, zumal auch heutzutage Niemand, der die Leiche eines verstorbenen Angehörigen nach dem Leichenhause bringen lässt, mehr den Vorwurf der Pietätlosigkeit hinzunehmen haben wird.

Auf dem Lande und in kleinen Städten fehlt es jedoch noch vielfach an einer Gelegenheit, Leichen an ansteckender Krankheit Verstorbener aus der Umgebung der Lebenden entfernen zu können, weshalb es Pflicht der

Aufsichtsbehörde ist, darauf zu dringen, dass auch hier allmählich diese sanitätspolizeilich hochwichtige Einrichtung weitere Verbreitung finden möge, als seither.

Die zweckmässige Einrichtung eines Leichenhauses für eine mittelgrosse Stadt ist in Fig. 23 zur Anschauung gebracht. Für die Beseitigung unreiner Abgänge ist, wenn nicht Schwemmcanalisation vorhanden ist, eine besondere dicht cementirte Grube bei der Leichenhalle anzulegen, welche nach den ortspolizeilichen Vorschriften, wie die Abortgruben zu behandeln ist. Ausreichende Wasserversorgung ist selbstverständlich. Centralheizanlage.

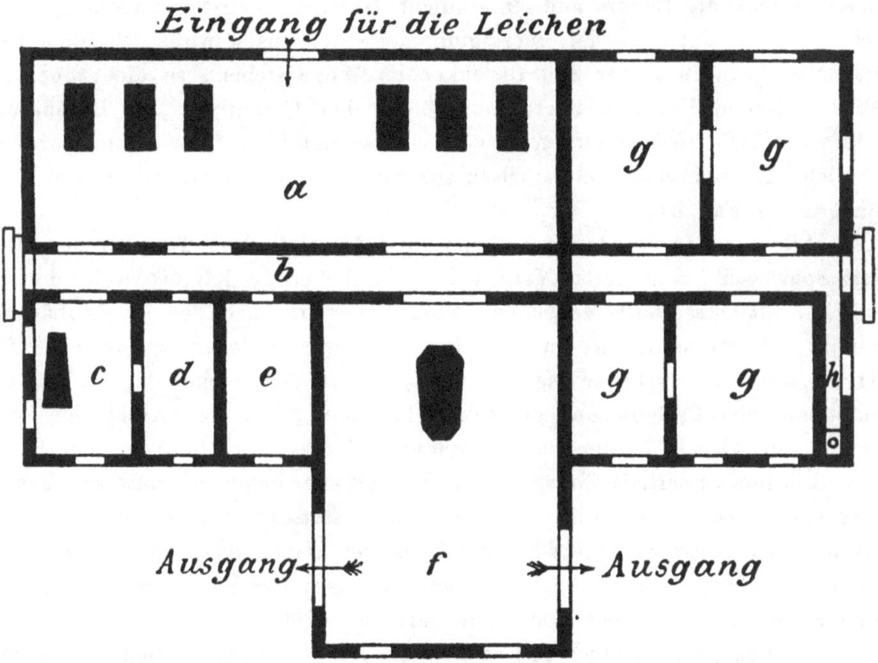

Fig. 23. **Grundriss einer Leichenhalle mit Einsegnungsraum.**
a. Leichenhalle mit Oberlicht. b. Corridor. c. Sectionszimmer. d. Aerztezimmer. e. Wärterzimmer. f. Einsegnungsraum mit Oberlicht. g Wohnung des Friedhofswärters. h. Abort.

Für ländliche Verhältnisse genügt ein weit einfacheres Gebäude, in welchem nur zwei Räume vorhanden sind, der Leichenraum und ein Wärterraum, der auch zu Sectionen benutzt werden kann. Es ist selbstverständlich, dass die Leichenhäuser auf den Friedhöfen zu errichten sind.

Auch bei dem Leichentransport sind Vorsichtsmassregeln erforderlich, weil man immer im Auge behalten muss, dass durch ihn ansteckende Krankheiten verschleppt werden können.

In grossen Städten, wo fast alltäglich Leichen vorläufig Unbekannter aufgefunden werden, hat man eigene Leichenschauhäuser, (Morgues) errichtet, in welchen die Leichen ausgestellt werden, um vom Publicum event. erkannt und legitimirt werden zu können. Mit der Sanitätspolizei haben diese, hauptsächlich criminalistischen Zwecken dienenden Häuser, nichts zu thun, als dass bei der Aufbewahrung der Leichen alles vermieden werden muss, was zu Gesundheitsstörungen Veranlassung geben könnte.

In der Regel soll die Beerdigung einer Leiche oder ihre Verbrennung nicht vor Ablauf von dreimal 24 Stunden erfolgen, um den thatsächlichen Eintritt des Todes sicher feststellen zu können.

Wenn auch die schaudervollen Phantasiegemälde, die von Zeit zu Zeit in den Tagesblättern immer wieder erscheinen, und dem ängstlichen Gemüthe die Schrecken des Lebendigbegrabenwerdens vor Augen führen, von der Wissenschaft als Lügen und erbärmliche Märchen längst genügend gekennzeichnet sind, demnach der Beerdigung der Leiche nach wissenschaftlich constatirtem Tode zu keiner Zeit Bedenken im Wege stehen, so dient doch die Frist zwischen Tod und Beerdigung ängstlichen Gemüthern zur Beruhigung und würde mit Recht auch nur da verlassen werden können, wo eine geordnete ärztliche Leichenschau obligatorisch zur Ausführung kommt, wie dies z. B. in Bayern der Fall ist.

Alle Leichen werden am besten alsbald nach dem Tode in den Sarg verbracht, weil bei längerem Verweilen im Sterbebett die Fäulniss weit schneller eintritt, als ausserhalb desselben. Zum Transport nach den Leichenhäusern genügt selbstverständlich ein einfacher Holzsarg. Leichen an ansteckenden Krankheiten Verstorbener werden nach dem Tode zweckmässig in ein mit Sublimat- oder Carbollösung getränktes Leintuch (ohne sie umzukleiden) eingeschlagen, alsbald in den Sarg gebracht und dieser geschlossen.

Leichen ausserhalb ihrer Heimath Verstorbener kommen häufig zum Transport nach dieser, um bei ihren Angehörigen bestattet zu werden, es sind daher für den Leichentransport auf Landstrassen und Eisenbahnen besondere Reglements erlassen, welche sämmtlich fordern, dass der Sarg gut verpicht und ausserdem noch mit einer Ueberkiste versehen wird.

Leichen an ansteckenden Krankheiten verstorbener Personen dürfen entweder überhaupt nicht oder erst nach Zeitraum eines Jahres transportirt werden. Vergl. hierzu die Bekanntmachung des Bundesraths vom 14. Dez. 1887.

Für die Leichen, welche mit Feuer bestattet werden sollen, ist z. Z., weil sich noch nicht überall Verbrennungsöfen befinden, meistens ebenfalls ein Transport erforderlich, welcher selbstverständlich denselben behördlichen Bestimmungen unterliegt.

Die Gewohnheiten bei der Leichenbegleitung befinden sich vielfach in Widerspruch mit der öffentlichen Gesundheitspflege. Zunächst ist die Leichenbegleitung an ansteckenden Krankheiten verstorbener Personen durch die Schul- oder Waisenkinder, diese werden namentlich im katholischen Süddeutschland häufig zur Leichenbegleitung als Beter zugezogen, unbedingt zu verbieten und die Begleitung von anderen Leichen durch jugendliche Personen auf das allergeringste Mass einzuschränken.

Sodann hat jede grössere Gemeinde die Pflicht, eine Halle zu errichten, in welcher die Leidtragenden Schutz vor der Witterung finden. Es ist zweckmässig, im Interesse der Gesundheit der Begleiter, dass die Trauerfeier in geschlossenem Raume stattfindet und nicht unter freiem Himmel, weil schon mancher sich bei Wind und Wetter auf dem Todtenhof eine tödtliche Erkrankung zugezogen hat. Vielfach findet die Trauerfeierlickeit jetzt in den Häusern statt und es wird am Grabe nur noch eine kurze Handlung vorgenommen.

In kleineren Städten können die Einsegnungshallen wie in Fig. 23 mit dem Leichenhause auf dem Friedhofe verbunden werden, weil hier die Entfernungen meist keine bedeutenden sind. In grossen Städten wird die Entfernung der Todtenhöfe zu berücksichtigen und die Einsegnungshalle in der Stadt selbst noch zu errichten sein, wobei natürlich hier nur die Einsegnung solcher Leichen stattfinden kann, welche noch nicht nach dem Leichenhause auf dem Todtenhof verbracht waren. Zu den Leichenfeierlichkeiten die Kirche zu verwenden, hat, soweit es sich nicht um ansteckende Leichen handelt, keine Bedenken.

Der Betrieb eines Todtenhofes bedarf selbstverständlich bezüglich der Eintheilung des Platzes, der Anlage, der Zutheilung und des Verkaufs der Einzelgrabstätten und Familiengräber, der Aufstellung von Monumenten, der Erbauung von Grüften und Mausoleen, der Bepflanzung der Grabstätten, sowie bezüglich des Turnus der Benutzung und eventuellen Wiederbenutzung desselben, der Benutzung der Leichenhalle u. s. w., einer sog. Friedhofsordnung, welche von der Gemeindevertretung aufzustellen und von der höheren Verwaltungsbehörde zu genehmigen ist.

Genaue Bestimmungen sind behördlich bezüglich der Anlage von Friedhöfen überhaupt und speciell über die Tiefe, Breite und Länge der Gräber der Art der Auffüllung, der Behügelung, der Entfernung der Gräber von einander zu treffen. Namentlich sorgfältig ist die Führung der Leichenregister aus naheliegenden Gründen vorzunehmen. Keine Leiche darf ohne Erlaubniss der Ortsbehörde bezw. Ortspolizeibehörde beerdigt werden.

Die Begräbnissplätze für Kinder sind von denen der Erwachsenen zu trennen.

Grüfte dürfen, wie schon gesagt, nur auf besonderen Abtheilungen oder nur an den Umfassungsmauern des Friedhofes angelegt werden. Der Turnus zur Wiederbelegung bereits benutzter Friedhofstheile richtet sich nach der Bodenbeschaffenheit bezw. der Verwesungsdauer und ist behördlich zu bestimmen. Zur Beförderung der Verwesung der Leichen und der Befreiung des Bodens von einem Theile der begrabenen organischen Stoffe, empfiehlt es sich, die Todtenhöfe mit rasch wachsenden, viel Feuchtigkeit fordernden und tief wurzelnden Gewächsen zu bepflanzen. Zur Erhaltung und Pflege der Anpflanzungen muss auf jedem Kirchhofe eine genügende Menge Wasser zur Verfügung stehen.

Die Einführung der Leichenverbrennung macht auf den Todtenhöfen eine Einrichtung erforderlich, in welcher die Aschenurnen eine angemessene Aufstellung finden können.

Die Benutzung des Leichenhauses für die gewöhnliche Dauer bis zur Beerdigung muss für die Einheimischen entweder ganz unentgeltlich oder doch nur gegen geringe Vergütung gestattet sein. Von Fremden und bei längerer Dauer der Aufbewahrung von Leichen ist eine mässige Gebühr zu entrichten.

Der Transport von Leichen nach den Todtenhöfen und Eisenbahnen oder auf den Landwegen hat nur in geschlossenen Wagen, die eigens zu diesem Zwecke bestimmt sind, zu erfolgen. Die Leichenfuhrwerke sind meist Eigenthum der Gemeinde. Die Bespannung wird vergeben. In grossen Städten hat man Privatunternehmungen, welche die Leichenbestattung in allen Theilen in Accord ausführen. Die Preise sind behördlich zu controliren, weil bei solchen Angelegenheiten das Publikum sonst übertheuert wird. Der Transport von Leichen in Miethdroschken ist polizeilich zu verbieten.

3. Kapitel: Abdeckereiwesen.

Abdeckereien. Anlage derselben. Verscharren der Cadaver. Auskochen und Pondrettiren derselben. Verbrennung von Thierleichen. Technische Verwendung von Theilen der Thierleichen. Podewills Verfahren.

Ein gleiches Interesse wie an der unschädlichen Beseitigung der menschlichen Leichname, hat die öffentliche Gesundheitspflege an der Entfernung der Thiercadaver, weil auch sie in Rücksicht auf die Krankheiten, welche ihr Absterben bedingt haben und in Anbetracht ihrer Grösse, die meist die menschliche erheblich übersteigt, zu bedenklichen Gesundheitsstörungen und Belästigungen führen können. Bis vor nicht allzulanger Zeit war auch für diese Abgänge das Erdgrab die einzige Entfernungsmethode, und somit die Anlage von Beerdigungsplätzen für Thiercadaver, sog. Schindäckern, eine besondere Sorge der öffentlichen Gesundheitspflege. Eine Reihe von ansteckenden Krankheiten hat der Mensch mit den Thieren gemein, wie Tuberculose, Milzbrand, Rotz, Trichinose, Actinomycose u. s. w., es liegt also sicher im Interesse der menschlichen Gemeinschaften an solchen Krankheiten verendete Thiere so zu beseitigen, dass die Krankheitsstoffe mit vernichtet werden.

Die Fäulniss des Thiercadavers ist natürlich von demselben Einfluss auf den Boden und die Wasserläufe, wie diejenige der menschlichen Leichen; es werden also bei Anlage von Schindäckern im Allgemeinen und speciell an die Bodenbeschaffenheit dieselben Forderungen zu stellen sein, wie sie für die Friedhöfe verlangt werden.

Die Art der Behandlung der thierischen Cadaver gegenüber der Bestattung der menschlichen Leichname hat namentlich in den letzten Jahrzehnten eine bedeutende Umwälzung erfahren.

Man hat immer den Viehstand einer Gegend als einen Gradmesser des Wohlstandes derselben bezeichnet, und gewiss nicht mit Unrecht. Die Handelswerthe, die thatsächlich in den durch Krankheit vernichteten Thierhäuptern bedroht und vor den Verlust gestellt werden, sind ganz erhebliche, sodass die Verwerthung noch brauchbarer Theile der Thiercadaver zu den durchaus berechtigten Forderungen gehört, nur muss sie nicht dem Einzelnen überlassen werden, sondern unter strenger Beaufsichtigung der Behörden erfolgen.

Selbstverständlich handelt es sich aber hierbei nur um die Benutzung zu technischen Zwecken, weil die Verwerthung des Fleisches verendeter oder kranker, dicht vor ihrem Ende nothgeschlachteter Thiere als Nahrungsmittel für Menschen durchaus verwerflich und strafbar ist. Es bedürfen, weil die Versuchung für ungebildete, gewissenlose, habsüchtige Menschen eine grosse ist, aus diesem Grunde die Abdeckereien einer ganz besonders strengen Aufsicht, da es neuerdings in einzelnen Städten wieder vorgekommen ist, dass Fleisch verendeter Thiere zur Herstellung von Würsten in ausgiebiger Weise zur Verwendung gebracht wurde. Andererseits aber darf die Verarbeitung von Thiercadavern zu technischen Zwecken, da, wo durch die Art der Verarbeitung eine sichere Gewähr für die Vernichtung der Krankheitskeime geboten wird, keiner engherzigen Beschränkung unterliegen. Erforderlich hierzu ist die Sicherung des Transportes der verendeten Thiere nach dem Verarbeitungsplatz in der Weise, dass eine Verschleppung und Zerstreuung des Krankheitsstoffes absolut ausgeschlossen wird.

Die Abdeckereien, wie sie heute in den grösseren Städten an Stelle der Schindäcker entstanden sind, oder wo sie noch nicht bestehen, eingerichtet werden sollten, sind als die nächsten Verarbeitungsanstalten zu betrachten, welche die erste Sonderung des Brauchbaren von den weniger werthvollen Theilen des Thiercadavers vornehmen. Wohl in allen Fällen ist der Standort derartiger Anstalten entfernt von dem Verkehr der Städte zu wählen, was allerdings einen weiten und schwerer controlirbaren Transport der Cadaver mit sich bringt. Die Anstalten stehen meist unter städtischer Verwaltung.

Die Vernichtung der Krankheitskeime erfolgt, wo das deutsche Reichsgesetz zur Verhütung der Verbreitung ansteckender Thierkrankheiten vom 23. Juni 1880 nicht anderweite Bestimmungen enthält, zumeist durch Auskochen oder Dämpfen der zerlegten Thierleichen, weil die sog. trockene Verarbeitung derselben zu Thierkohle und Kalium ferrocyanid ein wenig lohnendes Verfahren ist.

Die einfachste Art der Vernichtung durch feuchte Wärme war das Auskochen der zerstückten Cadaver in grossen Kesseln, welche Methode jedoch mit mancherlei Nachtheilen, namentlich mit grossen Zeitverlusten, bedeutender

Verschwendung von Brennmaterial und erheblichen Belästigungen der Nachbarschaft verbunden war.

Man war daher schon früh bestrebt, die Maceration der Weichtheile in geschlossenen Kesseln, sog. Digestoren vorzunehmen, die unter einem Dampfdruck von 1 bis 2 Atmosphären arbeitend, die Sterilisation und Erweichung der Massen in kürzerer Zeit herbeizuführen vermochten. Die Endproducte dieser Bearbeitungsmethode sind Fett und Leim, die Rückstände werden getrocknet, zermahlen und als Dünger verwandt.

Eine ältere Construction solcher Apparate ist in dem Thiercadaver-Verarbeitungs-Apparat Podewills zur Ausführung gebracht, bei welchem die Cadavertheile in einer doppelwandigen Trommel durch Dampf von 160 ° C. gedämpft und desinficirt werden, worauf das flüssige Leimwasser nebst dem Fett in einen Fettabscheider eingelassen und nach Abscheidung des Fetts in die Trommel bei der nächsten Beschüttung derselben mit Fleisch zurückgebracht wird. Das ausgelaugte Fleisch u. s. w. wird in der Trommel durch

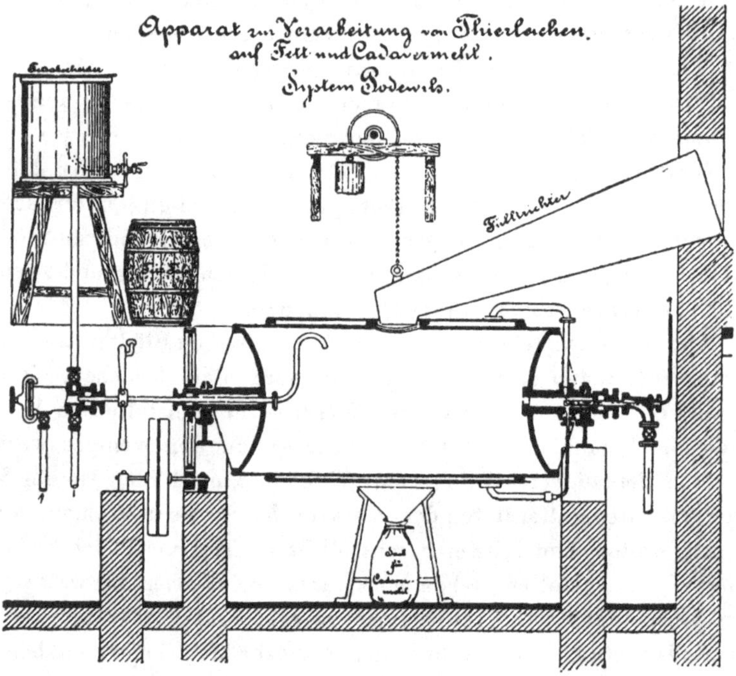

Fig. 24.

Einleitung von Dampf in den äusseren Mantel getrocknet, mit einer im Innern der Trommeln durch Drehung derselben in Bewegung gesetzte Walze zerdrückt und schliesslich als trockenes Pulver der Trommel entnommen. Die freiwerdenden Dämpfe werden condensirt, uncondensirbare Gase unter dem Kesselfeuer verbrannt. Neuere Construction bietet der Kafilldesinfector (Kafiller-

Schinder) von Rietschel & Henneberg, sowie der Fleischvalorisator von Dr. Rohrbeck, beide in Berlin.

Rohrbeck rühmt seinem Apparate nach, dass er einen continuirlichen Betrieb gestatte, billig in der Anschaffung sei, schnell und sicher arbeite und hiermit eine grössere Rentabilität der Anlage garantire. Knochen, Hörner, Klauen etc. werden bei dem Process vollkommen ausgelaucht, lassen sich nach Beendigung desselben mit der Hand leicht zerdrücken und bieten dem Zermahlen keinerlei Schwierigkeiten dar. Die Fleischfaser wird getrocknet und ist nach einigen Stunden in eine poröse, vollkommen geruchlose Masse verwandelt. Fett und Leimwasser werden getrennt gewonnen, letzteres entweder technisch weiter verarbeitet oder, wo ein geschlossenes Canalsystem vorhanden ist, unbedenklich in dieses eingeleitet. Uebelriechende Gase können in die Atmosphäre nicht entweichen.

Es wird Sache des einzelnen Falls bleiben müssen, für welches der anscheinend gleichwerthigen Systeme man sich entscheidet. Im Allgemeinen dürfte der Podewills'sche Apparat, weil bei ihm die flüssigen Abgänge ganz wegfallen, den Vorzug verdienen. Seine Construction ist in Fig. 24 veranschaulicht. Mit demselben lässt sich bei rationellem Betrieb sogar ein mässiger Gewinn erzielen, wo seither nur Unkosten in Frage standen.

Die Hauptaufgabe der Sanitätspolizei den Abdeckereien gegenüber besteht darin, dass streng darauf gehalten wird, dass keinerlei Lagerung, weder roher noch verarbeiteter Substanzen in oder um dieselben stattfindet. Alle Producte, Fett, Leimwasser und Fleischpulver sind sofort oder wenigstens alsbald abzuführen, auch wenn sie in Fässern oder sonst wie anscheinend genügend verpackt sind, weil die Fäulnissfähigkeit der beiden letztgenannten Produkte nicht oder nur vorübergehend verändert ist, und durch Lagerung solcher zersetzlicher Massen unangenehme Gerüche und Belästigungen der Nachbarschaft unvermeidlich sind. Namentlich die Compostirung der Fleischreste der mit dem einfachen Auskochverfahren arbeitenden Abkeckereien ist in hohem Grade bedenklich und belästigend.

Schweine zu halten muss den Abdeckern unter allen Umständen direct verboten werden, auch dürfen dieselben Fleisch zur Hundefütterung weder verkaufen, noch in der mit den Abdeckereien meist verbundenen Bewahrungsanstalt herrenloser Hunde verfüttern.

Der Handel mit Knochen, Klauen und Hörnern ist den Abdeckern nicht zu gestatten. Nach den Bestimmungen des Reichsgesetzes über die Rinderpest und die Massregeln zur Verhütung von Thierseuchen vom 7. April 1869 bezw. 23. Juni 1880 dürfen an Milzbrand und Wildseuche, Rotz, Tollwuth oder Rinderpest gefallene Thiercadaver oder die Leichen als verdächtig getödteter Thiere zu keinerlei technischen Zwecken Verwendung finden, für sie ist die Verscharrung des ganzen Thieres z. Th. nach seiner Begiessung mit Carbolsäure, Theer, Petroleum und mehrfacher Durchlöcherung der Haut vorgeschrieben. Trichinöse und starckfinnige Cadaver dürfen nur zur Gewinnung des Fetts verarbeitet werden.

Neuerdings beabsichtigt man für die unschädliche Beseitigung der infectiösen aber in zweiter Linie aller bedenklichen Thiercadaver Verbrennungsöfen einzurichten, sog. Destructoren, welche nach Art der Verbrennungsanstalten für menschliche Leichen construirt sind; die Erfahrungen nach dieser Richtung dürften noch nicht genügen, um über die Brauchbarkeit des Verfahrens urtheilen zu können.

Ausser solchen, den bereits erwähnten Krankheiten zum Opfer gefallenen Thierleichen werden den Abdeckereien noch Cadaver zugewiesen, deren theilweise technische Verwendung gestattet ist, von welchen Häute, Klauen, Hörner etc. auch im rohen Zustand unbedenklich in den Handel gebracht werden können, wie z. B. von Thieren, die an nicht infectiösen Krankheiten, wie Krebs oder Sarcom u. s. w. gefallen, oder die an einer Infectionskrankheit eingegangen sind, die nur die inneren Organe befällt, wie Lungenseuche oder Perlsucht. Mit diesen Abfällen Handel zu treiben, soll den Abdeckereien unter keinen Umständen gestattet sein. Will der Besitzer des gefallenen Viehs die noch verwendbaren, oben genannten Theile nicht selbst verwerthen, so müssen auch sie vernichtet werden, und zwar aus dem einfachen Grunde, damit die bei dem Handel des Abdeckers mit solchen Dingen unvermeidlich verbundene Lagerung der leicht faulenden Substanzen unter allen Umständen vermieden wird.

IV. Abschnitt.

Verkehr mit Nahrungs- und Genussmitteln sowie Gebrauchs-Gegenständen. Schutz in Gewerbebetrieben. Massregeln zur Bekämpfung ansteckender Geschlechtskrankheiten.

1. Kapitel: Verkehr mit Nahrungs- u. Genussmitteln sowie Gebrauchsgegenständen.

Fleisch, Viekmärkte, Schlachthäuser, Freibanken, Fleisch- und Trichinenschau. Milch, Milchcuranstalten und Central-Molkereien, Milchsterilisirungs-Anstalten, Butter, Käse. Vegetabilische Nahrungsmittel. Märkte und Markthallen. Wein, Bier, Bierpressionen. Gebrauchsgegenstände.

Die Frage der Ernährung und die Beschaffenheit der zur Ernährung erforderlichen Substanzen, sowie der Genussmittel und der Gebrauchsgegenstände interessirt die öffentliche Gesundheitspflege nur insoweit, als durch minderwerthige, verdorbene und verfälschte Nahrungs- und Genussmittel, sowie gesundheitsgefährliche Gebrauchsgegenstände das Wohlergehen der Menschen sowohl, als ihr Vermögen geschädigt werden kann. Wie sich der Einzelne ernährt, wie die zweckmässigste Zusammenstellung der stickstoff- und kohlen stoffhaltigen Nahrungsmittel erfolgen muss, um den Menschen bei Kräften und Gesundheit zu erhalten, berührt die öffentliche Gesundheitspflege nicht, ebensowenig wie sie (abgesehen von der Militärgesundheitspflege) besondere Veranlassung hat, sich um die rationelle Ernährung grösserer Menschenmassen zu kümmern, ihre Aufgabe ist die Controle über die Beschaffenheit der zum Verkauf gestellten Nahrungsmittel, auch hat sie ferner Massnahmen zu treffen, wie die Nahrungsmittel am zweckmässigsten vor Verderben geschützt und wie Fälschungen derselben am besten vermieden und Gesundheitsbeschädigungen durch Gebrauchsgegenstände verhütet werden. Das Deutsche Reichs-Gesetz vom 14. Mai 1879 mit dem Zusatz-Gesetze vom 29. Juni 1887 regelt in Deutschland den Verkehr mit Nahrungs- und Genussmitteln sowie Verbrauchsgegenständen.

Das Hauptinteresse der öffentlichen Gesundheitspflege nehmen diejenigen der Nahrungsmittel in Anspruch, welche aus dem Thierreiche stammen, weil mit ihnen leicht Krankheitskeime verschleppt werden können, weil sie meist einer leichten und intensiven Fäulniss unterliegen, und so ebenfalls zu Krankheitsquellen für die Geniessenden werden, während die aus dem Pflanzenreiche kommenden Nahrungs- und Genussmittel ihrer grösseren Haltbarkeit wegen, und weil sie unter gewöhnlichen Verhältnissen nicht im Stande sind, Krankheitskeime zu verbreiten, oder ohne ganz besonders auffällige Veränderung in gesundheitsschädliche Zersetzung überzugehen, das Interesse der öffentlichen Gesundheitspflege nur wenig berühren.

Die aus dem Thierreiche kommenden Nahrungsmittel, auf welche sich die Aufmerksamkeit der öffentlichen Hygiene besonders zu richten hat, sind Fleisch von warm- und kaltblütigen Thieren, Milch, Butter und Käse.

Auf dem Lande und in ganz kleinen Stadtgemeinden ist es nur das Fleisch, welches in gleicher Weise der Controle bedürftig ist, wie in den grösseren Centren des menschlichen Verkehrs. Milch und Butter sind meist zum eigenen Consum bestimmte Producte, welche deshalb wohl kaum einer Fälschung unterworfen sind, der Fischfleisch- und Geflügel-Verbrauch ist nur ein unbedeutender. Erst wo die Nähe grösserer und grosser Städte den Handel mit diesen landwirthschaftlichen Erzeugnissen bedingt, gewinnen sie Interesse für die öffentliche Gesundheitspflege, weil sie erst hier gewissermassen an die Oeffentlichkeit treten.

Das Fleisch ist auf dem Lande natürlich denselben Veränderungen, sei es durch Krankheiten der Schlachtthiere, sei es durch Zersetzung, unterworfen, und eine geregelte Fleischschau stellt sich auf dem Lande ebenso nothwendig heraus, wie in den Städten, wenn auch die geringere Menge dieses Nahrungsmittels, welche erfahrungsgemäss auf dem Lande genossen wird, die Controle ausserordentlich vereinfacht und erleichtert. Immerhin wird auch hier die Regelung des Fleischverkehrs von den Behörden nicht übersehen werden dürfen, und namentlich ist die Trichinenschau, bei dem überwiegenden Consum des Schweinefleisches auf dem Lande, überall in geordneter Weise einzurichten.

In den Städten macht die Menge der zugeführten Nahrungsmittel im Allgemeinen und vor Allem die Versorgung mit Fleisch ganz besondere sanitätspolizeiliche Massregeln erforderlich.

Der überwiegend grösste Theil des in den Städten zum Genuss kommenden Fleisches stammt, wie dies ja nicht anders möglich ist, von ausserhalb, weil die Viehhaltungen innerhalb der Städte mit deren Wachsthum von selbst eine beträchtliche Reduction erfahren. Um so schärfer muss die Fleisch-Controle geübt werden und es kann dies wirksam nur geschehen, wo für die sämmtliche Zufuhr des Fleisches, sei es in lebendem, sei es in todtem Zustand, eine Centralstelle besteht, die jedes Stück Fleisch passiren muss, bevor es in den Handel bezw. zum Genuss gelangt.

Zunächst führte das Bestreben für die Einrichtung einer Controle des Fleischverkehrs zu der Einführung beaufsichtigter Viehmärkte, welche jedoch ihren Zweck nur insoweit zu erfüllen im Stande waren, als wirklich krankes oder über Gebühr abgemagertes Vieh vom Handel ausgeschlossen werden konnte. Da jedoch eine Reihe der für den Menschen verderblichsten Thierkrankheiten längere Zeit symptomlos verlaufen, so sah man bald das Ungenügende dieser Controle ein und schritt zur Einführung der eigentlichen Fleischbeschau, welche wirksam und mit Sicherheit jedoch nur in Centralschlachtanlagen von ausgebildeten Thierärzten ausgeführt werden kann, während die jetzt gebräuchliche Fleischschau auf dem Lande meist von Empyrikern auf diesem Gebiete ausgeübt, zwar Mangels Besseren nicht entbehrt werden kann, aber immer nur als ein Nothbehelf betrachtet werden muss.

So kam man in den Städten in allmählicher Entwickelung der Beaufsichtigung des Fleischverkehrs zu der Einrichtung centraler Schlachthof-Anlagen, in welchen sich nicht nur der Markt für lebendes Vieh, sondern der gesammte Fleischverkehr zu vollziehen hatte, zumal wenn mit Einführung des Schlachthauszwangs das Schlachten von Thieren zu Genusszwecken ausserhalb dieser Centralanlage unmöglich gemacht war.

Es giebt wohl heute kaum eine grössere Stadt, die nicht eine solche Central-Anlage für den Fleischverkehr besässe. Auch in Städtchen von 3000 Einwohnern an, hat man die Zweckmässigkeit solcher Anlagen erkannt und auch hier lassen sich dieselben recht gut ein- und durchführen, können sogar noch zu einer Einnahmequelle für die Stadtverwaltungen werden, in deren Regie die Schlachthausanlagen unter allen Umständen gehören. Privatpersonen sind solche am besten nicht zu concessioniren, weil dieselben an einem rationellen und exacten Betriebe weniger Interesse haben, als an dem pekuniären Erfolge. Erfahrungsgemäss werden alle Privatschlachtanlagen nach kurzer Zeit zu Schmutzwinkeln der gefährlichsten Art.

Ueber die zweckmässigste Einrichtung der Centralschlachtanlagen giebt es eine umfangreiche Litteratur, für unsere Zwecke genügt es zu wissen, dass es, wie schon erwähnt, unbedingt erforderlich ist, den gesammten Verkehr mit Schlachtvieh, also auch die Märkte, mit der Schlachtanlage zu vereinigen, den Schlachthauszwang durch Ortsstatut einzuführen und dafür Sorge zu tragen, dass der gesammte Fleischverkehr, auch die von auswärts zugebrachten einzelnen Fleischstücke u. s. w., durch die Centralanlage zu gehen haben, und dass innerhalb der Schlachtanlagen strengste Ordnung und Reinlichkeit zu herrschen hat, dass gut eingerichtete Kühlräume für die Aufbewahrung des ausgeschlachteten Fleisches vorhanden sind, und dass die unreinen Abgänge schleunigst und sorgfältig beseitigt werden.

In jeder Schlachthausanlage, von deren Einrichtungen Fig. 25 ein mustergiltiges Bild giebt, muss ein Quarantänestall für seucheverdächtige Thiere vorhanden sein, auch wird es zweckmässig sein, einen kleinen Verbrennungs-

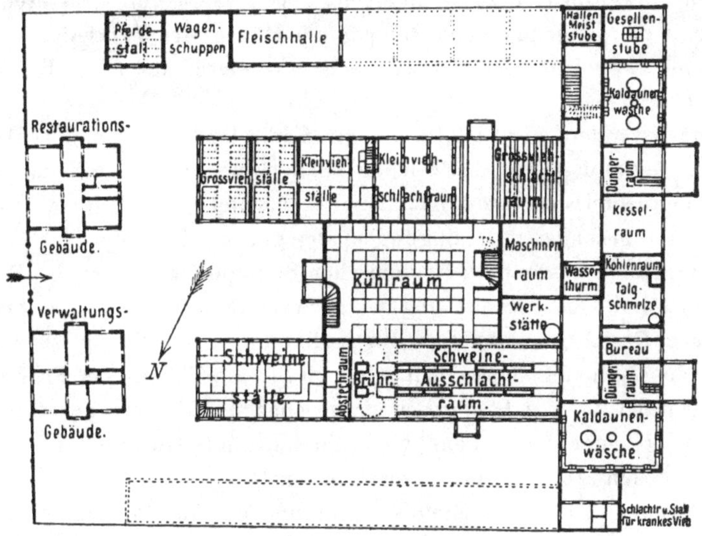

Fig. 25.
Schlachthof zu Tilsit. Erbaut von Osthof.
Aus Osthof Markthallen, Schlachthöfe etc. nach Weils Handbuch der Hygiene.

ofen für beanstandete einzelne Fleischtheile und einzelne Organe zu errichten, da es bedenklich ist, dieselben zum Transport nach der Abdeckerei wieder aus der Hand zu geben.

Die Abdeckerei mit der Schlachthausanlage zu vereinigen, ist aus mancherlei Gründen, die auf der Hand liegen dürften, unbedingt zu widerrathen.

Die Leitung einer Schlacht-Anstalt ist schwierig und fordert die besonders vorsichtige Wahl eines energischen tüchtigen Thierarztes von unbestechlicher Consequenz, welchem jedoch unter allen Umständen, bei Beigabe genügender Hilfskräfte, die gesammte Direction der Anlage zu übertragen ist.

Auf die sorgfältigste Ausführung der Fleischschau, namentlich der Trichinenschau, ist besonderer Nachdruck zu legen, damit durch die Schaffung der Centralanlage der Allgemeinheit die unbedingte Garantie geboten wird, dass ein gesundes und nahrhaftes Fleisch aus derselben in den Handel kommt, aus welchem Grunde wir auch das Anfertigen der Würste unbedingt in die Schlachtanlage verlegt wissen möchten, damit die Zubereitung dieses für einen überwiegenden Theil der Bevölkerung überaus wichtigen Nahrungsmittels aus den schmierigen Wurstküchen der einzelnen Metzgerhäuser, in welchen heute noch die unglaublichsten Dinge bei der Wurstfabrication eine bedeutsame Rolle spielen, an die Oeffentlichkeit der Centralschlachthallen gebracht werde, damit auch der Wissende wieder in den Stand gesetzt wird, Wurst zu geniessen.

Für den Fleisch-Detailhandel, welcher mit Ausnahme der grossen Städte, ebenfalls in den Händen der Schlächter liegt, ist aus der Schlachtanlage nur der nöthige Tagesbedarf zu entnehmen, das Lagern von grösseren Fleischvorräthen in den ungenügenden Räumen der Häuser der Verkäufer, in muffigen Kellern und zweifelhaften Eiskasten, oder gar direct auf Eis, aber unbedingt zu verbieten.

Eine besondere Sorgfalt ist auf die Controle der sogen. Freibänke zu legen, der Verkaufsstellen, in welchen minderwerthiges Fleisch, das aber zum menschlichen Genuss noch tauglich, mindestens nicht schädlich ist, zu niedrigen Preisen unter besonderen Bedingungen abgegeben wird.

Vom streng theoretisch-hygienischen Standpunkt aus ist der Betrieb von Freibänken, d. h. die Verwerthung minderwerthigen Fleisches, ebenso wie von ästhetischen Gesichtspunkten aus, als vollkommen unzulässig zu bezeichnen. Aber wie so oft in der Gesundheitspflege muss die Theorie der Praxis weichen, was namentlich da am häufigsten zu geschehen hat, wo der Geldpunkt in Frage kommt, oder doch, wenn vielleicht auch mit Unrecht und zu Gunsten einzelner, in den Vordergrund geschoben wird.

So lange nicht durch Vieh-Versicherungskassen der Landwirth sowohl, wie der Händler sich gegen die Viehverluste aus chronischen Infections- und anderen Krankheiten völlig schadlos halten, demnach der Vernichtung nicht ganz tadellosen Fleisches, sog. minderwerthiger Waare, ruhig zusehen kann, so lange wird man die Verwerthung dieses Fleisches, bei welchem es sich um grosse Summen handelt, geschehen lassen müssen.

Die Freibänke sind streng zu organisiren und streng zu beaufsichtigen, das Fleisch darf nur direct an die Consumenten und nur in völlig gar gekochtem oder gedämpftem Zustand und in nicht zu grossen Stücken abgegeben werden. Zum sicheren Kochen dieses Fleisches hat neuerdings die Firma Dr. Hermann Rohrbeck in Berlin zweckmässige Apparate construirt, welche nur zu empfehlen sind. Sie arbeiten mit Dampf, gestatten das Auffangen der kräftigen Brühe und bieten hinlängliche Garantie für die genügende Durchwärmung auch grösserer Fleischstücke.

Die Abgabe minderwerthigen Fleisches in ungekochtem Zustand, sowie an Metzger, Händler, Wirthe etc. ist polizeilich zu verbieten.

Die Beaufsichtigung der Freibänke soll in den Händen der staatlichen Sanitatsbehörde liegen.

Der Verkehr mit Geflügel, Wildpret, Fischen, Schal- und Krustenthieren bedarf ebenfalls einer genauen Ueberwachung, weil z. B. Hühner leicht tuberculös werden, Wild allerlei Krankheiten (Wildseuche, Milzbrand) ausgesetzt ist, und sein Fleisch erfahrungsgemäss besonders leicht verdirbt und weil Fische, Krebse und Muscheln ebenfalls sehr leicht dem Verderben ausgesetzt sind, und sich häufig gerade in ihnen bei der Fäulniss besonders giftige Ptomaïne (s. oben) bilden.

Milch.

Nächst dem Fleischhandel fordert der Verkehr mit Milch eine besondere Beaufsichtigung, weil sie schon vermöge ihres Aggregatzustandes häufigeren Fälschungen unterliegt, als die Nahrungsmittel von fester Beschaffenheit.

Keine Flüssigkeit ist so geeignet, Krankheitskeime zur Entwickelung, zur Vermehrung und Verbreitung zu bringen, wie die Milch, was um so mehr zu beachten ist, als die Mengen derselben, welche in den Verkehr gelangen, ganz enorme sind.

Eine vollkommene Beaufsichtigung des Milchverkehrs darf sich nicht darauf beschränken, nur die in den Handel gebrachte Milch zu controliren, ob sie nicht etwa abgerahmt und mit Wasser verdünnt sei, ob sie sauer oder sonst wie durch spätere Zersetzung verdorben sei, es hat die Aufsicht sich namentlich, wo irgend thunlich, auf die Milchquelle selbst, d. h. das lebende Thier zu erstrecken.

Die Hauptgefahr, welche dem Menschen von dem Genuss der Milch droht ist die Uebertragung der Tuberculose.

Die Perlsucht des Rindvieh's ist bekanntlich bezüglich ihres Erregers identisch mit der menschlichen Tuberculose, und da die Zahl der perlsüchtigen Kühe thatsächlich eine sehr grosse ist, so ist die Gefahr der Uebertragung dieser Krankheit durch die Milch bei der Controle des Milchverkehrs in erster Linie zu berücksichtigen.

Da es aber nicht möglich ist, die Milch bis an ihre Ursprungsstelle zu verfolgen, oder alle Milchkühe auf Perlsucht zu untersuchen, bezw. mit Tuberculin zu impfen, so lässt sich der Schutz vor Infection durch Schwindsuchtskeime in wirksamster Weise nur dadurch erreichen, dass man das in den Handel gelangte Product einer desinficirenden Behandlung unterzieht, indem man die Milch einem länger dauernden Kochprocess unterwirft und als obersten Grundsatz aufstellt niemals ungekochte Milch zu geniessen. Hierauf kann das Publikum nicht oft genug von seiten der Behörden aufmerksam gemacht werden, da mit der gehörigen Auskochung der Milch nicht nur die

Schwindsuchtskeime, sondern auch aus unreinem Wasser hineingelangte Typhuskeime, in inficirten Häusern eingefallene Diphtherie- und Scharlachkeime abgetödtet werden, und das Contagium der Maul- und Klauenseuche, für welches der Mensch sehr empfänglich ist, wirksam und sicher zerstört wird.

Wo man, wie z. B. in grösseren Milchwirthschaften oder in sog. Milchkuranstalten, das sämmtliche milchende Vieh beisammen hat, ist dessen Controle sehr erleichtert und sollte von der Polizei weit strenger ausgeübt werden, als dies leider meist geschieht, weil das Publikum gerade in das Product einer solchen Milchwirthschaft oder Milchcuranstalt ein besonderes Vertrauen setzt, wenn es sieht, wie sauber die Milcheimer, wie rein der Stall, wie wohlgepflegt die Kühe aussehen, ohne zu ahnen, dass unter diesen letzteren eine Menge kranker, gefährlicher Thiere sich befinden können. Mit Vorliebe wird in den Milchkuranstalten die Milch in ungekochtem Zustand „frisch von der (perlsüchtigen) Kuh genossen.*)

Gegen gewinnsüchtige Milchverfälschungen sollte weit strenger vorgegangen werden, weil für einen hohen Procentsatz der Menschen die Milch ein Hauptnahrungsmittel ist, weil der grösste Theil unserer Kinder auf dieselbe in vielen Fällen auschliesslich angewiesen bleibt.

Wie durch Milch, können auch durch die Sahne Krankheitskeime verschleppt werden. Grosse Gefahren bieten hierin die Producte von Genossenschaftsmolkereien, die bezüglich der Provenienz ihrer Rohproducte keine besondere Controle ausüben. Namentlich die aus solchen Central-Milchverwerthungsanstalten hervorgehende Magermilch ist ein hygienisch besonders verdächtiges Product, weil in ihr meist alle aus der gesammten Milch nach Entnahme des Fetts durch Centrifugirung zurückbleibenden Bacterien enthalten sind.

Das aus der Milch gewonnene Fett, die Butter, bedarf ebenfalls einer polizeilichen Beaufsichtigung, weil auch sie vielfachen Fälschungen unterworfen ist. Zusatz fremder Fette, Zusatz einer grossen Menge Kochsalz, wodurch die Butter eine entsprechende Menge Wasser aufzunehmen vermag, sind durch strenge Bestrafung zu verhüten. Krankheitskeime werden durch die Butter nicht so leicht verschleppt, wie durch die Milch, doch gehört ihre Verbreitung durch dieselbe keineswegs zu den grössten Seltenheiten.

Käse wird leicht bei eigenthümlichen Zersetzungsvorgängen der in ihm enthaltenen Eiweissubstanz in eminenter Weise giftig. Bröcklicher, schmieriger, rissiger, schwitzender, blauer oder sonst wie abnorm gefärbter Käse ist verdächtig.

Eine besondere Aufmerksamkeit hat neuerdings die Fabrikation von Margarine für sich in Anspruch genommen. Sie interessirt uns nur, soweit sie als Fäl-

*) Wie eine vor etlichen Jahren vorgenommene amtliche Untersuchung der Milchkuranstalten einer grösseren Stadt ergab, fanden sich in den sonst gut geleiteten Anstalten 30% perlsüchtiger Kühe, deren Krankheit etwa nicht nur durch Tuberculinimpfung sondern mittelst Auscultation und Percussion leicht festgestellt werden konnte.

schungsmittel für Butter in Betracht kommt und soweit sie aus Fett von Thiercadavern der Abdeckereien oder sonst verdorbenen Fetten hergestellt und hierdurch gesundheitsgefährlich sein kann.

Im Ganzen ist die Margarine als ein Präparat zu bezeichnen, welches nur bei Menschen mit ziemlich abgestumpftem Geschmack die Butter bei der Zubereitung der Speisen, namentlich beim Braten, ersetzen kann, bei den übrigen, mit normalem Geschmackssinn versehenen Menschen aber immer schon ihrer leichten Gerinnbarkeit und ihres ganz ausgeprägten Talggeschmacks halber leicht Widerwillen und Ekel zu erzeugen vermag.

Die Nahrungsmittel aus dem Pflanzenreiche, also Brodfrüchte, Hülsenfrüchte, Kartoffeln, Obst, Gemüse, Pilze u. s. w., sind, wie schon gesagt, nicht so leicht geeignet, für gewöhnlich Krankheiten zu verschleppen. Die faulige Zersetzung der weichen, wasserreichen Nahrungsmittel macht sich sehr augenfällich kenntlich, pathogene Bacterien können zufällig auf diese Nahrungsmittel gerathen sein, werden aber bei der auch hier gebotenen Pflicht, nur gründlich abgewaschenes und gereinigtes Gemüse Salat oder Obst, roh zu geniessen, leicht entfernt.

Die Brodfrüchte können in feuchten Jahren durch ihren Gehalt an Mutterkorn schädlich werden. Pilze bedürfen einer besonderen Vorsicht, da bei ihnen Verwechslungen zwischen schädlichen und unschädlichen, sowie mangelhafte Zubereitung, nicht eben selten zu Erkrankungen, selbst zum Tode Veranlassung geben können. Auch bietet unreifes Obst, unreife Kartoffeln u. s. w., immerhin leicht Veranlassung zu Verdauungsstörungen, es ist daher auch in dieser Beziehung für eine sachkundige, geordnete und strenge Controle der auf den Märkten etc. feilgehaltenen Nahrungsmittel auch aus dem Pflanzenreiche Sorge zu tragen. Die Einrichtung mit ausreichenden Kühlräumen versehener Markthallen vermag die Controle des Nahrungsmittelmarktes sehr zu erleichtern und bietet auch sonst hygienische Vortheile insofern, als die Nahrungsmittel in den Hallen weniger dem Staube, also Luftverunreinigungen, ausgesetzt sind und bei Vorhandensein von geeigneten kühlgehaltenen Aufbewahrungskellern nicht so häufig dem zu ihrer Destruction besonders beitragenden Transport auf der Achse ausgesetzt werden müssen. Auch dass Verkäufer und Käufer in den Markthallen vor der Witterung Schutz finden, ist wohl zu beachten. Die Marktpolizei liegt meist in den Händen der städtischen Verwaltungen und wird deshalb wohl nicht immer so streng gehandhabt, wie sie es verdiente.

In der warmen Jahreszeit sind deshalb alltägliche Visitationen von Seiten der Ortspolizeiverwaltung, zu denen zweckmässig ein geeigneter medicinischer Sachverständiger zugezogen wird, geboten, und hierbei gefundene verdächtige Nahrungsmittel unbedingt sofort zu vernichten.

Von den Genussmitteln sind es namentlich die geistigen Getränke, Wein und Bier etc., welche sich eine besonders häufige Fälschung gefallen lassen müssen, deren Aufdeckung jedoch meist nicht in das Gebiet der Sanitätspolizei fällt. Nur das Bier hat sich einer besonderen Aufsicht zu erfreuen, insofern als die Ausschank-Einrichtungen in den Wirthshäusern, die sog. Bierpressionen, und zwar vollkommen mit Recht einer besonders strengen Controle unterliegen. Besser wäre es die Bierpressionen wie dies z. B. in Baiern der Fall ist, polizeilich ganz zu verbieten und nur den Ausschank von Bier direct vom Fasse zu gestatten.

Zur Verhütung der Gesundheitsschädigungen durch Nahrungs-, Genussmittel und Gebrauchsgegenstände sind in Deutschland ausser dem oben angeführten Gesetze noch die Bekanntmachung des Reichskanzlers vom 25. Juni 1887, betreffend Ess-, Trink- und Kochgeschirre u. s. w., sowie das Reichsgesetz vom 5. Juli 1887, betreffend die Verwendung giftiger Farben, erlassen worden, von welchen die erstere sich gegen die Gesundheitsschädigungen durch Blei oder Zink wendet, soweit sie durch aus bleihaltigem Metall oder bleihaltigen Metalllegirungen hergestellte Gebrauchsgegenstände, welche mit Nahrungs- und Genussmitteln in Berührung kommen, herbeigeführt werden können, während das Reichsgesetz vom 5. Juli 1887 die Verwendung gesundheitsschädlicher Farben überhaupt zur Herstellung von Nahrungs- und Genussmitteln, zur Aufbewahrung und Verpackung solcher bestimmten Gefässen, Umhüllungen oder Schutzbedeckungen, zur Herstellung von kosmetischen Mitteln, zur Herstellung von Spielwaaren, einschliesslich Bilderbogen, Bilderbüchern und Tuschfarben für Kinder, von Blumentopfgittern und künstlichen Christbäumen verbietet, und zum Buch- und Steindruck, zur Herstellung von Tapeten, Möbelstoffen, Teppichen, Stoffen zu Vorhängen oder Bekleidungsgegenständen, Masken, Kerzen, künstlichen Blättern, Blumen und Früchten, zur Herstellung von Wasser- und Leimfarben zu Anstrichen in Wohnräumen und Geschäftslocalen, sowie von Roll-, Zug- oder Klappläden, oder Vorhängen von Möbeln und sonstigen Gebrauchsgegenständen Arsen-haltige Farben keine Verwendung finden dürfen.

Das Verbot bezieht sich natürlich auch auf den Verkauf der genannten Gegenstände, wenn sie mit giftigen Farben hergestellt und zu dem eben angegebenen Gebrauch bestimmt sein sollen.

Gesundheitsschädliche bezw. giftige Farben im Sinne des Gesetzes sind diejenigen Farbstoffe und Farbzubereitungen, die Antimon, Arsen, Barium, Blei, Cadmium, Chrom, Kupfer, Quecksilber, Uran, Zink, Zinn, Gummigutt, Korallin oder Pikrinsäure enthalten.

---

2. Kapitel: Gewerbebetriebe und ihre Beziehungen zur öffentlichen Gesundheitspflege.

Gewerberäthe. Fabrikinspectoren. Kreismedicinalbeamte. Vorkehrungen zum Schutz der Arbeiter in den Fabriken und Kleingewerbebetrieben. Haftpflichtgesetz. Unfallversicherung. Giftverkehr.

Der Gewerbe- und Fabrikbetrieb.

Die ausserordentliche Entwicklung, welche die Gewerbe- und Fabrikanlagen, d. h. der Klein- und Grossgewerbebetrieb in den letzten Jahrzehnten, erfahren haben, hat sich vielfach ohne Berücksichtigung irgend welcher hygienischer Fürsorge für das Wohl der in den Betrieben beschäftigten Männer, Weiber, Jünglinge, Mädchen und Kinder vollzogen und hierbei Zustände sich entwickeln lassen, die das Eingreifen der Sanitätsbehörde zu einer unbedingten Pflicht machten.

Theils war es die Dauer der Arbeitszeit, die ohne Rücksicht auf Alter und Geschlecht nur nach dem Bedürfnisse des Betriebes bemessen war, theils waren es ungeeignete Arbeitsräume, welche, ohne genügende Lufterneuerung, bei massenhafter Staubentwickelung, oder erfüllt mit giftigen Ausdünstungen und durch excessive Temperaturen, die Gesundheit der Arbeitenden in hohem Grade gefährdeten, theils war es die Arbeit selbst, die zu ungesunden Arbeitsstellungen zwang, oder durch unerträgliche Geräusche das Nervensystem zerrüttete, wobei der Arbeitende noch den Gefahren des Maschinenbetriebs ungeschützt ausgesetzt war, Zustände, welche unseren heutigen Anschauungen über die Verpflichtung des Staates, den Gesundheitsschutz auch des Einzelnen gegen Schädigungen aus der Entwicklung der Gesammtheit zu gewährleisten, in keiner Weise mehr entsprachen.

Da auf eine freiwillige Abstellung von Missständen durch die Arbeitgeber wohl nur in Ausnahmefällen zu rechnen war, so blieb nicht weiteres übrig als der Weg der Gesetzgebung, um menschenwürdige Zustände auf dem fraglichen Gebiet zu schaffen, und thatsächlich ist jetzt die Gewerbehygiene wohl derjenige Theil der öffentlichen Gesundheitspflege, welcher am fürsorglichsten gepflegt und beachtet wird, wenn auch die Anordnung und Beaufsichtigung der gewerblichen Betriebe in sanitärer Beziehung keineswegs in den richtigen Händen liegt, wie dies schon oben kurz angedeutet worden ist.

Die Aufsicht über bestehende sowohl, als die Anordnung der Beschaffung weiterer hygienischer Forderungen zum Schutze der Gesundheit der Arbeiter gehört in die Hände medizinisch gebildeter Sachverständiger, die sich leichthin mit den in Betracht kommenden mechanischen oder chemischen u. s. w. Einrichtungen soweit vertraut machen können, dass sie zu beurtheilen in der Lage sind, ob und in wie weit eine Gesundheitsschädigung der Arbeiter zu erwarten steht, was der chemisch oder maschinen- oder bautechnisch gebildete Fabrikinspector niemals vermag. Neben den Fabrikinspector gehört also unbedingt der beamtete Arzt zur Beaufsichtigung der Fabrikbetriebe, soll dieselbe eine rationelle und erfolgreiche sein, und scheint es mir hoch an der Zeit, bezüglich der jetzt wenigstens in Preussen bestehenden Aufsicht der Fabriken eine sachgemässe Aenderung eintreten zu lassen.

Die Forderungen, welche der Staat an den Arbeiterschutz in Fabriken und Kleingewerbebetrieben stellt, sind zum Theil gesetzlich festgelegt, zum Theil durch Polizeiverordnungen geregelt und beziehen sich zunächst auf die Beschaffung genügender Arbeitsräume bezw. die Lufterneuerung in denselben u. s. w. Nicht nur dass den Arbeitern genügend Luftraum zur Arbeit gewährt werden muss, und dass für eine ausreichende Erneuerung der verbrauchten Luft Sorge zu tragen ist, es muss auch dem Arbeiter Gelegenheit gegeben werden, den von der Arbeit herrührenden Staub und Schmutz los zu werden, ehe er die Arbeitsstätte verlässt, seinen Körper von dem oft ansteckende Krankheitskeime bergendeu Fabrikstaub zu reinigen; es ist ihm auch die Möglichkeit zu gewähren, eine genügende und bequeme Ruhestätte in den Arbeitspausen zu finden, in welchen die Einnahme der Mahlzeiten ungestört und fern von den schädigenden Momenten des Fabrikbetriebes (Arsen, Bleistaub, Zinkstaub etc.) erfolgen kann, auch ist für ausreichendes und tadelfreies Trinkwasser zu sorgen.

Sowohl gegen die Schädigungen der Athmungsorgane durch Staub als auch durch gasförmige Producte der Arbeit ist eine ausreichende Sicherheit dadurch zu gewähren, dass die verschiedenen Staubarten am Orte ihrer Entstehung ebenso wie die giftigen gasförmigen Producte sofort aufgefangen und abgeführt werden, zu welchem Zwecke man sich geeigneter Staubfänger und kräftiger Exhaustoren zu bedienen hat. Von schädlichen Staubarten verdienen vor allen die Producte der Woll- und Baumwollkratzereien, die besonders bedenklichen Produkte der Lumpenverarbeitungsanstalten, der Steinschleifereien, Metallschleifereien, Thondrehereien u. s. w., von giftigen Gasen die Arsenwasserstoffverbindungen, Chlor, Salpetersäure, schwefliche Säure, Schwefelwasserstoff, Kohlensäure, Kohlenoxydgas u. s. w. Beachtung. Direct giftiger Staub wird producirt bei dem Verhütten von Erzen, bei der Bearbeitung von Quecksilber, Blei, Zink, Arsen und Phosphor.

Den Arbeitern, welche durch ungesunde Körperhaltung, z. B. beim Schleifen und Drehen oder durch einseitigen Gebrauch eines Gliedes, wie beim Graviren, Schriftsetzen, Nähen u. s. w. in Gefahr sind an ihrer Gesundheit im Allgemeinen oder der dauernden Gebrauchsfähigkeit einzelner Glieder Schaden zu leiden, sind grössere Arbeitspausen zu gewähren wie denjenigen, welche in reicher Abwechslung ihrer Thätigkeit kein einzelnes Glied ihres Körpers auf die Dauer überanzustrengen gezwungen sind. Gegen blendende Lichteindrücke bei Feuerarbeiten u. s. w. und die Einwirkung zu hoher oder zu niedriger Temperaturen sind geeignete Schutzmassregeln erforderlich und ist namentlich bei ersteren wegen der enormen Schweissproduction, die zu Hautkrankheiten disponirt, für die Ermöglichung einer besonders sorgfältigen Hautpflege durch Bäder etc. zu sorgen und stets auf eine ausgiebige aber zugfreie Erneuerung der Luft der Arbeitsräume Bedacht zu nehmen.

Die Gefahren, welche der Maschinenbetrieb durch Zahntriebe, Schwungräder und Transmissionen, Sägen u. s. w. den Arbeitern bereitet, ist überall und in ausreichender Weise durch Schutzumkleidungen, Verbot flatternder Kleidungsstücke, Verbot des Auflegens der Transmissionsriemen auf die Scheiben mit der Hand u. s. w., Sorge zu tragen. Bauhandwerker sind durch Sicherung der Gerüste, Erdarbeiter durch genügende Abspriessungen der abgegrabenen

Erdwände, Bergleute durch gleiche Vorsichtsmassregeln zu schützen, namentlich bei letzteren ist für die Absaugung giftiger und irrespirabeler Gase und Zuführung frischer Luft besonders zu sorgen.

Die gesetzlichen Bestimmungen zum Schutze der Arbeiter in Gross- und Klein-Gewerbebetrieben enthält in Deutschland die Gewerbe-Ordnung vom 21. Juni 1869, welche im Januar 1873 im ganzen Deutschen Reiche eingeführt und durch verschiedene ergänzende Bestimmungen aus den Jahren 1878 (17./VII.), 1883 (1./VII.), 1891 (1./VI.) erweitert wurde. Für die Reichslande sind durch Verordnung vom 24. Dezember 1888 die Gewerbeverhältnisse im Anschluss an die Bestimmungen der deutschen Gewerbeordnung besonders geregelt. Auch die meisten anderen europäischen Staaten befinden sich im Besitze von gesetzlichen Bestimmungen, welche die Gewerbebetriebe betreffen.

Die Beaufsichtigung und Durchführung der Gewerbeordnung in Deutschland ist zum Theil Sache der Fabrikinspectoren, zum Theil der Ortspolizeibehörden, welche namentlich für die Anordnung einer Reihe weiterer Bestimmungen über einzelne hygienisch besonders bedenkliche Fabrikbetriebe zu sorgen haben.

An den Bezirksregierungen sind die Gewerberäthe zu Dezernenten in diesen Fragen bestellt, sie haben alljährliche Berichte über ihre Thätigkeit, die sich auf bestimmte Gebiete der Gewerbehygiene erstreckt, zu erstatten. Neben dem Schutze für die Arbeiter selbst, enthält die Gewerbeordnung auch Bestimmungen über den Schutz des Publikums gegenüber den schädlichen Ausdünstungen und sonstigen Belätigungen der Fabrikbetriebe, von welchen schon weiter oben die Rede war, insofern, als eine Reihe von Gewerbebetrieben, welchen von vornherein der Verdacht der Gesundheitsgefährlichkeit für ihre Umgebung anhängt, der besonderen Genehmigung der Bezirksverwaltungsbehörden bedürfen.

Die Krankenversicherung der Arbeiter und die Unfallversicherung sind natürlich von besonderer Bedeutung für die Fabrikbetriebe und als überaus segensreiche Errungenschaften der Neuzeit für die arbeitende Bevölkerung anzusehen und sollte diese mit Dankbarkeit und Anerkennung für die Staatsverwaltungen erfüllen, was leider nicht der Fall ist.

Für die Sicherung der Arbeiter vor den Gefahren des Betriebes und die Einführung aller Vorsichts- und Schutzmassregeln zur Verhütung der Unfälle in den Fabriken bietet das Gesetz vom 7. Juni 1871, betreffs der Haftpflicht der Eisenbahnen, Bergwerke u. s. w., für die bei dem Betrieb herbeigeführten Tödtungen und Körperverletzungen, eine weitere nicht zu unterschätzende Garantie. Eine eingehende Schilderung der durch die Gewerbebetriebe möglichen Gesundheitsschädigungen und -Störungen kann hier natürlich nicht gegeben werden, es muss dieserhalb auf die zahlreiche Litteratur über Gewerbehygiene verwiesen werden.

Mit dem Gewerbebetrieb eng verbunden sind die Bestimmungen über den **Giftverkehr**, die hier mit Rücksicht auf die Forderungen der öffentlichen Gesundheitspflege noch kurz Erwähnung finden sollen.

In vielen Gewerbebetrieben gehören giftige Metalle und chemische Verbindungen solcher zu den Dingen, mit welchen sich die Arbeiter alltäglich zu beschäftigen haben und zwar nicht nur im Fabrikbetriebe, sondern auch im kleinen Handwerk.

Es bestehen daher in geordneten Staatsverwaltungen überall besondere Giftordnungen, welche die Abgaben der giftigen Substanzen aus Apotheken und Drogerien regeln und unter Aufsicht stellen, leider aber besitzen wir noch keine einheitliche Reichsgiftordnung, deren endlicher Erlass schon mit Rücksicht auf die vielfach veralteten Bestimmungen der Giftordnungen der deutschen Einzelstaaten, ein längst gefühltes Bedürfniss ist.

Es wäre zu wünschen, dass diese zu erwartende Reichsgiftordnung etwas strengere Bestimmungen enthielte über die Qualification der Personen, denen der Kleinhandel mit Giften anvertraut werden muss, weil man denselben nicht ausschliesslich in die Apotheken verlegen kann.

Heute verkaufen Personen Gift zu gewerblichen Zwecken und lagern grosse Vorräthe derselben, ohne eine Ahnung von der Wirksamkeit der Substanzen zu haben, mit welchen sie in einer Weise verkehren, dass es jetzt in den Detaildrogenhandlungen nicht zu den Seltenheiten gehört, die heftigsten Gifte mitten unter Nahrungs- oder Genussmitteln aufbewahrt zu sehen, dass ein Standgefäss mit Strychnin als leer bezeichnet und ohne Sorge bei Seite geworfen wird, in dem von den feinen Cristallen noch genug hängen geblieben ist, um ein Dutzend Menschen zu tödten.

Die Concession zum Gifthandel dürfte in Zukunft nur solchen Personen verliehen werden, die über die Wirksamkeit dieser Substanzen durchaus unterrichtet und als zweifellos zuverlässig bekannt sind. Ihnen würde auch die volle Verantwortung für alle Unregelmässigkeiten im Giftverkehr zur Last zu legen sein. Lehrlinge sind garnicht, Gehilfen nur im Nothfalle zur Giftabgabe heranzuziehen.

Der Gifthändler ist gehalten, über den Giftverkehr sowohl nach Eingang als Verkauf der Waare ein Buch zu führen und diese nur gegen vorschriftliche Giftscheine, die polizeilich gegengezeichnet sein müssen, abzugeben. In dem Gift-Ein- und Verkaufsbuch ist die Seitenzahl behördlich zu bezeichnen und zu bescheinigen. Die Giftscheine und das Giftbuch sind sorgfältig zu bewahren.

Die Gifte selbst sind nach den für die Apotheken massgebenden Bestimmungen zu bezeichnen und aufzubewahren und nur in guter fester Umhüllung und mit deutlicher Bezeichnung an erwachsene Personen abzugeben.

Alljährlich mehrmals hat durch genaues Nachwägen der Giftvorräthe im Vergleich zur Menge der abgegebenen Gifte eine strenge Controle durch die Polizeibehörde zu erfolgen.

Als Gifte sind die in den Tabellen B. und C. des Arzneibuchs für das Deutsche Reich aufgeführten Stoffe zu betrachten.

---

3. Kapitel: Massregeln zur Bekämpfung ansteckender Geschlechtskrankheiten.

Prostitution und Abolitionismus. Casernirungssystem (Bordelle). Einschreibesystem. Aerztliche Controle. Mangel ärztlicher Behandlung der Prostituirten. Erleichterung der Aufnahme in die Krankenhäuser. Gleichstellung der venerisch Erkrankten in den Krankenkassen. Geeignete Unterweisung der reiferen Jugend über die Gefahren des freien Geschlechtsverkehrs. Einreihung der venerischen Krankheiten unter die Anzeigepflicht.

Prostitution.

Der Kampf gegen die gewerbsmässige Preisgabe des höchsten materiellen Besitzes, dessen sich der Mensch erfreut, seines eigenen Körpers und dessen Gesundheit zum Zwecke der Befriedigung des Geschlechtstriebes Anderer, ist in neuester Zeit wieder durch die Unsicherheiten, die das Zuhälterthum in den grösseren Städten mit sich bringt, und in Rücksicht auf die zunehmende Verbreitung ansteckender Geschlechtskrankheiten auf der ganzen Linie entbrannt, hier völlige Freiheit der Bestimmung über den eigenen Körper zum Zwecke der Prostitution ohne Rücksicht auf die Folgen fordernd, dort strengste polizeiliche Beaufsichtigung derselben heischend, um endlich dem erschreckenden Ueberhandnehmen der gewerbsmässigen Prostitution und ihren Folgen wirksam entgegentreten zu können.

Der sog. Abolitionismus, welcher die erstere Richtung vertritt, hat bei uns in Deutschland niemals viele Anhänger zu gewinnen vermocht, da die Anschauungen desselben, seien sie nun aus sittlich-religiösen, seien sie aus menschlich rechtlichen Gesichtspunkten hergeleitet, denjenigen der heutigen öffentlichen Gesundheitspflege nicht entsprechen, weil dieser unter allen Umständen die Pflicht zufällt, die Gesammtheit der Staatsbürger vor Gesundheitsschädigungen aus der Masse der Gesellschaft heraus zu schützen.

Es kann wohl keinem Zweifel unterliegen, dass die gewerbsmässige Prostitution eine Gesundheitsgefahr für die Allgemeinheit in sich schliesst, wie sie bedenklicher nicht ausgedacht, die nicht energisch genug bekämpft werden kann, wenn auch über das Wie? die Akten sobald noch nicht werden geschlossen werden können. Die Prostitution an sich ist so alt wie das Menschengeschlecht, ihren verderblichen gefahrbringenden Character erhält sie aber erst da, wo sie zum gewerbsmässigen Berufe wird und diese Entwicklung nimmt die Prostitution überall dort, wo die centripetale Bewegung der Bevölkerung nach den grossen Städten und die Aufstauung grosser Menschenmassen in denselben, die Schwierigkeit des Erwerbs den weiblichen Theil der Bevölkerung, welcher sich zudem hier immer in Ueberzahl befindet, zur Nutzbarmachung anderer Erwerbsquellen drängt und bei dem gleichzeitigen Zusammenfluss vieler jugendlicher männlicher Personen das Gewerbe der Prostitution zu einem nutzbringenden gestaltet.

Die Gefahr der gewerbsmässigen Prostitution, liegt für die öffentliche Gesundheitspflege lediglich in der Verbreitung der Geschlechtskrankheiten, weil die sittlichen Schäden, die die Allgemeinheit aus der gewerbsmässigen Prostitution und ihren Anhängseln erleidet, nicht vor ihr Forum gehören, wenn ihre Bedeutung auch keineswegs verkannt werden soll, wenn im Gegentheil gerade aus ihnen die Berechtigung der strengsten sittenpolizeilichen Controle der gewerbsmässigen Prostitution hergeleitet werden muss, mit der die sanitätspolizeiliche Aufsicht Hand in Hand zu gehen hat.

In neuerer Zeit ist man nicht nur in Deutschland, sondern auch in anderen europäischen Staaten zu der Ueberzeugung gekommen, dass mit der sog. Casernirung der Prostituirten d. h. mit der Errichtung von Bordellen weder für die Zwecke der Sitten- noch der Sanitätspolizei ein Vortheil zu erwarten steht, da mit der Casernirung, abgesehen von dem Odium, welches der Staat durch diese Concessionirung der gewerbsmässigen Prostitution auf sich nehmen würde, weder eine Verminderung der Strassenprostitution zu erwarten, sondern im Gegentheil zu befürchten steht, dass bei dem mit dem Casernirungssystem untrennbar verbundenen strengsten Unterdrückungssystem jeder vagirenden gewerbsmässigen Prostitution diese von der Strasse in ungeeignete Winkel, in Verbrecherkneipen und verdächtige Wirthshäuser verdrängt, und der sog. Gelegenheitsprostitution in die Hände gearbeitet werden würde, weil es nicht Jedermanns Sache sein dürfte, ein Bordell zu besuchen.

Man hat deshalb die bei Gelegenheit der parlamentarischen Verhandlung über die Unterdrückung des Zuhälterwesens aufgeworfene Frage der Casernirung der Prostituirten wieder fallen gelassen, nachdem namentlich von ärztlicher Seite mit ziffermässigen Belegen die Unwirksamkeit des Casernirungssystems auf die Verbreitung der Geschlechtskrankheiten dargethan worden ist.

Aber auch durch das jetzt übliche Controlsystem, durch das sog. Einschreibverfahren wird nach keiner Richtung, weder nach der sittlichen noch der sanitären Seite hin ein befriedigender Erfolg erreicht, und es ist eine besonders dankenswerthe Aufgabe der öffentlichen Gesundheitspflege, sich mit der Lösung dieser brennenden socialen Frage zu beschäftigen.

Es wird und gewiss mit Recht überall über die zu grosse Strenge der sittenpolizeilichen Vorschriften und ihrer Handhabung geklagt, die in den Prostituirten bereits lediglich Verbrecher erblicken, ohne dem Umstand Rechnung zu tragen, dass sich darunter nicht eben selten Opfer unserer modernen Zustände befinden, die als Unglückliche wohl zu bedauern sind, denen aber die Strenge der polizeilichen Massregeln nicht die Möglichkeit nehmen sollte, sich von der durch Zufälle oder Noth betretenen Bahn entfernen zu können. Es wird daher gefordert, mit der Einschreibung nur vorsichtig und nur da zu Werke zu gehen, wo es sich wirklich um gewerbsmässig prostituirte Personen handelt.

Es wird ferner und mit Recht getadelt, dass man den gewerbsmässig Prostituirten jeden anständigen Unterschlupf versagt, und sie so mit Wissen in die Hände der Zuhälter giebt.

Würde man es ihnen ermöglichen zu zwei oder drei in einer gemeinschaftlich gemietheten Wohnung zusammenzuwohnen, aber ohne dass der Hauswirth sofort einer lächerlichen Auslegung des Kuppeleiparagraphen auf Denunziation eines feindlichen Nachbars hin unterfiele, so würden über diese Personen, welche sich gewissermassen einer freiwilligen Casernirung unterzogen hätten, leicht die erforderliche Controle zu handhaben sein, sie würden von der Strasse verschwinden und aus den Händen der Zuhälter genommen, sich sicher allen erforderlichen Massnahmen der Sitten- und Sanitätspolizei unterwerfen, wozu sie natürlich unter keinen Umständen zu bringen sind, so lange man sie schlechter wie die Hunde behandelt und dem Verbrecherthum wissentlich in die Arme treibt.

Die gewerbsmässige Prostitution an sich mit Polizeimassregeln aus der Welt schaffen zu wollen, ist eine Utopie, ein aussichtsloser Kampf gegen eine Institution, welche mit der socialen Entwicklung der Menschheit ihre Fortexistenz gesichert hat und erst mit der Menschheit wieder verschwinden wird. Es kann nur die Aufgabe einer vernünftigen Polizei sein, die Auswüchse der Prostitution in sittlicher und sanitärer Beziehung zu bekämpfen und in Schranken zu halten.

Auch von ärztlicher Seite wird gerade jetzt am lautesten über die Folgen der rigorösen Polizeimassregeln geklagt, über die Art, wie die sanitätspolizeiliche Controle geübt wird, die lediglich dazu geeignet sei, die wirksame Bekämpfung der Verbreitung der ansteckenden Geschlechtskrankheiten zu erschweren und unmöglich zu machen.

So lange sich die gewerbsmässig Prostituirten beständig auf der Flucht vor der Polizeibehörde befinden, weil sie sich ohne irgend einen Paragraphen der üblichen sittenpolizeilichen Vorschriften zu übertreten kaum bewegen können, so lange wird die Bekämpfung der Geschlechtskrankheiten immer eine mangelhafte, unvollkommene und nur wenig wirksame sein können. Eine freiere, menschenwürdigere Behandlung der gewerbsmässigen Prostitution ist somit die unabweisbare Forderung, soll die Bekämpfung der Geschlechtskrankheiten wirksam unternommen werden.

Hierzu gehört aber, dass man sich von Polizeiwegen gewöhnt, in der syphilitisch erkrankten Prostituirten nicht nur eine Verbrecherin, sondern eine Kranke zu sehen, die Anspruch auf ärztliche Behandlung hat, wie jede andere Kranke, ja weit mehr als diese, weil sie besonders geeignet ist, ihre Krankheit weiter zu verbreiten. Es gehört aber auch ferner dazu, dass innerhalb der Krankenhäuser die Behandlung der kranken Prostituirten eine bessere wird, damit die Furcht vor den Krankenhäusern aufhört, die oft grösser als diejenige vor dem Gefängniss ist, weil sie in letzterem wenigstens zu essen bekommen, in den Krankenhäusern aber häufig die Hauptbehandlungsmethode in der Hungerkur besteht.

Es ist deshalb, wie Blaschko treffend sagt, der Hauptfehler des heutigen Controlsystems darin zu suchen, dass der Schwerpunkt desselben auf sittenpolizeilichen Massnahmen beruhe, und die Untersuchung der Prostituirten sowohl als besonders deren Behandlung nur als bedeutungslose Appendices der sittenpolizeilichen Controle zu betrachten seien.

Hier sei der Hebel an dem heutigen Controlsystem anzusetzen und zunächst zu fordern, dass:

1. die Untersuchungen in kürzeren Zwischenräumen vorgenommen werden,

2. dass die Dauer der Einzeluntersuchung eine längere, die Untersuchung selbst somit eine gründlichere wird (Microscopische Untersuchung auf Tripperkokken, Forschung nach Spuren früherer Syphilis u. s. w.),

3. dass die Zahl der Untersuchungsärzte so bemessen werde, dass die Untersuchung gründlich vorgenommen werden könne,

4. dass die Untersuchungen aus den Polizeigefängnissen in die Krankenhäuser verlegt werden (was bei den städtischen Verwaltungen häufig auf heftigen Widerstand stossen wird),

5. dass mit der Untersuchung der Prostituirten eine ambulante Behandlung derjenigen Krankheitsfälle stattfinde, die eine Krankenhausbehandlung nicht unbedingt erforderlich machen (d. h. die nicht oder wenigstens z. Z. nicht ansteckend sind, bei Unterlassung der Behandlung aber wieder in ein ansteckungsfähiges Stadium eintreten können).

6. dass die Untersuchungsärzte syphilidologisch und gynäkologisch gut vorgebildet seien.

Zur wirksamen Durchführung dieses verbesserten Controlsystems gehört aber vor allem die Beachtung der Winke die Neisser, welcher auf diesem Gebiet eine unbestrittene massgebende Erfahrung besitzt, giebt, wenn er sagt: „durch grosse Strenge und Härte ist bei den Prostituirten so gut wie Nichts auszurichten, es wird viel mehr erreicht durch consequentes Festhalten an dem Standpunkte, dass man es mit Kranken zu thun habe, Kranken nicht blos im körperlichen, sondern oft auch im geistigen Sinne und sehr oft mit Personen, die nicht von vornherein verabscheuungswürdig, sondern vielmehr bedauernswerth und hilfsbedürftig sind.“

Selbstverständlich ist die sanitäre Controle der Prostituirten allein nicht im Stande, die venerischen Krankheiten wirksam zu bekämpfen, weil diese auch durch die inficirten Männer ihre Verbreitung findet, also auch nach dieser Richtung eine Verbesserung der heutigen Zustände anzustreben ist, bei denen man den inficirten Mann, der von Rechtswegen ebenso zu behandeln wäre, wie die inficirten Prostituirten, ungeschoren laufen lässt, selbst wenn man ihn und seinen Zustand genau kennt. Hier ist eine Lücke in unserer Gesetzgebung und eine Aenderung dringend geboten. Die venerischen Krankheiten unter die anzeigepflichtigen aufzunehmen, widerstrebt noch unseren heutigen Anschauungen, ist aber vom rein sanitätspolizeilichen und hygienischen Standpunkt aus als das einzig richtige Mittel zu bezeichnen, weil diese Krankheit wirksam nicht anders zu bekämpfen ist wie jede andere ansteckende Krankheit auch. Vorläufig müssen wir uns noch mit den Vorschlägen Blaschko's bescheiden und verlangen:

1. den Fortfall aller gesetzlichen und aussergesetzlichen Beschränkungen zu Ungunsten der ärztlichen Behandlung Geschlechtskranker, wie sie z. B. in dem Krankenkassengesetze z. Z. noch bestehen.

2. die Gleichstellung der venerisch Kranken mit allen übrigen Kranken bezüglich der Aufnahme, Verpflegung und Behandlung in den Krankenhäusern.

3. die Vermehrung der für Geschlechtskranke bestimmten Bettenzahl, sowie Schaffung von öffentlichen Ambulatorien in Verbindung mit den Krankenhäusern und unentgeltliche Behandlung und Arzneimittelabgabe für Venerische.

4. Aufklärung der heranwachsenden Bevölkerung über Natur, Gefahren und Verbreitungsweise der Geschlechtskrankheiten, am besten im Anschluss an bestehende Einrichtungen, wie Krankenkassen, militärische Instructionen u. s. w.

C. Practischer Theil.

V. Abschnitt.

Die Aufgaben der Sanitätspolizei.

1. Kapitel. Die Massregeln zur Bekämpfung ansteckender Krankheiten.

a) Das Anzeigewesen bei ansteckenden Krankheiten. Gesetzliche Bestimmungen und Polizei-Verordnungen. Welche ansteckenden Krankheiten sind der Anzeigepflicht zu unterwerfen? Beschreibung der wichtigsten ansteckenden Krankheitsformen: Cholera, Typhus (abdominalis, exanthematicus und recurrens), Tuberculose, Lungenentzündungen, Diphtherie, Pocken, Scharlach, Masern, Rötheln, Syphilis und ansteckende andere Geschlechtskrankheiten, Kindbettfieber, Genickstarre, Ruhr, Malaria, Milzbrand, Rotz, Actinomycosis, Hundswuth, Trichinosis, Bandwurmkrankheiten, Anchylostomiasis, Krätze.

Nachdem in den vorhergehenden Abschnitten die Gesichtspunkte, von welchen die öffentliche Gesundheitspflege die Verbesserung der hygienischen

Verhältnisse der Staatsangehörigen ins Auge zu fassen hat, theoretisch zu entwickeln versucht wurde, wenden wir uns nunmehr zu der Schilderung der practischen Thätigkeit der öffentlichen Gesundheitspflege, zu der Besprechung, wie wir die theoretisch gewonnenen Kenntnisse in wirksamer Weise zur Erreichung des beabsichtigten Zweckes benützen und zur Anwendung bringen können.

Es wird sich hierbei in erster Linie wieder um die Bekämpfung der Infectionskrankheiten handeln, wesshalb es erforderlich erscheint, das Wichtigste über die Entstehung und das Wesen der einzeln derselben, kurz zu erörtern.

Die Aufgabe die Natur der Krankheit zu erkennen, d. h. die Diagnose zu stellen, ist Sache des Arztes; aber auch für den nicht ärztlich vorgebildeten Verwaltungsbeamten scheint es mir zum sicheren Verständniss der zu treffenden Anordnungen unbedingt erforderlich, dass er sich über das Wesen der einzelnen Infectionskrankheiten so weit klar wird, dass er weiss und beurtheilen kann, warum Dieses bei dieser, und Jenes bei jener Infectionskrankheit erforderlich ist, Dies und Jenes bei anderen Krankheiten unterlassen werden kann.

Man hat schon frühzeitig erkannt, dass ein wirksames Einschreiten gegen die Infectionskrankheiten nur da möglich ist, wo man deren Auftreten möglichst frühzeitig erfährt, und wo kein Fall derselben verheimlicht wird.

Im Publikum und leider auch von Seiten eines Theils der Aerzte ist man nur allzu geneigt, eine in der Familie bezw. in der Praxis aufgetretene ansteckende Krankheit zu vertuschen, einestheils um dem unangenehmen Gefühl des Gemiedenwerdens aus dem Wege zu gehen, dann, um sich den mit Kosten und allen möglichen Verkehrsbeschränkungen und Eingriffen in die persönliche Freiheit naturnothwendig verbundenen Massnahmen der Aufsichtsbehörde zu entziehen, oder von Seiten des Arztes, um einer Controle seiner Diagnose, seines ärztlichen Handelns etc. durch den beamteten Arzt aus dem Wege zu gehen.

Häufig wird die Infectionskrankheit verschwiegen durch eine, wenn auch falsche, so doch nicht absolut zu verdammende Rücksicht auf die mühsam erworbene Clientelschaft des Arztes, und auch heute noch ist der Arzt formell vollständig berechtigt, bei den nicht anmeldepflichtigen ansteckenden Krankheiten sich hinter der ärztlichen Discretionspflicht zu verschanzen, wie dies bei Syphilis vollkommen Gebrauch ist und leider selbst syphilitischen Prostituirten gegenüber diese verständnisslose und lediglich egoistischen Motiven entspringende Rücksichtnahme geübt wird.

Man hat deshalb staatlicherseits eingesehen, dass ohne Zwang ein wirksames Eingreifen der Sanitätsbehörden in die Bekämpfung der einzelnen Infectionskrankheiten nicht durchführbar sein kann und sowohl auf dem Wege der Gesetzgebung, wie der polizeilichen Anordnung die unterlassene Befolgung sanitätspolizeilicher Massnahmen unter Strafe gestellt.

Von Reichswegen ist die Unterdrückung gemeingefährlicher Krankheitsausbrüche*) im Strafgesetzbuch für das Deutsche Reich strafrechtlich geschützt, in dem dasselbe bestimmt:

§ 327. Wer die Absperrungs- und Aufsichtsmassregeln oder Einführungsver- „bote, welche von der zuständigen Behörde zur Verhütung des Einführens oder „Verbreitens einer ansteckenden Krankheit angeordnet sind, wissentlich verletzt, „wird mit Gefängniss bis zu 2 Jahren bestraft.

„Ist in Folge dieser Verletzung ein Mensch von der ansteckenden Krankheit „ergriffen worden, so tritt Gefängnissstrafe von 3 Monaten bis zu 3 Jahren ein.

§ 222. Wer durch Fahrlässigkeit den Tod eines Menschen verursacht, wird „mit Gefängniss bis zu 3 Jahren bestraft.

„Wenn der Thäter zu der Aufmerksamkeit, welche er aus den Augen setzte, „vermöge seines Amtes, oder Berufes, oder Gewerbes, besonders verpflichtet war, „so kann die Strafe auf 5 Jahre Gefängniss erhöht werden.

§ 230. Wer durch Fahrlässigkeit die Körperverletzung (auch Krankheit ist „eine Körperverletzung) eines Andern verursacht, wird mit Geldstrafe bis zu „900 Mark oder mit Gefängniss bis zu 2 Jahre bestraft.

„War der Thäter zu der Aufmerksamkeit, welche er aus den Augen setzte, ver- „möge seines Amtes, Berufes, oder Gewerbes, besonders verpflichtet, so kann die „Strafe auf 5 Jahre Gefängniss erhöht werden.

Nach den Bestimmungen der Gewerbeordnung für das Deutsche Reich in der Fassung vom 1. Juli 1883 (R.-G.-B. S. 177) ist der Bundesrath bezw. der Reichskanzler im Einverständniss mit dem Ausschuss des Bundesraths befugt, zur Abwehr und Unterdrückung von Seuchen Verkehrsbeschränkungen anzuordnen (§ 56 b), wie auch dieses Gesetz in seinem § 57 die Verbreitung ansteckender Krankheiten überhaupt dadurch zu verhindern bestrebt ist, dass es den Verkehr mit ansteckenden Krankheiten behafteter Menschen oder solcher, welche wegen Uebertretung der Seuchengesetze bereits bestraft sind, unter beschränkende Bestimmungen bezüglich des Gewerbebetriebes im Umherziehen stellt.

In den einzelnen Staaten des Deutschen Reiches sind die Vorschriften über die Unterdrückung ansteckender Krankheiten theils einheitlich durch Gesetz oder Verordnung geregelt, theils beschränken sie sich nur auf besondere ad hoc zu treffende Massregeln gegenüber einzelnen Krankheiten.

Zu den ersteren Staaten gehören:

1. Preussen.

Das Recht zum Erlass der Anordnungen von Absperrungs- und Aufsichtsmassregeln zur Verhütung des Einführens oder Verbreitens einer ansteckenden Krankheit (§ 327 St.-G.B.) steht in Preussen auf Grund der §§ 136 bis 145 des Gesetzes über die allgemeine Landesverwaltung vom 30. Juli 1883 (Preussische G. S. S. 229) den Verwaltungsbehörden zu, deren Competenzen in den angezogenen Paragraphen genau limitirt sind, welche auch, abgesehen von den Fällen, die unter

*) Die Bestimmungen über die Verbreitung von ansteckenden Thierkrankheiten können hier ausser Acht bleiben, weil selbst deren seuchenartige Ausbreitung eine directe Gefahr für die menschliche Gesundheit nicht bedingt.

das Strafgesetzbuch gehören, zur Durchführung ihrer Anordnungen Zwangsmassregeln (§ 132 des angezogenen Gesetzes) in Anwendung zu ziehen befugt sind. Die Anordnungen selbst bewegen sich in den alten Provinzen im Rahmen des Gesetzes über die Polizeiverwaltung vom 11. März 1850 (G. S. S. 265) und, in den 1866 erworbenen Landestheilen, der Allerhöchsten Verordnung vom 20. September 1867 (G. S. S. 1529). Schon frühzeitig sind in Preussen durch das mit Gesetzeskraft ausgestattete Regulativ vom 8. August 1835 die Vorschriften über die Bekämpfung ansteckender Krankheiten generell und speciell genau und umfassend geregelt, und als principiell bezw. bedingt anzeigepflichtige Krankheiten Cholera, Typhus, Ruhr, Pocken, Masern, Scharlach, Rötheln, contag. Augenentzündung, Syphilis, Krätze, Weichselzopf, bösartiger Kopfgrind, Krebs, Schwindsucht, Gicht, Tollwuth, Milzbrand, Rotz und Wurm (letzterer nur bei Menschen) bezeichnet und im § 9 bestimmt, dass alle Familienhäupter, Haus- und Gastwirthe, sowie Medicinalpersonen nach Massgabe der bezüglich der angeführten Krankheiten getroffenen Bestimmungen zu verfahren und demgemäss, sowie auch bei plötzlich eingetretenen verdächtigen Erkrankungs- und Todesfällen gehalten sind, der Ortspolizeibehörde ungesäumt schriftlich oder mündlich Anzeige zu machen. Gleichzeitig ist mit diesem Regulativ auch eine Desinfectionsordnung ergangen, welche jedoch heute vielfach veraltet ist, so dass neuere hierauf bezügliche Bestimmungen erforderlich wurden, von welchen weiter unten die Rede sein wird.

Das Preussische Regulativ ist sowohl in der 1866 hinzugekommenen Provinz Schleswig-Holstein, als in den 1866 neu erworbenen Provinzen Hannover und Hessen-Nassau nicht eingeführt, wenn es auch häufig in einzelnen Fällen bei behördlichen Anordnungen zur Anwendung gezogen wird, namentlich da, wo die älteren Medicinalordnungen den heutigen Anforderungen gegenübe nicht ausreichen.

Für die Provinz Schleswig-Holstein beschäftigt sich das Patent vom 25. Mai 1804 in pos. 5 mit der Meldung von ansteckenden Krankheiten im Allgemeinen, und erst die Reg.-Polizeiverordnung vom 10. Mai 1890 (Reg.-Amtsblatt S. 209) regelt die Anzeigepflicht der practicirenden Aerzte, welche im Gegensatze zum Regulativ vom 8./VIII. 1835 allein zur Anzeige angehalten werden.

In der Provinz Hannover sind die Bestimmungen über Anzeige von ansteckenden Krankheiten in den einzelnen Regierungsbezirken durch Regierungs-Polizei-Verordnungen geregelt.

Diese legen den Haushaltungsvorständen, Anstaltsvorständen, Gast-, Herbergs-, Quartier- und Hauswirthen oder den Stellvertretern, den Aerzten und allen Personen, welche sich, auch ohne als Arzt approbirt zu sein, mit der Heilung von Krankheiten befassen, sowie den Hebammen, die Anzeigepflicht auf. Die Anzeigen haben in manchen Bezirken in jedem Falle zu erfolgen, in andern Bezirken nur bei epidemischem Auftreten. Die Meldungen gehen an die Kreis-Physiker (Reg.-Bez. Hannover) oder an die Ortspolizeibehörden.

Die einzelnen Regierungs-Polizei-Verordnungen datiren:

Reg.-Bez. Hannover vom 25. Juli 1881,
" " Hildesheim vom 28. Nov. 1882 bezw. 10. Dec. 1888 (Meningitis cerebrospinalis),
" " Lüneburg vom 25. November 1889,
" " Stade vom 11. October 1889,
" " Osnabrück zom 15. März 1889,
" " Aurich vom 30. Mai 1889.

Die Anzeigepflicht erstreckt sich im Grossen und Ganzen auf dieselben Krankheiten, wie im Regierungsbezirk Wiesbaden. (S. unten).

In Kurhessen d. h. im jetzigen Regierungsbezirk Cassel der Provinz Hessen-Nassau ist die Anzeigepflicht neben den etwa einschlagenden Bestimmungen der Kurhessischen Medizinalordnung vom 10. Juli 1830 durch die Reg.-Pol.-Verordng. vom 30. November 1877 geregelt, welche Haushaltungsvorständen und Aerzten die Anzeige von Cholera und Pocken, dem Arzte allein die von Typhus exanthematicus, Wuthkrankheit, Milzbrand, Karbunkel und Trichinosis auferlegt, im übrigen anordnet, dass für einzelne Orte und Kreise bei dem Ausbruch von Epidemien von Typhus abdom. und recurrens., Ruhr, Scharlach, Diphtherie und contag. Augenentzündung auch für diese Krankheiten die Anzeigepflicht (für die Dauer der Epidemie) angeordnet werden kann. Die Anzeigepflicht für Kindbettfieber ist durch besondere Reg. Pol.-Verordng. vom 17. Dezember 1880 (Reg. Amtsbl. S. 324) den Aerzten und Hebammen ein für allemal auferlegt.

Im Regierungsbezirk Wiesbaden derselben Provinz, welcher sich aus Theilen des vormaligen Kurfürstenthums Hessen, des Grossherzogthums Hessen, aus dem früheren Herzogthum Nassau, der früheren Landgrafschaft Hessen-Homburg und der früheren freien Reichsstadt Frankfurt a/M. zusammensetzt, ist die Anzeigepflicht bei ansteckenden Krankheiten neben etwaigen Bestimmungen der Kurfürstlich Hessischen Medizinalordnung vom 10. Juli 1834, der Grossherzoglich Hessischen Medizinalordnung vom 25. Juni 1861, des Herzoglichl. Nassauischen Medizinalediktes vom 14. März 1818, der Landgräflich Hessen-Homburg'schen Medizinalordnung vom 1. Mai 1831 und der Medizinalordnung der freien Stadt Frankfurt a/M. vom 29. Juli 1841, welche, soweit sie nicht durch andere Bestimmungen mit Gesetzeskraft aufgehoben sind, noch zu Recht bestehen, durch die Reg.-Pol.-Verordng. vom 28. August 1882 (Reg. Amtsbl. S. 315) geregelt, die den Haushaltungsvorständen und Aerzten die Anzeige von Cholera, Pocken, Flecktyphus und Rückfallfieber, den Aerzten allein diejenige von Typhus abdom., Masern, Scharlach, Diphtherie, Kindbettfieber, bösartiger Ruhr, contagiöser Augenentzündung, Wuthkrankheit, Milzbrand (Pustula maligna), Rotz und Trichinosis auferlegt, wozu neuerdings durch Reg.-Pol.-Verordng. vom 15. März 1894 (Reg. Amtsbl. S. 113) noch Meningitis cerebrospinalis als für Aerzte anzeigepflichtig hinzu gekommen ist.

Die Hebammen sind durch die Reg.-Pol.-Vdg. vom 14. November 1883 (Reg. Amtsbl. S. 337) gehalten, jeden Fall von Kindbettfieber in ihrer Praxis bei dem Physikus direct zur Anzeige zu bringen und durch dieselbe ebenfalls verpflichtet, den Bestimmungen des § 15 der Anweisung zur Verhütung des Kindbettfiebers vom 22. November 1888 bezügl. der Anzeigepflicht nachzukommen.

2. Bayern.

In Bayern ist die Anzeigepflicht bei ansteckenden Krankheiten durch die Allerhöchste Verordnung vom 13. Juli 1862 in Verbindung mit dem revidirten Polizeistrafgesetze vom 26. Dezember 1871 dahin geregelt, dass ein für allemal, jedoch nur von Aerzten, Pocken, Cholera, Typhus exanthematicus, Wuth, Rotz und Milzbrand zur Anzeige zu bringen sind, während bei Ruhr, Hospitalbrand, Typhus abdominalis, Kindbettfieber, Diphtherie, contag. Augenentzündung, Scharlach und Masern die Aerzte nur dann zur Anzeige verpflichtet sind, wenn diese Krankheiten in auffallender Weise und Heftigkeit auftreten. Durch Ministerial-Erlass vom 3. Mai 1865 ist die Anzeigepflicht ferner auch für alle Fälle von Meningitis cerebro-spinalis epid. angeordnet.

3. Sachsen.

Im Königreich Sachsen wird die allgemeine Anzeigepflicht für Cholera, Typhus, Diphtherie und Scharlach durch den Ministerial-Erlass vom 9. Mai 1890 angeordnet mit der Massgabe, dass bei den gedachten Krankheiten der Arzt verpflichtet ist, dem Bezirksarzt von jedem einzelnen Falle Anzeige zu erstatten, bei den Uebrigen nicht namentlich angeführten Infectionskrankheiten ist eine Anzeige nicht erforderlich.

4. Würtemberg.

Der Ministerial-Erlass vom 5. Februar 1872 (Reg. Bl. S. 52) bestimmt unter Hinweis auf das Gesetz über die Aenderung des Polizeistrafrechts vom 27. December 1871, dass von dem Ausbruche von Pocken, Cholera und Wuth die Angehörigen des Kranken bezw. diejenigen Personen, welche die Pflege des Kranken übernommen haben, Anzeige an die Ortsbehörde zu erstatten verpflichtet sind. Erst wenn die Behandlung eines solchen Kranken dem Arzt übergeben ist, geht die Anzeigepflicht auf diesen über.

Im Uebrigen ist nur über umfangreiche Epidemien von Flecktyphus, Abdominal-Typhus, Ruhr, Diphtherie und Scharlach jedoch nur von den Ortsbehörden an die Oberämter zu berichten.

5. Baden.

Der Ministerial-Erlass vom 30. Dezember 1881 (Ges. und Vdgsbl. 1882 No. 1) bestimmt, dass der behandelnde Arzt jeden Fall von Pocken, Cholera, Kindbettfieber, Typhus, Scharlach und Diphtherie zur Anzeige zu bringen hat, die

Verpflichtung der Anzeige von Masern, Ruhr oder Keuchhusten tritt nur bei deren epidemischem Auftreten, jedoch nicht für jeden einzelnen Fall ein.

6. Mecklenburg-Strelitz.

Die Regierungs-Verordnungen vom 9. März 1872, vom 21. Juli und 28. October 1886 enthalten die Anzeigepflicht für die Aerzte für jeden Fall von Pocken, Cholera und Diphtherie.

7. Braunschweig.

Durch das Polizei-Strafgesetzbuch vom 31. Dezember 1874 wird den Aerzten die Anzeigepflicht aller Fälle von Pocken, Cholera, Typhus, Rose etc. auferlegt.

8. Sachsen-Meinigen.

Der Ministerial-Erlass vom 9. November 1836 bestimmt, dass alle Familienhäupter, Hauswirthe, Gastwirthe und ausübende Medizinalpersonen gehalten sind, jeden Fall von Wuth, bösartiger Cholera, Typhus, bösartiger Ruhr, Diphtherie, Milzbrand, Rotz und Wurm, bösartigem Scharlach, Masern und Rötheln und solche Fälle von Syphilis, Krätze, bösartigem Kopfgrind, Krebs, Schwindsucht und Gicht (!) deren Verschweigung für die Kranken selbst oder allgemein nachtheilige Folgen mit sich führen könnte, anzuzeigen.

9. Sachsen-Altenburg.

Die Ministerial-Erlasse vom 23. Juli 1884 bezw. vom 30. März 1889 regeln die Anzeige für Cholera und Pocken für die Aerzte und Kindbettfieber sowie contag. Augenentzündung Neugeborener für die Hebammen.

10. Sachsen-Coburg-Gotha.

Der Ministerial-Erlass vom 27. Februar 1882 bestimmt, dass die Angehörigen oder Hausgenossen des Kranken und die Aerzte jeden Fall von Cholera, Typhus, Pocken, Diphtherie, Ruhr, Kindbettfieber und als solches verdächtiger Erkrankungen, die Aerzte allein jeden Fall von Scharlach und Masern zur Anzeige zu bringen haben.

11. Anhalt.

Nach dem Ministerial-Erlass vom 15. October 1882 haben die Aerzte alle Fälle von Cholera, Pocken, Typhus, Diphtherie, Scharlach, bösartigen Masern, Ruhr, contagiösen blennorrhoischen Augenentzündungen und Kindbettfieber, Wuth, Trichinosis, Rotz und Milzbrand, die Haushaltungsvorstände bezw. die Hauswirthe jeden Fall von Cholera, Pocken, Typhus und Trichinosis, die Hebammen jeden Fall von Kindbettfieber zur Anzeige zu bringen.

12. Schwarzburg-Rudolstadt.

Hier bestimmt der Ministerial-Erlass vom 26. Januar 1872, dass das Familienhaupt, der Hauswirth, Gastwirth oder Arzt jeden Fall von Cholera,

Pocken und Typhus, der Arzt allein den ersten in seine Behandlung kommenden Fall von bösartiger Diphtherie, Scharlach und Masern anzuzeigen haben. Die weitere Berichterstattung über die letztgenannten Krankheiten hat durch die Aerzte von 14 zu 14 Tagen zu erfolgen.

13. Schwarzburg-Sondershausen.

Durch Ministerial-Erlass vom 26. November 1882 ist angeordnet, dass die Angehörigen und Hausgenossen des Kranken, sowie die Aerzte jeden Fall von Cholera, Typhus, Pocken, Diphtherie, Ruhr, Kindbettfieber und als solches verdächtiger Erkrankung, anzuzeigen haben. Für Masern und Scharlach sind die Bestimmungen die gleichen wie sub 12.

14. Reuss Ä. L.

Durch Regierungs-Verordnung vom 16. Dezember 1884 sind die Aerzte bezw. behandelnden Personen zur Anzeige eines jeden Falles von Cholera, Pocken, Typhus, Scharlach, Masern und Diphtherie, Aerzte und Hebammen zur Anzeige eines jeden Falles von Kindbettfieber verpflichtet.

15. Schaumburg-Lippe.

Die Regierungs-Polizei-Verordnung vom 11. October 1887 verordnet die Anzeige durch Haushaltungsvorstände und Aerzte für jeden Fall von Cholera, Ruhr, Masern, Rötheln, Scharlach, Diphtherie, Pocken, Typhus, contag. Augenentzündung, Krätze und Keuchhusten.

16. Lippe.

Die Regierungs-Verordnung vom 5. Juli 1888 bestimmt, dass alle Familienhäupter, Haus-, Gast- und Quartierwirthe, Haushaltungsvorstände, Pensionshalter, Aerzte und andere Personen, welche sich mit der Ausübung der Heilkunst beschäftigen, verpflichtet sind, jeden Fall von Cholera, Pocken, Ruhr, Scharlach, Diphtherie, Typhus (auch gastrisches Fieber), Genickstarre, Kindbettfieber, Rotz, Wuth und Milzbrand anzuzeigen haben.

17. Bremen.

Die Medizinalordnung vom 2. August 1878 verpflichtet die Aerzte, jeden Fall von Cholera, Pocken, Typhus, Kindbettfieber, Ruhr, Milzbrand, Wuth, Rotz und Trichinosis auf einem bestimmten Formular zur Anmeldung zu bringen.

18. Lübeck.

In der Medizinalordnung vom 25. September 1867 wurde den Aerzten nur die Anzeigepflicht bei allen Fällen von Pocken, Cholera und Tollwuth auferlegt. Mit Erlass der Polizei-Verordnung vom 24. October 1891 wurden die Aerzte zur schriftlichen Anzeige aller in ihrer Praxis vorkommenden Fälle von Cholera, Diphtherie, Genickstarre, Masern, Pocken, Ruhr, Scharlach, Tollwuth, Trichinosis, Typhus (abdom., exanthematicus und recurrens) und Wochenbettfieber angehalten. Ausserdem sind die Hebeammen durch § 8 ihrer Instructionen verpflichtet, alle Erkrankungen von Wöchnerinnen an Cholera, Ruhr, Scharlach, Diphtherie, Pocken, Syphilis, Typhus, Kindbettfieber, sowie contag. Augenentzündung bei Neugeborenen, dem Physicus zur Anzeige zu bringen.

19. Elsass-Lothringen.

fordert speciell nur die Anzeige bei Cholera und Pocken.

Folgende Staaten haben keine Regelung der Anzeigepflicht einzelnen Krankheiten gegenüber getroffen:

1. Mecklenburg-Schwerin verlangt nur die Anzeige bei Epidemien.

2. Waldeck-Pyrmont fordert die Anzeige bei Fällen, welche das öffentliche Gesundheitswesen gefährden können.

Reuss j. L. regelt die Anzeigepflicht durch Erlass v. 21/II. 94.

In Hamburg bestimmt die Verordnung vom 21. Dezember 1894 für die Aerzte die Anzeigepflicht bei ansteckenden Krankheiten.

Sofort sind anzuzeigen: Pocken, Gelbfieber, Pest, Cholera und choleraverdächtige Fälle, Fleckfieber, Wochenbettfieber, Milzbrand, Rotz, Hundswuth, Trichinose. Wöchentlich sind anzuzeigen: Diphterie, Scharlach, Masern, Keuchhusten, Unterleibstyphus, Ruhr, Brechdurchfall, Malaria, epidemische Genickstarre.

In Hessen hat die selbstständige Stellung der Kreis-Aerzte, die in ständigen Beziehungen zu den Vorgängen in ihren Kreisen stehen, die specielle Anzeigepflicht für bestimmte ansteckende Krankheiten nicht erforderlich erscheinen lassen. Es kann jedoch für die Dauer einer Epidemie die Anzeige der einzelnen Fälle durch die Aerzte von seiten des Kreisraths durch Polizeireglements angeordnet werden. Nur für Variola und Typhus, sowie für Cholera asiatica ist durch besondere Ministerial-Verordnungen in Verbindung mit Polizei-Reglements die Anzeigepflicht der einzelnen Fälle ein für alle mal für die Aerzte angeordnet.

In vielen der angegebenen Staaten bestehen noch besondere Vorschriften über die Anzeige ansteckender Krankheiten durch die Schulvorsteher etc.

Bei dieser grossen Ungleichheit des Meldewesens bei ansteckenden Krankheiten wäre eine einheitliche Regelung dieser wichtigsten sanitätspolizeilichen Frage in hohem Grade erwünscht und es ist für die Allgemeinheit zu bedauern, dass nicht, wie dies für die Thierseuchen längst geschehen ist, durch Erlass eines Reichsseuchengesetzes auch für die Bekämpfung der Krankheiten der Menschen eine feste Handhabe gegeben ist.

Was die Einrichtung des Meldewesens betrifft, so muss den Aerzten die Anzeige meldepflichtiger Krankheiten so viel wie möglich, wie dies bereits vielfach geschieht, durch Lieferung von vorgedruckten Meldekarten, welche unfrankirt an die Ortspolizeibehörden zu befördern sind, erleichtert werden, damit sie diese Pflicht nicht als eine Last empfinden.

Andererseits ist den renitenten Aerzten gegenüber mit unnachsichtlicher Strenge an der Hand der bestehenden Bestimmungen vorzugehen, da es leider noch recht viele und gerade jüngere Aerzte giebt, welche, fast möchte man sagen, socialistisch angehaucht, allen Bestimmungen der Sanitätsbehörde einen wenigstens passiven Widerstand entgegenzusetzen bestrebt sind, indem sie offenbar einzusehen nicht in der Lage sind, welchen Schaden sie ihren Mitmenschen durch Nichtbefolgung wohlerwogener sanitärer Massnahmen zuzufügen vermögen.

Was die Krankheiten selbst anbetrifft, die der Anzeigepflicht unterworfen sein sollen, so sind dieselben in solche zu unterscheiden, deren Anzeige allein den Aerzten, und solche, deren Meldung den Aerzten und Familienhäuptern, Quartiergebern etc. aufzuerlegen ist.

Zu den letzteren gehören vor allen Dingen Cholera und Pocken, während Rückfallfieber und Flecktyphus besser der Anzeigepflicht der Aerzte allein vorbehalten bleiben.

Will man, was durchaus unbedenklich erscheint, von der Meldepflicht der Masern nicht überhaupt ganz absehen, so würde diese den Familienhäuptern und Aerzten, statt wie meist seither, den Aerzten allein zuzuweisen sein, weil die meisten Masernfälle gar nicht zur ärztlichen Behandlung und Kenntniss gelangen.

Zu den von den Aerzten allein zu meldenden Krankheiten sind von den oben nach Massgabe des Preussischen Regulativs vom 8./VIII. 1835 meldepflichtigen alle zu rechnen mit Ausnahme von Weichselzopf, bösartigem Kopfgrind und Gicht, die überhaupt nicht zu den ansteckenden Krankheiten gehören, und die bei Erlass des Regulativs noch nicht genügend bekannten Krankheiten, wie die Genickstarre und das Kindbettfieber hinzuzufügen. Influenza kann von der Meldepflicht ganz ausgeschlossen werden.

Der Entwurf des Reichsgesetzes, betreffend die Bekämpfung gemeingefährlicher Krankheiten, geht für unseren Standpunkt in der Anzeigepflicht selbst in der ursprünglichen Fassung nicht weit genug und ist in der letzten Fassung ganz werthlos. Meines Erachtens handelt es sich nicht darum, Krankheiten zu kontroliren, die nur hier und da einmal sporadisch, in Epidemien aber in unserem Klima überhaupt nicht auftreten, (Pest, Gelbfieber, Rückfallfieber), sondern diejenigen Krankheiten zu treffen, welche bei uns endemisch sind, welche Jahr aus Jahr ein, Tag für Tag bei uns ihre Opfer fordern.

Alle Choleraepidemien, von Pest und Gelbfieber und anderen seltenen Erkrankungen ganz abgesehen, haben zusammen seit ihrem ersten Auftreten im Jahr 1831 nicht halb so viele Menschen dahingerafft, als die Tuberculose, als in neuerer Zeit die Diphtherie, und während man sich vor der Cholera fürchtet, wie vor nichts anderem in der Welt, geht man fast mit Gleichgültigkeit an Tuberculose und Diphtherie vorüber und züchtet sie gross. Die durch specielle und ein für alle mal gültige Massregeln zu bekämpfenden ansteckenden Krankheiten sind in erster Linie Pocken, Diphtherie, Tuberculose, Typhus (abdom. und exanthematicus), Scharlach und Kindbettfieber, in zweiter Linie erst Cholera, Genickstarre, Rückfallfieber, Ruhr, Masern und Keuchhusten, auch die Meldepflicht bei ansteckenden Geschlechtskrankheiten würden wir nicht perhorresciren. Die Meldung von Milzbrand, Wuth, Rotz und Trichinosis hat für die Verhütung der Weiterbereitung dieser Krankheiten unter den Menschen durch directe Ansteckung keinen Werth, könnte also füglich unterbleiben, wenn nicht polizeiliche Rücksichten das Fortbestehen der Meldepflicht immerhin wünschenswerth erscheinen liessen, um eine event. noch erreichbare Vernichtung der Krankheitsquelle zu ermöglichen. Vor allem kommt es darauf an, von den ansteckenden Krankheiten die ersten Fälle zu ermitteln, da nur alsdann ihre Bekämpfung mit Erfolg unternommen werden kann, das Meldewesen muss also ein sicheres sein und mit der thunlichsten Beschleunigung sich vollziehen, soll es irgend einen Nutzen bringen.

Mit der gleichmässigen Organisation des Meldewesens und der damit beabsichtigten wirksameren Bekämpfung der ansteckenden Menschenkrankheiten, wird in den meisten deutschen Staaten eine Neuorganisation des Medicinalwesens unbedingt erforderlich sein, weil ohne diese die Einführung eines Reichsseuchengesetzes gar nicht gedacht werden kann.

Dieses Kapitel der Medicinalreform hier einer Besprechung zu unterziehen, hat keinen Zweck. Die von dem ersten Entwurf des Reichsseuchengesetzes geforderte Stellung der Kreis-Medicinalbeamten, also der Physiker, Kreisärzte, Bezirksärzte u. s. w. ist nur eine logische Folge der Forderung der energischeren Bekämpfung der Infectionskrankheiten, bedarf demnach keiner weiteren Erörterung.

Die Meldungen über die ansteckenden Krankheiten werden bei Neuorganisation des Medicinalwesens in Preussen und Erlass eines Reichsseuchengesetzes, wie dasselbe auch im Entwurf vorgesehen hatte, an den beamteten Arzt und die Ortspolizeibehörde gleichzeitig zu erstatten sein, da die Meldung an die Ortspolizeibehörde allein mit Weiterbeförderung an den Medicinalbeamten zu viel Zeit in Anspruch nimmt, bis die Thätigkeit des Letzteren sich entfalten kann.

Wird der beamtete Arzt zur Ermittelung der Entstehungsursache des ersten Falles einer ansteckenden Krankheit herangezogen, so ist sein Hauptaugenmerk zunächst darauf zu richten, wie das erkrankte Individuum und die an ihm haftenden und in seiner Umgebung befindlichen Krankheitskeime zu behandeln sind, damit von diesen keine weitere Ansteckung ausgehen kann. Zunächst kommt dann die Frage in Betracht, woher und wie ist die Krankheit entstanden und wie ist die Krankheitsquelle am sichersten zu verstopfen.

Wir haben oben gehört, dass die ansteckenden Krankheiten Bacterien oder ähnlichen niederen Existenzen ihre Entstehung verdanken und direct nur durch diese ihre weitere Verbreitung finden können.

Es ist deshalb erforderlich, diese Krankheitskeime, soweit man ihrer habhaft werden kann, zu vernichten, oder, wo dies nicht möglich ist, ihre Weiterverbreitung zu verhüten.

Den Kranken können wir von seinem Krankheitsstoffe, der sich im Innern seines Körpers befindet, nicht befreien, directe Desinfectionsmassregeln sind daher hier nicht anwendbar, es bleibt somit nur übrig, den Kranken so zu isoliren, dass eine Verschleppung des von ihm ausgehenden Krankheitsstoffes wirksam verhindert werden kann. Das Krankenzimmer muss demnach gegen den Verkehr soweit abgeschlossen werden, als dies die Behandlung und Pflege des Kranken zulässt. Die Desinfectionsmassregeln werden nur auf die Gegenstände seiner Umgebung, sowie etwaige, Ansteckungsstoffe enthaltende Abgänge zu erstrecken sein.

Zum Verständniss der für jeden verschiedenen Krankheitsfall erforderlichen Massnahmen, scheint es, wie schon erwähnt, unerlässlich, das Wesen der einzelnen Infectionskrankheiten hier kurz zu erörtern, damit die Anordnung der Bekämpfungsmassregeln hiernach sachgemäss erfolgen kann.

Für unsern Zweck theilt man die Infectionskrankheiten am besten in vier grössere Gruppen ein und reiht in die erste Gruppe diejenigen, deren Verlauf sich hauptsächlich im Verdauungscanal des kranken Menschen abspielt, in die zweite Gruppe diejenigen, deren Sitz die Athmungsorgane sind, die dritte Gruppe bilden diejenigen Krankheiten, deren Verlauf sich (scheinbar) auf der Oberfläche des Körpers des Kranken abspielt.

Das Kindbettfieber und die ansteckenden Geschlechtskrankheiten würden sodann in die vierte Gruppe gehören, welche die mit den Fortpflanzungsvorgängen des Menschen innig zusammenhängenden Krankheitserscheinungen repräsentirt.

Hieran schliessen sich ferner einige Krankheitsformen, welche pflanzlichen und thierischen Parasiten ihren Ursprung verdankend, zuerst bei den Hausthieren auftreten und von da aus auf den Menschen übergehen können, wie Milzbrand, Rotz, Actinomycose, Hundswuth und Trichinose, sowie die verschiedenen durch Eingeweidewürmer hervorgerufenen Krankheiten. Als letzter und zwar nur dem Menschen zukommenden parasitären Krankheit ist noch der menschlichen Krätze Erwähnung zu thun.

Zu den Krankheiten der ersten Gruppe sind Cholera, Typhus abdominalis und Ruhr, z. Th. auch die Tuberculose zu zählen.

Cholera.

Die Cholera asiatica, asiatische Brechruhr, ist eine bei uns nicht einheimische Krankheit. Der Krankheitskeim, der Koch'sche Cholerabacillus, vulgo Commabacillus, ist zwar im Stande unter besonders günstigen Umständen bei uns zu überwintern, so dass eine Choleraepidemie sich von einem auf das andere Jahr auf Grund verbindender Einzelfälle wohl einmal auszudehnen vermag, immer aber bedarf es einer neuerfolgenden Einschleppung aus seinem Mutterlande Indien, oder aus anderen zeitweise noch verseuchten Gegenden, sobald eine Choleraepidemie einmal bei uns definitiv erloschen war.

Die erste Einschleppung der Cholera nach Deutschland erfolgte im

Jahre 1831 und wiederholte sich dann in unregelmässigen Zwischenräumen, so dass man fünf grosse Einbrüche der Krankheit in Deutschland zu unterscheiden vermag.

Der Cholerakeim findet seine Hauptverbreitung, wie uns erst die Bacteriologie unwiderleglich gelehrt hat, durch das Wasser.

Nach den Untersuchungsergebnissen der letzten Jahre kann es keinem Zweifel unterliegen, das der Cholerabacillus während der wärmeren Jahreszeit auch bei uns im Stande ist, sich namentlich in grösseren Wasserläufen längere Zeit zu erhalten, eventuell zu vermehren und das Wasser der Flüsse so zu durchseuchen, dass der Genuss desselben im Stande ist, Cholera zu übertragen.

Neben der Verbreitung des Cholerakeims durch das Wasser, welche bei der Durchseuchung einer Wasserversorgungs-Centralstelle auch durch das Trinkwasser einer Wasserleitung erfolgen kann (vergleiche hierzu die Epidemien in Hamburg 1892 und Nietleben 1893), giebt es, wie uns bekannt, noch viele andere Wege, wie der Cholerakeim von dem erkrankten Menschen aus neue Erkrankungen hervorzurufen vermag.

Der Sitz des Ansteckungsstoffes im cholerakranken Menschen ist der Verdauungsschlauch bezw. sein Inhalt und weil dieser bei Cholera nach oben und unten mit grosser Heftigkeit und Häufigkeit und in ausgiebiger Menge entleert wird, dazu Cholerakeime oft in grosser Zahl enthält, so ist die Gefahr der Ansteckung für alle, welche mit den Ausleerungen der Cholerakranken in Berührung kommen, eine sehr grosse. Sie wird vermittelt durch die Hände des Pflegenden, durch Unreinlichkeit in Bezug auf die Entfernung der ansteckenden Abgänge des Kranken, welche hierbei auf Nahrungsmittel, oder sonst wie weiter in den Verkehr gelangen können.

Der Verlauf der Cholera ist häufig ein sehr stürmischer, oft nur wenige Stunden dauernder, und man nimmt nach dem heutigen Standpunkte der Pathologie an, dass im Darmcanal des cholerakranken Menschen durch den Cholerabacillus ein chemischer Giftstoff erzeugt wird, welcher durch Reizung des Darms dessen stürmische Entleerungen bedingt und durch Aufsaugung in die Säftemasse des Kranken also durch Intoxication, Blut- oder Säftevergiftung, dem Leben desselben ein rasches Ende bereiten kann. Von den Cholerakranken sterben durchschnittlich 50 %, eine Zahl, welche seit dem ersten Auftreten dieser Krankheit bis heute trotz aller therapeutischen Fortschritte und Bestrebungen eine Aenderung nicht erfahren hat.

Da erwiesenermassen der einzige Produzent des Krankheitsstoffes an Orten, an welchen seither keine Cholera geherrscht hat, der kranke Mensch ist und zunächst, ehe eine Weiterverbreitung des Krankheitsstoffes in die Umgebung stattgefunden hat, alle weiteren Choleraerkrankungen nur von ihm ausgehen können, so ist es die Aufgabe der Sanitätspolizei, den ersten Fall oder wenigstens die ersten Fälle der Krankheit frühzeitig kennen zu lernen, und sie so zu behandeln, dass von ihnen weitere Erkrankungsfälle nicht mehr ausgehen können.

Die rechtzeitige Kenntniss des ersten Falls, oder da bei den ersten Fällen selbst bei sorgfältigster Beobachtung die Diagnose, ob es sich um Cholera asiatica handelt, auf Schwierigkeiten stossen kann, auch des ersten verdächtigen Falls, erreichen wir durch Anordnung strenger Anzeigeverpflichtung, welche jedoch nicht auf die Aerzte allein beschränkt bleiben darf, vielmehr auf alle Personen, denen ein choleraverdächtiger Fall zu Gesicht oder Kenntniss kommt, sich zu erstrecken haben wird.

Haben wir den verdächtigen Fall in der Hand, so ist es die nächste Aufgabe, durch Vornahme der bacteriologischen Untersuchung der Abgänge des Kranken die Diagnose, ob es sich wirklich um Cholera asiatica handelt, zu sichern, vorläufig aber anzunehmen, dass es sich thatsächlich um Cholera handelt. Es giebt nämlich in unserem Klima auch eine einheimische Brechruhr, Cholera nostras genannt, welche unter denselben clinischen Erscheinungen wie die Cholera asiatica auftritt und bei Kindern sehr häufig zum Tode führt, aber auch bei Erwachsenen rasch tötlich verlaufen kann, die aber niemals epidemisch auftritt, und der gegenüber sanitätspolizeiliche Massregeln so gut wie überflüssig sind. Diese Fälle von der echten Cholera zu sondern, ist die Aufgabe der bacteriologischen Untersuchung der Abgänge eines verdächtigen Kranken, welche mittelst des oben beschriebenen Plattenculturverfahrens erfolgt.

Die eigenthümlichen Lebenserscheinungen des Bacillus der echten Cholera ermöglichen es dem Kundigen schon nach relativ kurzer Zeit, die Diagnose zu sichern, während der oder wahrscheinlicher die Erreger der einheimischen Cholera noch nicht genügend bekannt sind. Der verdächtige Erkrankungsfall ist, wie schon gesagt, vor der bacteriologischen Untersuchung, wie ein richtiger Fall von echter Cholera zu behandeln und in geeigneter Weise strengstens zu isoliren, bis seine wahre Natur erkannt ist. Handelt es sich um einheimische Brechruhr, so sind weitere Vorsichtsmassregeln überhaupt nicht geboten, wenn auch immerhin eine Desinfection etwa beschmutzter Effecten und des Aborts, oder sonstiger Einrichtungen, die der Kranke zum Stuhlgang benutzt hat, nicht schadet. Ist aber der Krankheitsfall als asiatische Cholera erkannt und sicher isolirt, so ist es Aufgabe der Sanitätsbehörde, zu erforschen, woher der Fall kommt, um durch geeignete Massregeln neue Fälle aus derselben Infectionsquelle zu verhüten.

Bis auf weiteres sind demnach die Abgänge des Kranken auf das sorgfältigste zu desinficiren und gleicherweise alle mit dem Kranken in Berührung gewesenen der Beschmutzung mit Krankheitsabgängen verdächtigen Gegenstände einer gründlichen Desinfection zu unterwerfen. Als Desinfectionsmittel sind zur Anwendung zu bringen: Dampf, Austrocknung, chemische Mittel wie Chlorkalk, Carbolsäure, Sublimat und Kalkmilch in der Weise, wie weiter unten angegeben werden wird.

Ist der Entstehungsort der Cholera mit Hilfe der bacteriologischen Untersuchung auf ein bestimmtes Object zurückzuführen, so ist dieses weiter so zu behandeln, dass von ihm aus eine neue Ansteckung nicht mehr erfolgen kann.

Zumeist und nach den Erfahrungen der Neuzeit richtet sich der Verdacht, zur Verbreitung des Krankheitskeimes Veranlassung gegeben zu haben, auf das Trinkwasser. Wo dasselbe von Auswärts stammt, also in längerer geschlossener Leitung von einer Centralstelle nach dem Punkte des Krankheitsausbruchs geleitet wird, da ist zunächst festzustellen, woher dieses Wasser ursprünglich kommt. Ist es dem Quell- oder natürlich filtrirten Grundwasser entnommen, so müssen schon aussergewöhnliche Ereignisse vorangegangen sein, wenn hier an dem Ursprungspunkte der Wasserleitung eine Infection des Wassers stattgefunden haben soll. Zu den Unmöglichkeiten gehört dies aber nicht, wie die Typhusepidemie in Wiesbaden im Jahre 1885 schlagend bewiesen hat, wo die Infection des Leitungswassers, welches damals die Krankheitskeime mit grosser Schnelligkeit nach allen Punkten der Stadt verbreitet hatte, nur an den Sammelstellen erfolgt sein konnte, aber selten werden solche Vorkommnisse naturgemäss immer bleiben.

Wo aber, wie dies vielfach in grossen Städten geschehen muss, das Trinkwasser direct dem Flusslaufe entnommen und vor seiner Einleitung in die Wasservertheilungsröhren nur einer Sandfiltration unterworfen wird, da ist die Gefahr der Infection einer Wasserleitung und der Verbreitung der Krankheit durch dieselbe immer eine grosse, wie wir dies in Hamburg und namentlich in Nietleben vor nicht langer Zeit erlebt haben.

Die genaue Ueberwachung der Ströme, welche lange schon als ein Hauptverbreitungsweg der Cholera bekannt waren, von welchen man aber seither annahm, dass hauptsächlich durch den Verkehr der Menschen auf den Strömen die Krankheit verbreitet werde, während die Bacteriologie zur Evidenz erwiesen hat, dass auch das Wasser allein die Krankheit auf weite Strecken hin fortzuflanzen vermag, hat in Preussen zu der Anschauung geführt, dass, sobald einmal einer oder mehrere Cholerafälle auf Schiffen vorgekommen und die Dejectionen der Kranken, wie dies hier immer geschieht, dem Wasser überwiesen worden sind, dieses selbst die Weiterverbreitung des Krankheitsstoffes übernimmt, in dem es ihm auch ausserdem noch eine lange Erhaltung event. sogar eine Vermehrung gestattet, so dass Flusswasser auf weite Strecken vollkommen durchseucht und sein Genuss und Gebrauch in undesinficirtem Zustand zur Krankheitsursache werden kann. Diese sogenannte Durchseuchung der Flüsse bei auf denselben vorgekommenen Choleraerkrankungen festgestellt zu haben, ist das Verdienst der Neuzeit und an die wichtige Entdeckung, dass sich Cholerakeime im Wasser von Flüssen längere Zeit zu halten vermögen, knüpfen sich naturgemäss eine Reihe von sanitätspolizeilichen Massnahmen bezüglich des Schiffsverkehrs und des Verkehrs mit dem inficirten Flusswasser an, von welchen weiter unten die Rede sein soll.

Ist die Krankheit erweislich durch Effecten aus einem andern Orte eingeschleppt, so wird man von sanitätspolizeiwegen zu Sperrmassregeln zu greifen haben, welche gegen früher allerdings bedeutend vereinfacht werden dürfen, weil wir jetzt besser beurtheilen können, welche Gegenstände im Stande sind, Cholerakeime auf weitere Strecken zu transportiren.

Der Mensch selbst wird, so lange er gesund ist, jetzt nicht mehr unter Sperre gestellt, sobald er nicht im Verdacht steht, mit Cholerakranken in directer Berührung gewesen zu sein, in welchem Falle er einer kurz dauernden Quarantäne zu unterziehen ist. So lange es nicht gelingt, die Eingangspforten

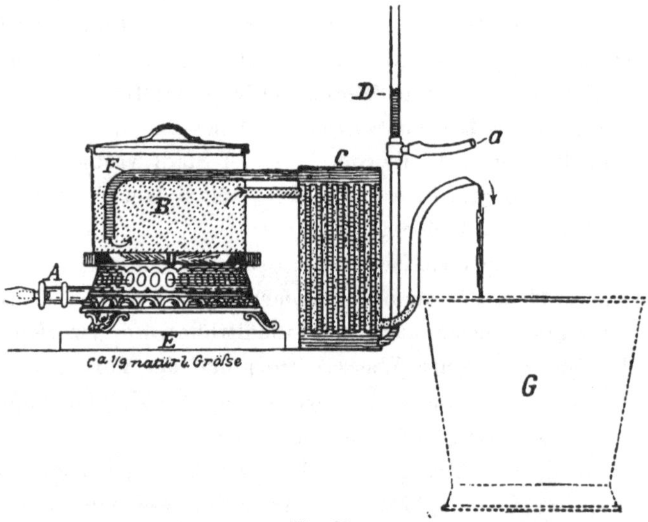

Fig. 26.

Wasserkochapparat nach Werner v. Siemens.

Für Herdfeuer, Gas- und Petroleumheizung. Der Apparat wird bei a an die Wasserleitung angeschlossen und liefert bei richtiger Regulirung einen constanten Strom gereinigten Wassers nach dem Gefässe G.

Der Apparat wird zum Preise von 46 bis 50 Mk. in der Fabrik von Fried. Siemens & Co., Berlin SW., hergestellt. Er liefert bei schwachem Betrieb in der Stunde etwa 20 Liter Wasser bei einem Gasverbrauch von circa 6 bis 7 Pfennigen. Cholera- und Typhus-Bacillen werden bei richtiger Handhabung des Apparats sicher getötet. — Vergl. Zeitschrift f. Hygiene XV. Bd., 2. Heft.

des Krankheitsstoffes aus seinem Mutterlande Indien zu verlegen, wozu vorderhand noch keine Aussicht ist, werden wir, in wenn auch unregelmässigen Zwischenräumen, mit der Einschleppung der Cholera immer zu rechnen haben; geordneten sanitätspolizeilichen Zuständen nach dem Princip der baldigen Ermittelung und Unschädlichmachung der ersten Fälle wird es aber sicher gelingen, wenn nicht ganz ausserordentlich ungünstige Verhältnisse sich dem entgegenstellen, die epidemische Ausbreitung der Cholera, wie dies in den Jahren 1892, 93 und 94 in Deutschland, speciell in Preussen, ausgezeichnet gelungen ist, zu verhindern. Freilich muss die öffentliche Hygiene bestrebt sein, die günstigsten hygienischen Verhältnisse zu schaffen, damit Erlebnisse, wie sie Hamburg im Jahre 1892 durchzumachen hatte, überhaupt in Zukunft zu den Unmöglichkeiten gehören. Es hat die öffentliche Gesundheitspflege ferner dafür zu sorgen, dass in Zeiten von Epidemien der Nahrungsmittelverkehr strengstens überwacht, und dass vor allem für unschädliches Trinkwasser in ausreichender Menge gesorgt wird. Man hat hierzu eigene Apparate construirt, in welchen steriles Wasser in grösseren Quantitäten hergestellt werden kann. Fig. 26. Ausreichende Massregeln für die geordnete Unterbringung der Kranken und die Desinfection der inficirten Effecten und Wohnungen sind in umsichtiger und zielbewusster Weise zu treffen.

Typhus.

Der Name Typhus ist drei ganz verschiedenen Krankheitsformen gemeinsam, nämlich

a) dem Typhus abdominalis, Typhoid, Unterleibstyphus, auch Nervenfieber genannt,

b) dem Typhus exanthematicus, eigentlicher Typhus, Fleck- oder Hungertyphus, und

c) dem Typhus recurrens oder Rückfallfieber.

Der **Typhus abdominalis** ist eine in Deutschland weit verbreitete endemische Krankheit, welche namentlich im Herbst gern in epidemischer Form auftritt.

Sie wird hervorgerufen durch das Eindringen eines Bacillus in den Darmcanal des Menschen, welcher sich hier festzusetzen vermag, in die Darm- und Gekrösedrüsen eindringt und von hier aus in den Körper gelangen kann. Im Darmcanal bildet er nach einer gewissen Zeit, indem er den oberflächlichen Zerfall der Schleimhautdrüsen des Darmes begünstigt, tiefe Geschwüre, welche zu den characteristischen Diarrhöen Veranlassung geben können, sodann aber wird durch Resorption der chemischen Producte der Bacillen eine Intoxication des Kranken herbeigeführt, die sich in zum Theil hohen Fieberständen, in Delirium, Bewusstlosigkeit und äusserster Hinfälligkeit äussert. Die Krankheit ist eine langwierige, sie neigt zu Recidiven und bedingt eine langsame Reconvalescenz, ihre Sterblichkeit beträgt ungefähr 10 bis 15 %.

Der Krankheitserreger, der vielleicht in früheren Jahrhunderten der Einschleppung bedurfte, hat sich jetzt bei uns vollkommen acclimatisirt und dürfte jetzt wohl überall da vorhanden sein, wo organische Stoffe pflanzlichen oder thierischen Ursprungs in Zersetzung begriffen sind.

Dass trotzdem der Thyphus abdominalis jetzt nicht mehr so häufig als früher auftritt, auch an seiner Bösartigkeit entschieden eingebüsst hat, dürfte sich daraus erklären lassen, dass, wie wir dies berechtigter Weise annehmen können, seine Virulenz bei der Anpassung an ein ihm ungewohntes Clima abgenommen hat, dass jetzt schon für ihn besonders günstige Verhältnisse dazu gehören, um ihm die Vermehrung im menschlichen Körper zu gestatten, was in der Thatsache seine Bestätigung findet, dass geschwächte und unter ungünstigen somatischen und psychischen Einflüssen lebende Individuen mit Vorliebe der Krankheit verfallen.

Seine Verbreitung findet der Abdominaltyphus hauptsächlich durch das Trinkwasser, in welches er aus verseuchtem Boden gelangt.

Im Uebrigen kann auch von dem Kranken eine Ansteckung ausgehen, da der Ansteckungsstoff in den Excrementen desselben lebend enthalten ist, wie Verfasser zuerst nachgewiesen hat.

Es werden also dem Typhus gegenüber dieselben Massnahmen zu treffen sein, wie wir sie bei der Cholera angedeutet haben.

Ein gänzliches periodisches Verschwinden und Wiedererscheinen der Krankheit, wie wir dies bei der Cholera sehen, ist bei dem Abdominaltyphus nicht zu erwarten, weil der Erreger des Unterleibstyphus bei uns einheimisch geworden ist, also der Einwirkung der Naturkräfte nicht in dem Masse unterworfen ist, dass er von denselben jemals wieder zu gänzlichem Aussterben gebracht werden könnte, und wir müssen also beständig auf das Auftreten des Unterleibstyphus gefasst sein. Dieser Thatsache verdanken wir in Deutschland eine grosse Zahl hygienischer und sanitärer Massregeln, die sonst vielleicht noch lange nicht zur Ausführung gekommen wären, und man sieht heute die Gemeinden allerorts bestrebt, der einheimischen Krankheit gegenüber dauernde, hygienisch möglichst vollkommene Einrichtungen zu schaffen, die die Infection des Bodens und des Trinkwassers mit Typhuskeimen möglichst verhindern sollen.

Der Typhus exanthematicus, dessen Erreger und dessen Entstehungsart bis jetzt nicht bekannt sind, gehört streng genommen nicht in die erste Gruppe der Infectionskrankheiten, ebensowenig wie der Typhus recurrens, welche beide Krankheiten eher der dritten Gruppe einzureihen sein dürften.

Da sie jedoch beide mit dem Namen Typhus belegt sind, so soll ihrer auch hier schon Erwähnung geschehen.

Der Typhus exanthematicus ist nur in einigen Gegenden Deutschlands und zwar in Ostpreussen und Oberschlesien endemisch, während zu seinem Auftreten in den übrigen Theilen Deutschlands, wenigstens in der letzten Zeit eine Einschleppung erforderlich ist.

Die Krankheit ist sehr ansteckend, äussert sich in hohem Fieber und einem characteristischen Ausschlag, welcher ihr den Namen Petechial- oder Fleck-Typhus verschafft hat.

Epidemisch tritt die Krankheit namentlich im Anschluss an Missernten und dadurch bedingte Hungersnoth, Kriegszustände, Zusammenfliessen grosser Menschenmassen, sowie unter ungünstigen hygienischen Verhältnissen überhaupt auf. Ihre Bekämpfung liegt daher theilweise auf socialpolitischem Gebiete.

Der Einzelfall erfordert eine sorgfältige Desinfection, besonders weil der Ansteckungsstoff lange in Räumen und an Effecten entwicklungsfähig bleiben kann.

Der Typhus recurrens, Rückfallfieber, ist eine bei uns im Ganzen seltene Krankheit, welche sich in eigenthümlich angeordneten Fieberanfällen entwickelt, die von dem Generationswechsel eines Parasiten bedingt erscheinen, der sich in Form langer Spirillen im Blute des Kranken auf der Höhe des Fiebers findet. Es ist bis jetzt nicht gelungen, diese Recurrensspirillen zu züchten, doch unterliegt es wohl keinem Zweifel, dass sie als die Ursache der Krankheit zu betrachten sind.

Der Rückfalltyphus tritt häufig in Gesellschaft mit dem Flecktyphus auf, doch ist über die Bedingungen, unter welchen diese Gemeinschaft zustande kommt, seither nichts zu ermitteln gewesen.

Seiner Ansteckungsfähigkeit wegen ist bei jedem Falle eine sorgfältige Desinfection anzuordnen, die sich namentlich auf die Effecten des Kranken zu erstrecken hat, mit welchen nachweislich häufig die Verbreitung der Krankheit erfolgt ist, die im übrigen auch durch inficirte Handelswaaren (Hadern und Lumpen) verschleppt werden kann.

Die Krankheiten der zweiten Gruppe, welche ihren Sitz in den Athmungswegen haben, sind die Tuberculose, die Lungenentzündung, die Diphtherie und der Keuchhusten.

Die Tuberculose eine der in Deutschland weit verbreitetsten Krankheiten, welche 10 % aller Todesfälle verursacht, entsteht durch Eindringen des Koch'schen Tuberculose-Bacillus in die Athmungswege des Menschen oder in dessen Darmcanal durch Nahrungsmittel, die mit Tuberculose-Bacillen inficirt waren. Als Productionsstätten dieses Bacillus, welcher sich ausserhalb des menschlichen oder thierischen Körpers nicht zu entwickeln oder zu vermehren vermag, welcher aber wohl im Stande ist sein Leben (ob durch Dauer-Sporen ist noch nicht festgestellt) auch ausserhalb eines lebenden Organismus längere Zeit zu erhalten, sind zunächst der tuberculöse Mensch, sodann die tuberculösen Hausthiere zu betrachten, von welchen vor allem die tuberculösen Kühe eine besondere Beachtung verdienen, weil ihre Milch ebenfalls mit Tuberculose-Bacillen inficirt sein kann.

Der Ansteckungsstoff, welcher von tuberculösen Menschen ausgeht, ist besonders in dem Lungenauswurf, bei den tuberculösen Darmerkrankungen im Stuhlgang und bei tuberculöser Erkrankung der Harnorgane auch im Urin vorhanden.

Am gefährlichsten und hauptsächlich zur Verbreitung der Lungenschwindsucht geeignet ist der Lungenauswurf der schwindsüchtigen Menschen, weil in ihm meist eine Unzahl von Bacillen enthalten ist, und er in grossen Mengen und bei der Rücksichtslosigkeit fast aller derartiger Kranker überall in der Umgebung derselben abgesetzt wird, eintrocknet, zu Staub zerfällt und mit den

Schwindsuchtsbacillen wieder eingeathmet die Tuberculose bei andern Menschen erzeugen kann.

Es wird also vor allen Dingen darauf ankommen, den Auswurf der Schwindsüchtigen unschädlich zu machen, d. h. seine Eintrocknung zu verhüten, weil nur das trockene Secret verstäuben kann, bezw. den Bacillus sobald als möglich mit oder in dem Auswurf zu vernichten. Mit polizeilichen Massregeln lässt sich dies bei unseren heutigen Anschauungen über die persönliche Freiheit nicht erzwingen, hier kann nur erziehende Belehrung bestrebt sein, die Schwindsüchtigen zu dem Verhalten zu bringen, zu welchem sie ohne weiteres verpflichtet sind. Denn wie der Einzelne ein Recht hat auf den Schutz seiner Gesundheit, so erwachsen demselben hierdurch aber auch bindende Verpflichtungen gegenüber der Gesellschaft und hierzu gehört unzweifelhaft für den Schwindsüchtigen die moralisch zwingende Pflicht, die Verbreitung seiner Krankheit auf seine Mitmenschen unter allen Verhältnissen und thunlichst zu verhüten. Die Rücksichtslosigkeit, die noch vielfach gerade von diesen Kranken geübt wird, verdient den schärfsten Tadel und ist als Ausfluss einer Gefühlsrohheit, eines bedeutsamen Mangels von Bildung zu bezeichnen und unter keinen Umständen etwa mit dem Worte zu entschuldigen: Wie Du mir, so ich Dir. Wenn auch der Kranke sein Leiden dem Mangel an öffentlichen hygienischen Einrichtungen innerhalb des Gemeinwesens, welchem er angehört, häufig genug verdankt, so entbindet ihn dies nicht von der Pflicht der Rücksichtnahme auf die Verhinderung der Verbreitung des Ansteckungsstoffes, den er in seinen Körper beherbergt.

Von Seiten der öffentlichen Gesundheitspflege ist, um die Tuberculösen von der Strasse zu bringen, die Errichtung von Heilanstalten auch für unbemittelte Schwindsüchtige in jeder Weise zu fördern. Es ist darauf zu achten, dass in öffentlichen Gebäuden, wie Schulen, Büreaus, Kassen, Krankenhäusern, Kasernen u. s. w. eine genügende Anzahl Speigläser aufgestellt ist, damit der Hausaufseher berechtigt wird, einen Besucher, welcher trotz der vorhandenen Gelegenheit der ungefährlichen Beseitigung seines Auswurfs dennoch denselben neben den bestimmten Spucknapf absetzt, gebührend zurecht zu weisen.

In den Heilanstalten sind die Schwindsüchtigen zu erziehen, wie sie mit ihrem Auswurf zu verfahren haben, damit sie auch später nach Entlassung aus der Anstalt, diese Regeln zu befolgen wissen, auch ist den Heilanstalten und Krankenhäusern, welche Schwindsüchtige beherbergen, zur Pflicht zu machen, den Auswurf dieser Kranken unschädlich zu machen, ehe er der Abfuhr übergeben werden darf, was am besten durch Sterilisation des Auswurfes in strömendem Dampf, wofür eigene Apparate construirt sind, zu geschehen hat. Fig. 27. Da, wie gesagt, auch die Stuhlabgänge und der Urin Tuberculöser den Krankheitsstoff enthalten können, so ist auch mit diesen Absonderungen eines Schwindsüchtigen mit Vorsicht zu verfahren.

Die Anzeigepflicht auf die tuberculösen Erkrankungen auszudehnen, hat bei der meist langwierigen Dauer der Erkrankung und ihrem Verlaufe keinen Zweck. Wohl aber halten wir eine zwangsweise Desinfection der Effecten etc. eines Schwindsüchtigen nach seinem Tode für gerechtfertigt und durchführbar. Weil anerkanntermassen die Milch tuberculöser Kühe die Schwindsucht auf denjenigen, welcher diese Milch geniesst (Mensch und Thiere) zu übertragen vermag, so ist hierauf von sanitätspolizeiwegen wenigstens insofern zu achten, als die sog. Milchkuranstalten, in welchen leider immer noch trotz der eindringlichsten Abmahnungen die Milch von unverständigen Personen roh getrunken wird, einer genauen polizeilichen Ueberwachung unterstellt werden, welche neben der Sorge für Reinlichkeit in diesen Anstalten bei der Bearbeitung der Milch hauptsächlich den Gesundheitszustand des Milchviehes zu überwachen und der Perlsucht, d. h. der Tuberculose verdächtige Kühe ohne weiteres zu entfernen hat.

Die Tuberculineinspritzung scheint sich zur Feststellung der Diagnose auf Perlsucht gut zu bewähren und dürfte daher in Milchkuranstalten allerwärts zur Einführung zu gelangen haben.

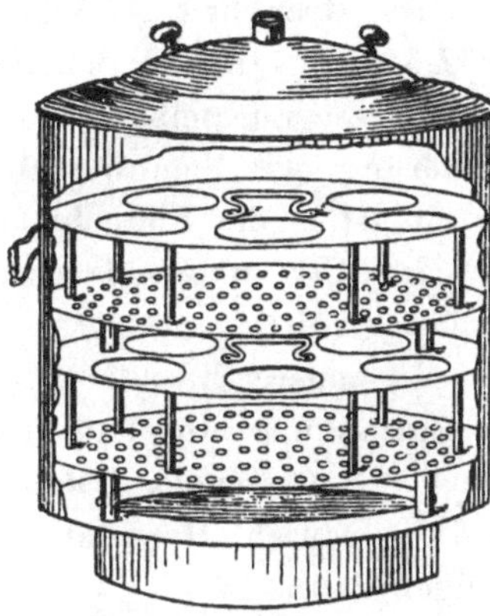

Fig. 27.

Desinfectionstopf für Spucknäpfe nach Kirchner, Zeitschrift für Hygiene, Bd. XII., 3. Heft.

Der Apparat wird von Klempnermeister Schulze in Hannover für 25 Mk. hergestellt. Er kann auf jedem Herdfeuer in Thätigkeit gesetzt werden. In die Löcher der Platten werden die Spucknäpfe eingesetzt und das Wasser im Topf zum Sieden gebracht, der Dampf strömt durch die Siebplatten zu den Spucknäpfen und tödtet die Tuberculosekeime in dem Auswurf nach einer Stunde Dampfeinwirkung sicher.

Der Apparat hat den Vorzug, dass sich nach dem Sterilisiren die Spucknäpfe leichter reinigen lassen, ein für das Wärterpersonal nicht zu unterschätzender Vortheil.

Auch die Molkereiprodukte können, wie wir oben gesehen haben, die Tuberculosebacillen in infectionstüchtigem Zustand enthalten.

Die Lungenentzündung verdankt ihre Entstehung bei dem Menschen verschiedenen Arten von Krankheitserregern, welche aber alle bei uns einheimisch sind.

Dringt eine dieser Arten in die Luftröhrenverzweigungen beim Menschen ein, und vermag hier Boden zu fassen und sich zu vermehren, so entsteht eine heftige Entzündung einer oder beider Lungen, welche sich öfters mit Brustfellentzündung complicirt, alljährlich eine grosse Menge von Menschen dahinrafft oder bei den Ueberlebenden die Disposition für eine spätere tuberculöse Erkrankung zurücklässt.

Sanitätspolizeiliche Massnahmen werden hier kaum anzuwenden sein, es ist auch dieser Erkrankung nur um desswillen Erwähnung geschehen, weil sie häufig durch directe Ansteckung der Familienglieder untereinander in sog. Hausepidemien auftritt, welche bei ausreichender Vorsicht wohl zu vermeiden sein würden. Dies könnte hauptsächlich durch sorgfältige Vernichtung des Auswurfs der Kranken geschehen, weil in diesem der Ansteckungsstoff enthalten ist, und mit ihm auf ähnliche Weise wie bei der Tuberculose durch das enge Zusammenleben der Familienmitglieder übertragen wird.

Die Diphtherie, ebenfalls eine Infectionskrankheit, welche von den Athmungsorganen ausgeht, erfordert die ganz besondere Beachtung der öffentlichen Gesundheitspflege.

Es lässt sich nicht verkennen, dass die Krankheit ihren streng epidemischen Charakter allmählich abzulegen und zu einer endemischen Krankheit sich zu gestalten beginnt.

Früher, d. h. vor 20 bis 25 Jahren, trat die Diphtherie in geschlossenen Epidemien in die Erscheinung, und war zwischen den einzelnen Ausbrüchen der Krankheit eine längere oder kürzere Pause, heute hören die Erkrankungen nicht mehr auf, und nur selten ist eine Stadt ohne einige Diphtheriefälle.

Auf dem Lande hat sich der epidemische Charakter noch besser, wenn auch nicht überall mehr erhalten, offenbar in Folge des geringeren Verkehrs und der deshalb selteneren Gelegenheit zur Infection.

Die Krankheit entsteht durch Eindringen eines specifischen Bacteriums des Löffler'schen Diphtheriebacillus in die Schleimhaut der oberen Luftwege, wo sich derselbe vermehrt und eine eigenthümliche necrotische (brandige) Zerstörung derselben herbeiführt, dabei einen intensiven Giftstoff erzeugt, der einmal in die Blutbahn aufgenommen, in den weitaus meisten Fällen den Tod des Erkrankten durch Blutvergiftung herbeiführt und zwar häufig in kürzester Zeit.

In anderen leichteren Fällen, welche in Genesung übergehen, bedingt die Erkrankung eine langwierige Reconvalescenz, die noch häufig genug von plötzlich auftretenden Lähmungen, Nierenentzündungen u. s. w. unterbrochen wird, ja durch Herzlähmung noch in diesem Stadium plötzlich mit Tod endigen kann.

Die Sterblichkeit an Diphtherie (incl. Croup) betrug in den Jahren 1886/88 in den Krankenhäusern des deutschen Reichs 24.3 % mit 10011 Todes- auf 41137 Erkrankungsfällen und etwa 6 % aller Todesfälle.

Bei solch' hoher Sterblichkeit ist ein energischer Kampf gegen diese, namentlich der Kinderwelt verderbliche Krankheit, gewiss am Platze.

Wir haben gelernt, dass der Diphtherie-Bacillus ein überaus zähes Leben hat, und dass er sich im Munde der Kranken auch nach scheinbar abgelaufener Krankheit noch längere Zeit ansteckungsfähig erhält. Die Diphtheriekranken bedürfen daher einer besonders strengen und nicht zu kurzen Isolirung innerhalb der Familien, die Effecten etc. einer besonders sorgfältigen Desinfection.

Von seiten der Schule sind gerade dieser Krankheit gegenüber besondere Vorsichtsmassregeln dringend geboten, weil sicher nicht die wenigsten Fälle in der Schule durch Kinder verbreitet werden, die entweder selbst von Diphtherie genesen zu früh die Schule wieder besucht, oder aus ihrer verseuchten Häuslichkeit den Krankheitskeim ihren Mitschülern zugetragen haben. Selbstverständlich kann die Krankheit auch durch direkte Uebertragung des in unserer Umgebung einheimisch gewordenen Krankheitskeimes entstehen, der mit dem Staube in die Luftwege gelangt, sodass es keineswegs immer der directen Ansteckung von Person zu Person bedarf.

Welche Factoren die Entwickelung des Diphtheriekeimes in unserer Umgebung bedingen, ist unbekannt, es ist jedoch anzunehmen, dass Unreinlichkeit und Schmutz ihm Existenz-Erleichterungen schaffen, und dass schlechte Ernährung, schlechte Wohnungsverhältnisse u. s. w. besonders geeignet sind, der Entwicklung der Krankheitskeime im Organismus Vorschub zu leisten, und die Entfaltung ihrer pathogenen Eigenschaften zu unterstützen. Zur Bekämpfung der Diphtherie werden also hauptsächlich allgemein sanitäre Massnahmen geeignet sein, wobei die Desinfectionsmassregeln bei den einzelnen Fällen nicht vernachlässigt werden dürfen. Es ist namentlich darauf zu achten, dass die mit dem Behring'schen Heilserum behandelten Kranken, bei welchen häufig schon nach ein paar Tagen alle Krankheitssymptome verschwunden sind, nicht zu früh wieder zur Schule zugelassen werden, weil sie zur Verbreitung der Krankheit wesentlich beitragen können.

Gerade diesen Genesenen gegenüber ist besondere Vorsicht geboten, weil bei dem oft wunderbaren Erfolge des Behring'schen Mittels die Desinfectionsmassregeln nur allzuleicht ganz ausser Acht gelassen werden.

Gegen Keuchhusten sind sanitätspolizeiliche Massregeln nur mit Rücksicht auf die Schule geboten und durchführbar, und die Kranken aus dieser fern zu halten.

Die 3. Gruppe der Infectionskrankheiten umfasst insgesammt solche Krankheitserscheinungen, deren Wesen und deren Erreger uns noch vollkommen unbekannt sind. Es gehören hierzu zunächst die

Pocken, Menschenblattern, schwarze Blattern, Variola (vera).

Die Variola, deren bei uns nicht einheimischer Krankheitsstoff immer eingeschleppt werden muss, ist eine emminent ansteckende Krankheit, welche ganz besondere Vorsichtsmassregeln erfordert.

Sie äussert sich durch Auftreten von mehr oder weniger zahlreichen Pusteln auf der Haut und den Schleimhäuten, die später, wenigstens auf der äusseren Haut, zu Borken eintrocknen und bei dem Abheilen tiefe Narben hinterlassen. Mit dem Ausbruch der Pocken sind schwere Störungen der Gesundheit verbunden, die in einer nicht unerheblichen Prozentzahl zum Tode führen, in anderen Blindheit durch Verschwärung und Narbenbildung in der Hornhaut des Auges verursachen, daneben hässliche narbige Entstellungen im Gesicht des Erkrankten zurücklassen können.

Der Krankheitsstoff findet seine Hauptverbreitung durch inficirte Effecten, namentlich durch Papier, Lumpen, Hadern, Bettfedern u. s. w.

Dank der consequenten Durchführung des Reichsimpfgesetzes gehören die Pocken in Deutschland zu den seltenen Krankheitsfällen, weil mit der Impfung und Wiederimpfung für eine gewisse Zeit entweder ein vollkommener Schutz erreicht, oder doch eine Sicherung gegen schwere Erkrankung geboten wird.

Auf welchen Vorgängen im menschlichen Körper der Impfschutz beruht, ist noch nicht genügend erforscht, wenn auch jetzt die experimentelle Bacteriologie mit den Versuchen über Impfschutz und künstliche Immunisirung bei Thieren auf dem rechten Wege zu sein scheint, eine Erklärung dieser eigenthümlichen Erscheinung zu geben, die nur in einer künstlichen Immunität des Individuums zu suchen sein wird, wie sie auf natürlichem Wege im Allgemeinen durch das Ueberstehen ansteckender Krankheiten überhaupt und insbesondere der Pocken, an welchen ein Mensch wohl niemals zum zweitenmal erkrankt, im menschlichen Körper hervorgerufen wird.

Die Wirksamkeit der Schutzpockenimpfung ergiebt sich direct ceteris paribus aus der grösseren Erkrankungszahl unserer sämmtlichen Nachbarländer, in welchen eine Impfung nicht besteht, sowie aus der Thatsache, dass die Grenzbezirke Deutschlands am meisten unter der Einschleppung des Krankheitsstoffes, die sich hier am einfachsten und häufigsten vollziehen kann, zu leiden haben.

Die Vorsichtsmassregeln beim Ausbruch der Pocken bestehen in strengster Isolirung des Kranken, sofortiger zwangsweiser Impfung und Wiederimpfung der Hausinsassen, Empfehlung der Impfung und Wiederimpfung für alle Einwohner der Ortschaft, in welcher ein Pockenfall auftritt, und peinlichste Desinfection der mit dem Kranken in Berührung gewesenen Gegenstände und des Krankenzimmers.

Die übrigen ansteckenden Hautkrankheiten, bei welchen die sichtbaren Veränderungen auf der Haut ebenfalls nur als ein Einzelsymptom der Gesammterkrankung des ganzen Organismus aufzufassen sind, haben für Leben und fernere Gesundheit des Erkrankten nicht die Bedeutung wie die Pocken, sie sind mit einzelnen Ausnahmen in ihrem Auftreten im Allgemeinen harmloser und ohne bleibende Folgen in ihrem Verlaufe, stören jedoch häufig durch die grosse Zahl der Individuen, die gleichzeitig von ihnen befallen werden.

Mit Vorliebe ergreifen diese Erkrankungen, wozu Scharlach, Masern und Rötheln zu rechnen sind, die Kinder, treten aber häufig so gelinde auf, dass nicht einmal ärztliche Hilfe bei ihnen in Anspruch genommen wird.

Desinfections- und Isolirungsmassregeln sind wohl nur für Scharlach geboten, weil sich diese Krankheit gern mit Diphtherie vergesellschaftet und unter ihren Symptomen unter Umständen eine gleichzeitige diphtherische Erkrankung verdecken kann.

Masern und Rötheln treten jetzt noch meist in geschlossenen Epidemien auf, wenn auch die in Städten sich zu einer verbindenden Kette gestaltenden, nicht mehr verschwindenden Einzelfälle die Vermuthung als gerechtfertigt erscheinen lassen, dass sich auch die Erreger dieser Krankheiten allmählich so eingewöhnen, dass wir sie wohl dereinst zu unseren regelmässigen Krankheitsursachen zu rechnen haben werden, während sie jetzt noch von besonderen disponirenden Bedingungen abhängig, nur von Zeit zu Zeit ihre pathogene Wirkung zu entfalten vermögen.

Die fünfte Gruppe von Krankheiten, welche mit dem Geschlechtsleben des Menschen in innigem Zusammenhange stehen, wird durch die sog. venerischen Erkrankungsformen und das Puerperal- oder Kindbettfieber vertreten.

Unter die venerischen Krankheiten rechnen wir Syphilis, das weiche Schankergeschwür und die Gonorrhoe.

Wodurch die beiden ersten Krankheitsformen bedingt werden, ist unbekannt.

Bei der Syphilis, die in sehr verschiedener Form auftreten kann, bildet sich im typischen Verlauf beim Manne an irgend einer Stelle der Geschlechtstheile ein kleines Bläschen, welches sich nach einiger Zeit in ein mit harten wallartigen Rändern versehenes Geschwür umwandelt, von dem aus sich dann das Syphilisgift durch die Lymphbahnen verbreitet und seinen verwüstenden Einfluss auf den menschlichen Organismus beginnt. Bei dem Weibe sind die Anfangserscheinungen der Krankheit häufig nicht so leicht erkennbar und erst zu diagnosticiren, wenn Lymphdrüsenschwellungen, Hauterscheinungen u. s. w. deutlich zu Tage treten.

Der weiche Schanker ist eine harmlosere Krankheit, die meist örtlich beschränkt bleibt, höchstens auf die den Geschlechtstheilen benachbarten Lymphdrüsen übergeht, welche dann eitrig zerfallend sog. Bubonen bilden.

Schlimmer in ihren Folgen ist die Gonorrhoe (Tripper), die richtig zu erkennen erst der Neuzeit vorbehalten blieb. Sie wird durch ein Bacterium in Kokkenform bedingt, welches zunächst auf der Schleimhaut der Geschlechtsorgane wuchernd von hier aus auf andere Organe überzugehen vermag und namentlich bei dem Weibe in chronischen Erkrankungsformen der Unterleibsorgane die bedenklichsten Folgen für die Gesundheit nach sich ziehen kann. In hohem Grade gefährlich ist das Trippergift für die Augen, die häufig genug durch dasselbe zerstört werden.

Alle diese Erkrankungen werden durch den Geschlechtsakt oder doch wenigstens nur durch sehr intimen Verkehr beider Geschlechter verbreitet, so dass Infectionen auf anderem Wege (z. B. bei Geburtshelfern, Chirurgen und Hebammen durch Hilfeleistungen bei Syphilitischen) glücklicherweise zu den Seltenheiten gehören.

Die venerischen Krankheiten sind demnach ganz besonders leicht zu vermeiden für Jemand, der soviel Energie besitzt, Gelegenheiten zu ihrer Acquisition aus dem Wege zu gehen. Dass diese Energie aber nur selten bei den Menschen vertreten sein muss, beweisen die zahlreichen venerischen Erkrankungen, die neuerdings eher zu- als abzunehmen scheinen.

Der Träger der venerischen Krankheitsstoffe ist einzig und allein der venerisch kranke Mensch, gegen ihn also müssen sich die Massregeln wenden, die zur Bekämpfung und Unterdrückung dieser Krankheiten getroffen werden sollen.

Da der eheliche Geschlechtsverkehr an sich in keiner Weise geeignet ist, eine irgendwie beachtenswerthe Rolle bei der Verbreitung venerischer Krankheiten zu übernehmen, so bleibt zur Verbreitung des Krankheitsstoffes nur der aussereheliche Geschlechtsverkehr übrig und bei ihm leuchtet es von selbst ein, wie z. B. eine venerisch kranke Frauensperson in kurzer Zeit eine Reihe von Personen zu inficiren vermag, sobald sie sich nicht mehr auf den geschlechtlichen Verkehr mit einem Manne beschränkt, sondern in ihren Neigungen zu wechseln beginnt, oder sich prostituirt. Es ist also die Prostitution (im weitesten Sinne des Wortes), die zu bekämpfen ist, wenn man die venerischen Krankheiten treffen will.

Das Kindbettfieber ist keine einheitliche Krankheitsform. Gemeinsam für die verschiedenen Arten der Wochenbetterkrankungen ist nur der Ort ihrer Entstehung, die Geschlechtsorgane der im Wochenbett befindlichen Frau.

Hervorgerufen werden die Wochenbetterkrankungen durch Eindringen verschiedener der allgegenwärtigen eitererregenden und Blutvergiftung herbeiführenden Bacterien in die Geschlechtsorgane, wo sie in Folge der mit dem Geburtsvorgange dort eintretenden Veränderungen und kleinen Wunden der Schleimhaut der Scheide und der Auskleidung der Gebärmutter leicht in die Blutbahn gelangen und sich im Körper weiter entwickeln und verbreiten können.

Vor dieser Krankheit kann nur die allersorgfältigste Reinlichkeit am Körper der Entbundenen und an den Händen der Geburtshelfer und Hebammen schützen, weil wohl die meisten der Erkrankungen darauf zurückzuführen sind, dass durch die Untersuchungen der Hebammen und Aerzte, durch geburtshilfliche Eingriffe, durch schmutzige Bettstücke und Vorlagen die Krankheitserreger in den Gebärkanal verbracht werden.

Ein Theil der Erkrankungen muss nach anderen Anschauungen auch anscheinend darauf zurückgeführt werden, dass in der Scheide jeder Frau Bacterien vorhanden sind, welche unter günstigen Umständen in die kleinen Wunden gelangen, die im Inneren der Gebärmutter bei jeder Entbindung entstehen, und die Allgemeinerkrankung hervorrufen. Die Frage dieser Selbstinfection genannten Krankheitsentstehung ist für die sanitätspolizeilichen Anordnungen und die strafrechtlichen Verfolgungen der Uebertretungen der Desinfectionsvorschriften von Seiten der Aerzte und Hebammen eine besonders wichtige. Es liegt auf der Hand, dass, den Fall vorausgesetzt, es finde sich regelmässig bei einem gewissen Prozentsatz von Frauen vor der Entbindung eitererregende oder septische Bacterien in den Geschlechtstheilen vor, in keinem Falle von Puerperalinfection die Frage mehr wird entschieden werden können, ob die Krankheit eine Folge der Ausserachtlassung der Vorsichtsmassregeln bei der Entbindung von Seiten der betheiligten Personen, oder ob sie auf Selbstinfection zurückzuführen ist. Es würde also niemals mehr, selbst bei den gröbsten Verstössen von Seiten der Aerzte oder Hebammen gegen die Antisepsis der Causalnexus zwischen Fahrlässigkeit dieser Personen und

Eintritt der Erkrankung zu erbringen, von einer strafrechtlichen Verfolgung demnach in jedem noch so eclatanten Falle der Pflichtversäumniss der geburtshelfenden Personen abzusehen sein.

Diese Ablehnung des Causalnexus in allen Fällen, wie sie jetzt fast allgemein geübt wird, ist zwar für den Staatsanwalt sehr bequem, aber für die Massnahmen der Aufsichtsbehörde über Aerzte und Hebammen in hohem Grade bedenklich, lähmend und auf die Dauer ganz unhaltbar, zumal sie auf noch keineswegs sicherer Basis wissenschaftlicher Erkenntniss beruht. Es wird auch jetzt auf Grund neuerer Untersuchungen selbst von Seiten der rabiatesten Anhänger der Selbstinfektion auf der ganzen Linie zum Rückzuge geblasen. Die Selbstinfektionen gehören zweifellos zu den Seltenheiten und man ist nicht berechtigt, jeden Fall von Puerperalfieber auf Selbstinfection zurückzuführen.

Man wird aber in der Praxis in Zukunft nur so weiter kommen können, dass man vor jeder Entbindung die sorgsamste Desinfection der Scheide durch antiseptische Ausspülungen verlangt. Ist, was nicht bezweifelt werden kann, mit Hilfe dieser Ausspülungen der Gebärkanal vor Beginn der geburtshilflichen Eingriffe und im Verlaufe derselben aseptisch zu machen, bezw. aseptisch zu erhalten, so kann dann eine Infection nur durch Eintragen von Keimen bei Versäumniss der antiseptischen Massregeln durch Arzt oder Hebamme erfolgen.

Eine Reihe weiterer Infectionskrankheiten die sogen. Wundinfectionskrankheiten sollen hier nur der Vollständigkeit halber Erwähnung finden, obgleich sie zu sanitätspolizeilichen Massnahmen seither keine Veranlassung gegeben haben, auch kaum die öffentliche Beachtung verdienen. Es sind dies die Rose-ähnlichen Erkrankungen des Unterhautzellgewebes nach Verunreinigung von Wunden aller Art.

Dagegen muss hier noch einer ausserhalb der obigen Eintheilung der Infektionskrankheiten stehenden ansteckenden Krankheitsform der sog. Genickstarre (Meningitis Cerebro-spinalis) gedacht werden, die sich in keine der oben angegebenen Classen der Infectionskrankheiten unterbringen lässt.

Diese Krankheit entsteht durch ein Bacterium, das sich im Gehirn und Rückenmark ansiedelt und die schwerste Krankheit, ja in vielen Fällen den Tod herbeiführt. Wie der Ansteckungsstoff in den Körper gelangt, ist dunkel. Die Krankheit tritt gerne bei jugendlichen Individuen im Beginn der Zwanziger Jahre auf, scheint an gewisse Oertlichkeiten gebunden zu sein, ist aber nicht sehr ansteckend.

Sanitätspolizeilich ist ihr gegenüber vorläufig nur die strengste Isolirung des Kranken und die Vernichtung seiner Abgänge und Desinfection der Krankenzimmer etc. erforderlich.

Die Ruhr ist ebenso wie die Malaria eine echte Bodenkrankheit, welche an bestimmte Oertlichkeiten gebunden, höchstwahrscheinlich durch niedrigste Thiere sog. Plasmodien hervorgerufen werden, die eben an diesen Orten gedeihen. Eine Ansteckungsfähigkeit kommt der Maleria nicht, der Ruhr nur in geringem Masse zu. Die Massregeln der öffentlichen Gesundheitspflege haben sich bei Malaria auf die Verbesserungen sumpfiger Ländereien, namentlich an Flussufern zu richten, bei der Ruhr, die bei uns meist nur im Gefolge von Kriegen seither in grösserem Umfang aufgetreten ist, sind schleunigste Evacuation der Kranken und Dislocirungen der Truppen aus den durchseuchten Ländereien eventuell im Stande die Krankheit abzuschneiden.

Die von unseren Hausthieren auf den Menschen übergehenden ansteckenden Krankheitsformen, deren Bekämpfung innerhalb der Viehbestände durch das Viehseuchengesetz energisch gehandhabt wird, so dass dessen Einrichtungen auch indirect der Verbreitung dieser Krankheiten unter den Menschen entgegenwirkt, kommen bei diesen im Allgemeinen selten zur Beachtung.

Der Milzbrand, von welchem der Regel nach nur solche Personen befallen werden, welche direct mit milzbrandigen Thieren oder Theilen solcher in Berührung kommen, wie Schlächter, Abdecker, Häute-, Fell- und Knochenhändler, Gerber und Arbeiter in Bürsten- und Pinselfabriken, wird durch einen Bacillus bedingt, der ungemein widerstandsfähige Sporen bildet, die von den empfänglichen Thieren aufgenommen, die Krankheit erzeugen.

Bei dem Menschen wird die Uebertragung des Milzbrands fast ausschliesslich durch Eindringen des Krankheitsstoffes in kleine Hautwunden verursacht, während die Ansteckung durch Genuss milzbrandkranken Fleisches zu den grossen Seltenheiten gehört.

Das Fleisch milzbrandkranker Thiere ist zum Genuss absolut untauglich und auf das sorgfältigste zu vernichten. Der Schutz der Arbeiter ist durch Reinlichkeit nach dem Berühren milzbrandverdächtigen Materials und äusserste Vorsicht zu bewirken. Aus dem Auslande bezogene Haare, Klauen, Häute etc. sollten vor ihrer Verarbeitung einer energischen Desinfection unterworfen werden.

Der Rotz ist eine bei den Einhufern und dem Menschen natürlich vorkommende Krankheit und wird durch einen Bacillus verursacht, welcher eine sehr bedeutende Ansteckungsfähigkeit besitzt. Der gewöhnliche Träger des Giftes ist der Nasenschleim rotzkranker Thiere (Pferde, Esel, Maulesel), der in die Athmungsorgane des Menschen oder durch kleine Verletzungen in die Blutbahn gelangen und die meist zum Tode führende Krankheit erzeugen kann. Der Ansteckungsgefahr sind fast ausschliesslich solche Personen unterworfen, die sich mit Pferden etc. viel zu beschäftigen haben. Bei den strengen Bestimmungen des Viehseuchengesetzes ist es nicht wahrscheinlich, dass der Ansteckungsstoff durch Thiertheile u. s. w. verbreitet wird.

Die Actinomycose ist eine erst in der Neuzeit erkannte Krankheit, welche dem sog. Strahlenpilz (Actinomyces) ihren Ursprung verdankt und meist nur bei solchen Personen vorkommt, die mit Vieh zu verkehren haben. Cariöse Zähne sollen für die Krankheit disponiren.

Die Hundswuth wird nur durch den Biss tollwuthkranker Thiere auf den Menschen übertragen und ist ihrer Natur nach unbekannt. Der Ansteckungsstoff scheint überall vorhanden zu sein, aber nur unter ganz besonderen Bedingungen bei Hunden zur Wirkung zu gelangen, durch welche er seine Verbreitung auf andere Thiere und den Menschen findet.

Gegen diese Krankheit schützt, wie man in Deutschland gesehen hat, die strenge Ueberwachung der Hunde allein. Die sanitätspolizeilichen Massregeln haben sich auf rücksichtsloseste Durchführung des Maulkorbzwangs und thunlichste Erhöhung der Hundesteuer zu erstrecken. Es ist eine Fabel, dass durch den Maulkorb bei Hunden die Tollwuth begünstigt werde. Seit Einführung des Maulkorbzwangs ist die Krankheit unter den Menschen im Innern Deutschlands fast verschwunden und auf die Grenzbezirke beschränkt, in denen Uebertritte tollwuthkranker Hunde aus den Nachbarländern (ohne Maulkorbzwang) nicht ganz verhütet werden können. Aber auch in den Grenzdistrikten ist die Zahl der Todesfälle an Hundswuth der Menschen ganz erheblich gegen früher gesunken.

Die Trichinose entsteht bei dem Menschen durch den Genuss trichinenhaltigen Schweinefleisches. Die Trichine, ein microscopischer Fadenwurm, gelangt mit dem trichinösen Fleische, in welchem sich dieselbe in eingekapseltem Zustand befindet, in den Darmcanal des Menschen, in dem sie durch Einwirkung der sauren Verdauungssäfte, die die Kalkkapsel der Trichine auflösen, aus derselben befreit wird und zur Vermehrung gelangt. Die jungen Trichinen durchbohren die Darmwand und gerathen in den Blutstrom, mit welchem sie sich im Körper verbreiten, in den Muskeln in einen Ruhezustand gelangen und nach einiger Zeit sich einkapseln. Die Krankheitserscheinungen nach dem Genusse trichinenhaltigen Fleisches sind meist sehr schwere und führen häufig zum Tode oder nur unter langsamer Reconvalescenz zur Genesung.

Gegen die Verbreitung dieser Krankheit sind die allerstrengsten sanitätspolizeilichen Massregeln erforderlich und überall ist durch Einführung der Trichinenschau diese Forderung zu erfüllen, will sich andernfalls die Staatsregierung nicht den gerechten Vorwurf der unverantwortlichsten Nachlässigkeit zuziehen.

Oer einzelne Mensch schützt sich am besten durch ängstliche Vermeidung des Genusses rohen oder nicht genügend gebratenen, gekochten, gepökelten, geräucherten Schweinefleisches.

Die dem menschlichen und thierischen Organismus gemeinsamen und von einem auf den andern übertragbaren Eingeweidewürmer geben nur bezüglich der Schweinefinnen, der Rinderfinnen und des Hülsenwurmes, der Embryonalzustände der Bandwürmer, zu sanitätspolizeilichen Massnahmen

Veranlassung. Das finnige Fleisch muss den Freibänken überwiesen und darf von diesen nur in völlig durchgekochtem Zustand abgegeben werden.

Eine seltene Erkrankung wird durch einen Eingeweideparasit, das Anchylostoma duodenale verursacht, das sich in dem menschlichen Darmcanal massenhaft vermehrt und durch die beständige und directe Entziehung von Blut aus den Darmgefässen bei den Erkrankten einen gefährlichen Grad von Blutarmuth erzeugt. Die Krankheit wurde zuerst bei den Arbeitern im St. Gotthardtunnel beobachtet und seitdem in Deutschland hier und da bei Backsteinmachern und Ziegelarbeitern gefunden. Der Parasit scheint in Aegypten einheimisch zu sein und ist nach Deutschland verschleppt. Seine Verbreitung findet er durch die Stuhlabgänge der Kranken. Warum gerade die Lehmarbeiter von der Krankheit ergriffen werden, ist nicht ganz aufgeklärt.

Gegen die Krätze, die durch eine Milbe (Sarkoptes) verursachte bekannte Hautkrankheit sind sanitätspolizeiliche Massregeln nur wegen enventueller Verbreitung durch die Schulen geboten.

b. Ermittlung der ersten Krankheitsfälle. Isolirung. Evacuation. Krankenhauszwang. Massregeln für das Pflegepersonal. Desinfectionsanstalten. Desinfectoren. Instruction für beide. Beschaffung von Dampf-Desinfectionsapparaten. Desinfectionszwang. Massregeln in Krankenhäusern und Privatwohnungen. Abschluss inficirter Wohnungen. Erhebungen über die Entstehungsart der Krankheitsfälle.

Die Bekämpfung der ansteckenden Krankheiten gipfelt, wie wir oben gesehen haben darin, die ersten Krankheitsfälle frühzeitig zu ermitteln, sie strengstens zu isoliren und während, sowie nach Ablauf der Krankheit durch Desinfectionsmassregeln die Weiterverbreitung der Krankheitskeime zu verhindern.

In zweiter Linie kommt sodann die Erforschung des Ursprungs der Krankheit und die Vernichtung bezw. Unschädlichmachung der Krankheitsquelle in Betracht.

Gesetzt also unser polizeiliches Meldewesen functionirt sicher und prompt, und wir haben mit Hilfe desselben einen eben aufgetretenen, vorläufig noch ganz vereinzelten Cholerafall, oder was häufiger vorkommt und demnach für die alltägliche Praxis wichtiger ist, einen Abdominaltyphusfall ermittelt, so haben wir zunächst dafür zu sorgen, dass der Kranke vollkommen isolirt wird.

Dies lässt sich leicht anordnen, aber unter Umständen nur schwer ausführen, weil von dem Augenblicke an, in dem ein ansteckender Krankheitsfall die Thätigkeit der Medizinal-Polizei in Bewegung setzt, der behandelnde Arzt sowohl, als die Angehörigen des Kranken, und soweit er noch dazu im Stande ist, dieser selbst, sich in den meisten Fällen vereinigen, um die Ausführung der sanitätspolizeilichen Massregeln thunlichst zu verhindern oder doch zu erschweren.

Eine grosse Energie und auch eine gewisse Rücksichtslosigkeit gehören nach den allgemeinen Erfahrungen zu dem Rüstzeug des Medizinalbeamten, das ihn befähigen soll, dem Unverstand und Egoismus mit Erfolg entgegenzutreten.

Leider aber stellen sich der Energie des Medizinalbeamten, dem in Fällen ansteckender Krankheiten der erste Angriff auf dieselben hauptsächlich zufällt, noch andere Hindernisse entgegen als der Unverstand der Menschen, und zwar die localen Verhältnisse, welche noch schwerer zu bekämpfen sind als menschliche Vorurtheile, mit denen aber natürlich gerechnet werden muss, weil sie sich nicht aus der Welt schaffen lassen.

Wohin mit dem Kranken, wenn für die zahlreiche Familie nur eine Stube überhaupt vorhanden ist?

Die Evacuation der noch gesunden Glieder der Familie in andere Häuser ist oft aus Gründen der Möglichkeit der Weiterverbreitung der ansteckenden Krankheit unthunlich, auch will sie meist Niemand aufnehmen, es wird deshalb die vollkommene Isolirung des Kranken oft genug nicht durchzuführen sein.

Ist ein Krankenhaus in der Nähe, so gelingt es vielleicht den Kranken oder seine Angehörigen zur Ueberführung in dasselbe zu überreden, da leider eine gesetzliche Zwangsbefugniss hierzu bei uns immer noch fehlt, oder es ergiebt sich die Möglichkeit die Familienmitglieder in dem Gemeindehaus oder in einem anderen unbewohnten Raume für die Dauer der Erkrankung unterzubringen, wo aber diese Möglichkeiten fehlen, muss man sich, so gut es geht mit den Verhältnissen abzufinden und durch Belehrung und Warnung einen allzu regen Verkehr mit dem Kranken zu verhindern suchen.

Wo die Möglichkeit der Isolirung des Kranken durch Ueberführung desselben in das Krankenhaus oder durch Evacuation der Gesunden überhaupt vorhanden ist, da soll man natürlich alles daran setzen, dieses Ziel zu erreichen, und sei es auch contra legem, welches, wie schon gesagt, die zwangsweise Ueberführung eines Kranken nicht oder wenigstens doch nicht überall gestattet.

Eine solche scheinbare Ungesetzlichkeit wird durch den Erfolg im weiteren Verlaufe der Krankheit immer gerechtfertigt werden und selten zu unangenehmen späteren Auseinandersetzungen führen. Also wo die Möglichkeit der Isolirung besteht, heisst es durchgegriffen.

Es ist aber deshalb vor allen Dingen nöthig, dass die Erbauung von Krankenhäusern in Stadt und Land und die Bereithaltung eines Isolirraumes für ansteckende Kranke oder deren gesunde Angehörige mehr als dies seither geschieht, von den Gemeindebehörden ins Auge gefasst und frühzeitig zur Durchführung gebracht wird, damit die Bekämpfung der ansteckenden Krankheiten sofort in wirksamer Weise von der Sanitätsbehörde in Angriff genommen werden kann.

Haben wir den Verhältnissen entsprechend nichts weiter erreichen können, als die Angehörigen, die wohl auch in den meisten

Fällen die Pflege des Kranken werden zu übernehmen haben, auf die Ansteckungsgefahr aufmerksam zu machen, sie zu warnen, mit ungewaschenen Händen zu essen, ihnen anzurathen, sich öfters Gesicht und Hände zu reinigen und, soweit dies überhaupt möglich ist, den Verkehr mit anderen Menschen zu untersagen bezw. denselben wirklich zu verhindern, so müssen wir um so energischer und schneller an die Massregeln herantreten, welche erforderlich sind eine Weiterverbreitung der Krankheitskeime zu verhüten. Hierzu kommen uns die theoretischen Kenntnisse zu Hilfe. Wir wissen, dass der Ansteckungsstoff des Abdominaltyphus im Stuhlgange und im Urin des Kranken enthalten ist. Diese Stoffe (Excremente) sind also möglichst sorgfältig aufzufangen und mit einem der oben angegebenen Desinfectionsmittel zu behandeln. Weil sich die Abgänge der Kranken bei manchen Krankheiten z. B. Cholera stürmisch folgen, und eine Beschmutzung der Bettstücke, des Fussbodens vor dem Bett u. s. w. häufig gar nicht zu vermeiden ist, so ist auf grösste Reinlichkeit zu dringen. Es sind beschmutzte Bettstücke zu entfernen, ehe die Kothflecken eintrocknen, weil sonst durch Zerstäuben der Bacterien die Krankheit um so leichter sich verbreitet. Verunreinigungen des Fussbodens sind zu desinficiren. Die Abgänge des Kranken müssen so mit Desinfectionsmitteln gemischt werden, dass der Concentrationsgrad der Letzteren auf der erforderlichen Höhe gehalten wird, weil die Desinfection sonst nicht erfolgt.

Nach Ablauf der Krankheit durch Tod ist die Leiche möglichst rasch, ohne weitere Reinigungsvornahmen, in ein mit Sublimat oder Carbolwasser getränktes Leintuch einzuschlagen, sofort einzusargen und wenn möglich nach dem Leichenhause zu verbringen. Das Sterbezimmer ist bis zur Ausführung der Desinfection abzuschliessen, die in gleicher Weise bei Ausgang der Erkrankung in Tod wie in Genesung zu erfolgen hat, sich nur je nach den Verhältnissen verschieden zu gestalten haben wird.

In den grösseren Städten, wo sich Desinfectionsanstalten und berufsmässige Desinfectoren befinden, wird nach einer bestimmten Instruction von denselben zu verfahren sein, wozu die folgende des Berliner Magistrats vom 14. Juni 1890 als Muster dienen kann. Die Desinfectoren sind Angestellte der Desinfectionsanstalt, von welcher sie bei Beginn ihrer Arbeit auszugehen haben.

Oeffentliche Fuhrwerke dürfen von ihnen nicht benutzt werden, der Transport der Effecten zur Desinfection ist demnach bei grösseren Entfernungen mittelst eigener Gespanne oder mit Handwagen zu bewerkstelligen. Nach beendeter Desinfection haben die Desinfectoren sofort nach der Anstalt zurückzukehren.

Instruction für die Wohnungsdesinfectoren in Berlin.

A. Allgemeines.

§ 1. Der nächste Vorgesetzte der Desinfectoren ist der Verwalter der Desinfections-Anstalt.

§ 2. Die Desinfectoren haben sich täglich Morgens um $^3/_4$7 Uhr in ihrem Dienstanzuge bei dem Verwalter der Desinfectionsanstalt, oder dessen Stellvertreter zum Dienst zu melden.

Die ihnen aufgetragenen Arbeiten, gleichviel welcher besonderen Art, haben sie sofort auszuführen.

Wird ihnen die Desinfection von Wohnräumen aufgegeben, so müssen sie sich sofort unter Mitnahme der in Koffern vorschriftsmässig zu verpackenden Materialien u. s. w. in die zu desinficirende Wohnung begeben. Für weitere Touren wird dem Desinfector von der Anstalt Fahrgelegenheit geboten.

Dem die Desinfection controlirenden Aufseher sind sie unbedingten Gehorsam schuldig und müssen dessen Anordnungen unweigerlich nachkommen.

Dem Publikum gegenüber haben sie im dienstlichen Verkehr ein durchaus anständiges und bescheidenes Betragen zu beobachten.

B. Erste Arbeit in der zu desinficirenden Wohnung.

1. Kleiderwechsel.

§ 3. Sofort nach erfolgter Uebernahme der zu desinficirenden Wohnung haben die Desinfectoren ihren Dienstanzug gegen den Arbeitsanzug umzutauschen. Der Dienstanzug muss in dem mitgebrachten Kleiderbeutel vorschriftsmässig verpackt und an geeigneter Stelle aufbewahrt werden. Das Tragen des Dienstanzugs während der Dauer der Desinfection ist verboten.

2. Herbeischaffung von heissem Wasser.

§ 4. Hierauf haben sich die Desinfectoren die zur Arbeitsausführung erforderlichen Leitern, Eimer und andere Geräthschaften sowie Feuerungsmaterial, Lampen und dergl. zu besorgen. Gleichzeitig müssen die Desinfectoren das zur Desinfection erforderliche heisse Wasser herbeischaffen, event. ist solches in der zur Wohnung gehörenden Küche zu bereiten.

3. Verpackung der nach der Desinfectionsanstalt zu schaffenden Gegenstände.

§ 5. Die Desinfectoren haben alle diejenigen Gegenstände, deren Desinfection in der Desinfections-Anstalt zu erfolgen hat, vorschriftsmässig zu verpacken und nach dem inzwischen eingetroffenen Wagen der Desinfections-Anstalt zu bringen.

4. Abrücken der Möbel von den Wänden, Abnehmen der Bilder u. s. w.

§ 6. Die in der Wohnung verbliebenen Möbel, Bilder u. s. w. werden sämmtlich in der Mitte des Zimmers aufgestellt und hier der Reihe nach desinficirt.

5. Vernichtung von Arzeneien.

§ 7. Vorgefundene Arzeneien sind in das Closet zu giessen resp. zu schütten; auf keinen Fall dürfen Arzeneien verbrannt werden.

C. Ausführung der Desinfection.

1. Die Wände.

§ 8. Die Desinfection der Wände erfolgt durch Abreiben derselben mit Brod.*)

Getünchte Wände, ebenso wie nicht tapezirte Wandtheile (hinter den Oefen) sind mit 5% Carbollösung oder mit Kalkmilch zu desinficiren.

Die Ausführung der Desinfection geschieht in der vorgeschriebenen, in den Instructionsstunden practisch geübten Weise.

Jede Staubentwicklung, sowie jede Beschädigung der Wände und Geräthschaften ist möglichst zu vermeiden. Sämmtliche während des Brodabreibens auf den Fussboden gefallenen Brodkrumen sind sorgfältig mit einem feuchten Besen zusammenzukehren und sofort zu verbrennen.

2. Die Möbel, Thüren, Wandbekleidungen, Bilder, Kinderspielzeuge u. s. w.

§ 9. Die Reinigung der Möbel geschieht in der Weise, dass die polirten Theile mit einem weichen Lappen, der in 2% Carbollösung getaucht und wieder ausgedrückt ist, feucht abgerieben und sofort mit einem trockenen Lappen nachgerieben werden, dasselbe geschieht mit geschnitzten und gebeizten Holztheilen.

Die Rückwände, Decken u. s. w. der Möbel, d. h. alle nicht polirten oder gebeizten Theile werden zweimal hintereinander mit 2% Carbollösung abgewaschen; sind dieselben sehr stark beschmutzt, so müssen sie vor Anwendung der Carbollösung mit heissem Seifenwasser gereinigt werden.

Holzbekleidungen der Wände, Thüren, Fenster und dergl. werden mit 2% Carbollösung abgewaschen und sofort abgetrocknet.

Bilder, welche sich nicht unter Glas befinden, werden nur mit weichen, trockenen Lappen, Oelgemälde mit 2% Carbollösung feucht abgewischt und sofort nachgetrocknet.

Kinderspielzeug, weniger werthvolles, ist sofort zu verbrennen, bessere Sachen sind, soweit sie nicht mittels strömenden Dampfes in der Desinfectionsanstalt behandelt werden können, durch wiederholtes energisches Abwaschen mit 2% Carbollösung zu desinficiren.

Ledersachen (Stiefel, Schuhe), ebenso Gummiwaaren sind mit 2% Carbollösung abzuwaschen. Pelzsachen sind mit dieser Lösung nach Vorschrift zu desinficiren.

Metallgegenstände (Lampen, Bilderrahmen, Thürbeschläge etc.) werden mit 2% Carbollösung abgewischt und schnell trocken gerieben.

Ebenso sind Glas-, Porzellan- und Nippessachen zu behandeln.

---

*) Das Brod muss 24 Stunden alt sein, weil es sonst schmiert.

3. Die Fussböden.

§ 10. Sehr stark verunreinigte Fussböden sind erst mit einer heissen Seifenlösung abzuscheuern und dann mit 5 % Carbollösung zweimal nachzuwischen, während für gewöhnlich ein zweimaliges Scheuern mit 5 % Carbollösung genügt.

Parquetböden sind mit weichen, in zweiprocentige Carbollösung getränkten Lappen abzureiben und sofort abzutrocknen.

4. Die zur Desinfection gebrauchten Geräthschaften, das Closet und das Ausgussbecken.

§ 11. Zuletzt sind sämmtliche bei der Desinfection benutzten Geräthschaften, wie Eimer, Leitern und dergl., sowie das Closet und Ausgussbecken mit 5 % Carbollösung zu desinficiren.

D. Körperliche Reinigung der Desinfectoren vor Verlassen der Wohnung.

§ 12. Vor dem Verlassen der Wohnung haben die Desinfectoren ihren Arbeitsanzug mit Bürsten, die in 2 % Carbollösung getaucht sind, abzubürsten, die Stiefel, besonders die Sohlen, mit einer ebenso starken Carbollösung abzuwaschen, Gesicht und Hände, letztere mit Benutzung der Nagelbürste, mit Wasser und Seife gut zu reinigen und sich dann mit ihrem Dienstanzuge zu bekleiden, während der Arbeitsanzug in den Koffer verpackt wird. Dieselbe Vorschrift gilt auch für ein vorübergehendes Verlassen der zu desinficirenden Wohnung.

E. Rückkehr der Desinfectoren zur Anstalt.

Nach Beendigung der Arbeiten haben sich die Desinfectoren unverzüglich nach der Desinfectionsanstalt zurück zu begeben und sich bei dem Verwalter oder dessen Stellvertreter zu melden.

§ 14. Abänderungen und Ergänzungen dieser Instruction bleiben vorbehalten.

Instruction für die städtischen Desinfectionsaufseher.

§ 1. Der nächste Vorgesetzte der Aufseher ist der Verwalter der Desinfectionsanstalt. Die Aufseher haben sich jeden Morgen um 7 Uhr bei dem Verwalter resp. dessen Stellvertreter zum Dienstantritt zu melden.

§ 2. Es ist die Aufgabe der Aufseher, darauf zu achten:

a) dass alle in den zu reinigenden Räumen befindlichen Gegenstände, welche der Dampfdesinfection unterzogen werden können, zur Anstalt befördert werden.

b) dass die Wohnungsdesinfection, sowie die Desinfection der in den Wohnräumen zurückgebliebenen Effecten genau nach den für diese Zwecke erlassenen Vorschriften ausgeführt wird, und

c) dass die Desinfectoren vor Beginn ihrer Arbeiten den vorschriftsmässigen Kleiderwechsel vorgenommen haben (Vertauschung des Dienstanzugs gegen Arbeitsanzug).

§ 3. Nachdem die Aufseher in der Anstalt ihre Aufträge in Empfang genommen haben, begeben sich dieselben in die zu desinficirenden Wohnungen und zwar beginnen sie mit derjenigen, aus welcher zuerst Sachen zur Desinfection abgeholt werden. Sie haben hier zunächst darauf zu sehen, dass die zur Desinfection bestimmten Gegenstände vorschriftsmässig verpackt in die Wagen verladen, sowie dass keine für die Dampfdesinfection geeigneten Sachen in den zu reinigenden Räumen zurückgelassen werden.

Ferner müssen sie die Wohnungsdesinfectoren in ihrer Arbeit controliren. Besonders ist darauf zu achten, dass die Desinfection zwar mit möglichster Schonung der Wohnung und der zu reinigenden Gegenstände, aber hauptsächlich gründlich und zweckentsprechend ausgeführt wird, dass nach Beendigung der Desinfection die betreffende Wohnung in ordnungsmässigem Zustande von den Desinfectoren dem Besitzer übergeben wird.

§ 4. Zum Zeichen dafür, dass sie die vorschriftsmässige Controle ausgeführt haben, müssen die Aufseher die betreffenden Rubriken in den von den Wohnungsdesinfectoren ihnen vorzulegenden Meldungen ausfüllen.

Verzeichniss der bei den Wohnungsdesinfectionen erforderlichen Gegenstände.

a) Die Arbeitskleidung

besteht aus einer Leinwandblouse, Leinwandhosen, Leinwandmütze, aus Stiefeln von starkem Segelleinen mit Holz- oder Filzsohlen, (Lederstiefel sind unzweckmässig, weil sie die Desinfection in Dampf gar nicht und diejenige mit Carbol nur schlecht vertragen) einem als Respirator dienenden mit reinem Wasser angefeuchtetem feinem Schwamm.

b) Wäsche und Verpackungsgegenstände.

Handtücher, Kleidungshüllen zur Aufnahme der Dienstkleidung, Wäschebeutel zur Aufnahme des Desinfectionsanzugs und der bei der Desinfection benutzten Tücher etc., Schwammbeutel für die Respiratorschwämme, Tasche zur Aufbewahrung des Brotmessers, Scheuertücher von genügender Grösse zur Bedeckung der bereits desinficirten Gegenstände zum Schutze gegen Staub, Kalkspritzen u. s. w.

d) Sonstige Geräthschaften.

Koffer aus verbleitem Eisenblech zum Transport der Desinfectionsflüssigkeiten und Geräthschaften. Farbekasten zur eventuellen Ausbesserung farbig getünchter Wände, Gefäss mit Aetzkalk, Schiebeleiter eiserne mit Gummifusskappen, Eimer, Schaufeln, Stiele für Schrubber, Besen und Bürsten (am besten leichtes Gasrohr), Brotmesser und Schneidebrett für das Brot, Untersätze für Carbolsäure und Farbegefässe, ein starker eiserner Kamm zum Reinigen der

Bürsten, Tüncherspatel, verschiedene Werkzeuge (Zangen, Hämmer, Schraubenzieher etc.). Laterne für dunkle Räume, Scheuertücher, Fensterleder, Reib- und Wischtücher. Flüssiger Leim mit Pinsel (Fischleim) zum Ausbessern kleinerer bei den Desinfectionen nicht immer zu vermeidender Beschädigungen der Möbel etc., Nägel und Schrauben zum gleichen Zweck.

Die Gebühren werden nach der Zahl der Arbeiter und der Dauer der Arbeitszeit von $^1/_4$ zu $^1/_4$ Stunde die Person und volle Stunde mit 1 Mark berechnet, wozu für Transport der Desinfectionsgeräthschaften in jedem Falle noch 1 Mark erhoben wird.

Bestellte durch Schuld der Inhaber der Wohnung frustrirte Desinfectionen sind mit 10 Mark zu bezahlen. Von der Zahlung der Gebühren ist befreit, wer hierzu ein Zeugniss des betreffenden Bezirks-Vorstehers beibringt.

Der Betrieb einer Dampfdesinfections-Anstalt regelt sich in folgender Weise:

Auf Anordnung des Verwalters holen die Desinfectoren in besonders gut schliessenden Wagen (die Bespannung ist an einen Fuhrunternehmer zu vergeben) die inficirten Gegenstände aus der Wohnung ab. Während des Einpackens in der Wohnung tragen die Beamten über ihrem Dienstanzug einen bis zu den Füssen reichenden Leinewand-Mantel, der mit einem Spray-Apparat vor dem Verlassen der Wohnung mit 5 % Carbollösung gründlich besprüht, abgelegt und in den Wagen gepackt wird.

Zum Einpacken der Gegenstände sind leinene Hüllen und Beutel in den verschiedensten Grössen mitzunehmen, welche, nachdem sie gefüllt sind, ebenfalls mit 5 % Carbollösung besprüht werden. Kleidungsstücke dürfen nicht in Säcke gestopft werden, sondern sind möglichst glatt in leinene Tücher einzuschlagen. Reine Wäsche wird von schmutziger gesondert verpackt. Teppiche und Decken werden gerollt nicht gefaltet (die Brüche gehen nach der Dampfbehandlung nicht mehr weg). Die Ueberbringung der Wagen mit den zu desinficirenden Gegenständen erfolgt auf dem kürzesten Wege nach der Anstalt. Die desinficirten Sachen werden in besonderen anderen Wagen nach der Wohnung zurückgebracht.

Der Betrieb der Anstalt beginnt durch Anheizen der Apparate Vormittags um 8 Uhr.

Vor Einpacken der inficirten Sachen wird eine Sonderung derselben vorgenommen. Holzsachen kommen in einen besonderen Apparat, Decken werden frei aufgehangen, Wäsche ist in den Beuteln aufzuhängen, Kleidungsstücke bleiben glatt in den Umschlagtüchern, die Taschen derselben sind auf Streichhölzer u. s. w. sorgfältig zu untersuchen. Ueberall zwischen den Gegenständen muss reichlich Raum für die Dampfcirculation verbleiben.

Betten bleiben 35 Minuten, Kleider 25 Minuten, Polstermöbel 15 Minuten dem strömenden etwas gespannten Dampf ausgesetzt, nachdem sie ohne Spannung und bei Zutritt von Luft 20 Minuten lang vorgewärmt waren. Der

Desinfection hat eine 20 Minuten dauernde Auslüftung der Gegenstände im Apparat zu folgen. Nach beendeter Procedur wird der Apparat auf der reinen Seite (vergl. Fig. 4) geöffnet und ausgeladen.

Die chemische Desinfection solcher Gegenstände, welche Dampfeinwirkung nicht vertragen, geschieht in der Weise, dass Hüte, Pelze, Decken mit 5 % Carbollösung tüchtig besprüht, Stiefel und Ledersachen mit Kaliseifenlösung gereinigt und dann mit 5 % Carbollösung abgewaschen werden.

Nach beendigter Desinfection wechseln die Desinfectoren ihre Kleidung in der Badeanstalt (vergl. Fig. 4), nehmen ein Bad und haben sich mit besonderer Sorgfalt Kopf- und Barthaare zu reinigen.

Die Kosten einer Dampfdesinfection betragen 4 Mark für den Cubikmeter, mindestens jedoch bei weniger als einem halben Cubikmeter 2 Mark Die Berechnung erfolgt nach $^1/_{10}$ Cubikmetern. Für die chemische Desinfection wird pro Person und Stunde 1 Mark, mindestens jedoch 50 Pf. bezahlt. Die Desinfectionsmittel werden nicht besonders berechnet. Für Mittellose gilt die Bestimmung wie bei den Wohnungsdesinfectionen.

In den kleinen Städten und auf dem Lande wird man sich mit einfacherer Einrichtung zu helfen suchen, doch ist es unbedingt erforderlich, dass jede Stadt, jeder Kreis für die Möglichkeit zu sorgen hat, zur Desinfection einer inficirten Wohnung eine geeignete Persönlickkeit heranzubilden und, wo es irgend möglich ist, einen Dampfdesinfectionsapparat aufzustellen.

Der thörichte Widerstand einzelner Kreistage, der selbst in Bezirken, deren Bevölkerung sich gern als im Besitz einer höheren Intelligenz bezeichnen hört, mit kindischen Gründen, z. B. Explosionsgefahr, Feuergefährlichkeit u. s. w. bisher die Anschaffung eines Desinfectionsapparates zu verhindern gewusst hat, muss lediglich als das beurtheilt werden, was es ist.

Ein Desinfections-Apparat ist für jede Gegend eine unendliche Wohlthat und von dem entscheidendsten Einflusse auf die erfolgreiche Bekämpfung der Infectionskrankheiten, und der Widerstand einzelner Kreise wohl meist nur so zu erklären, dass sie sich der Verantwortung nicht voll bewusst sind, die sie durch Verweigerung der geringen Geldsumme, welche die Anschaffung des Apparates erfordert, auf sich nehmen. Ob ein fahrbarer Apparat, ob mehrere stabile Apparate anzuschaffen sind, ist schon oben erörtert, auch dass die Aufstellung eines Desinfections-Apparates die Anstellung eines geschulten Desinfectors nothwendigerweise erfordert.

Aus der oben angegebenen Berliner Instruction wird sich für alle Verhältnisse das Passende entnehmen lassen.

Wie nun in vielen andern Lagen des Lebens so geht es auch bei uns in Deutschland bezüglich der Anwendung der Desinfection nicht ohne den erforderlichen behördlichen Zwang ab, und wo eine Desinfectionseinrichtung wirklich erfolg- und segensreich wirken soll, ist zugleich mit ihrer Errichtung die obligatorische Desinfection gewissen Krankheiten gegenüber zu regeln am besten durch locale oder Landes-Polizei-Verordnungnn etwa nach folgendem Muster.

§ 1. Haushaltungsvorstände bezw. deren Stellvertreter (in Anstalten der Leiter, Verwalter, Hauswärter etc.) sind verpflichtet, bei Krankheits- wie Sterbefällen an asiatischer Cholera, Pocken, Fleck- und Rückfallfieber, an Diphtherie ferner an Lungen-, Kehlkopf- und Darmtuberculose in dem öffentlichen Verkehr dienenden Aufenthaltseinrichtungen, unbedingt, bei Unterleibstyphus, bösartigem Scharlachfieber und bösartiger Ruhr nach dem Ermessen der Aufsichtsbehörde die von den Kranken benutzten Gegenstände und Räume nach den bestehenden Vorschriften zu desinficiren.

§ 2. Für die Desinfection gelten die unter dem (Tag, Datum) erlassenen Vorschriften der Gemeindeverwaltung.

Wer diese Vorschriften, sowie die zur Ergänzung oder Abänderung derselben erlassenen und veröffentlichten ortspolizeilichen Vorschriften nicht befolgt, hat die Ausführung des vorgeschriebenen Desinfectionsverfahrens durch die Polizeiverwaltung auf seine Kosten zu gewärtigen und wird ausserdem, sofern nicht nach den Bestimmungen des R.-St.-G.-B. eine höhere Strafe verwirkt ist, in eine Geldstrafe von . . Mk. genommen.

§ 3. Diese Verordnung tritt mit dem Tage ihrer Publication im u. s. w. in Kraft.

Nebenbei empfiehlt es sich namentlich für Landgemeinden, noch eine öffentliche Belehrung über das Verhalten bei ansteckenden Krankheiten im Allgemeinen und Besonderen zu erlassen, welche nach den folgenden Ausführungen ausgearbeitet werden kann und am zweckmässigsten bei jedem Falle einer ansteckenden Krankheit dem Familienoberhaupt in einem Druckexemplar ausgehändigt, zwischenzeitlich auch in den öffentlichen Blättern wiederholt zum Abdruck gebracht wird.

Anweisung zum Verhalten bei ansteckenden Krankheiten in der Familie.

Wir haben seither nur von solchen Massregeln gesprochen, die gewissermassen einen Abschluss der ansteckenden Krankheit, sei es nach dem Tode oder der Genesung oder Evacuation des Kranken bilden.

Wir müssen jedoch auch die Verhältnisse berücksichtigen, wie sie sich im Verlaufe einer ansteckenden Krankheit, sei es innerhalb der Familie, sei es im Krankenhause, oft über Wochen hinaus hinziehen, und berücksichtigen, wie wir bei der Behandlung und Pflege ansteckender Kranker dem Pflegpersonale einen gewissen Schutz vor der Ansteckung gewähren, und auch schon während dieser Zeit die Weiterverbreitung der Ansteckungskeime verhindern können. Eindet die Pflege eines ansteckenden Kranken in der Wohnung statt, weil kein Krankenhaus zu erreichen ist, oder wo die Angehörigen nicht zu bewegen sind, den Kranken dorthin zu verbringen, auch von einer zwangsweisen Ueberführung abgesehen werden kann, so muss der Kranke in seiner Wohnung möglichst isolirt, oder es müssen die Familienangehörigen, soweit sie nicht zur Pflege des Kranken erforderlich sind, nach gehöriger Desinfection evacuirt werden.

Alle überflüssigen Gegenstände sind aus dem Krankenzimmer zu entfernen, dasselbe ist täglich feucht aufzuwaschen, und es ist für die reichliche Zufuhr frischer Luft in demselben Sorge zu tragen.

Die Verbreitung ansteckender Krankheiten geht, wie wir wissen, in erster Linie von dem Kranken selbst aus, und die von ihm abgesonderten Ausscheidungen enthalten die Krankheitskeime.

So ist in den Stuhlentleerungen der Ansteckungsstoff bei Cholera, Unterleibstyphus und Ruhr enthalten, im Urin bei Unterleibstyphus, im Erbrochenen bei Cholera. Der Auswurf und Stuhlgang eventuell auch der Urin enthält die Bacillen bei der Tuberculose, im Nasenschleim und vielleicht auch im Urin ist der Ansteckungsstoff bei Diphtherie, Scharlach und Masern enthalten.

Pocken, Flecktyphus, Masern und Rötheln sollen schon durch die Ausdünstungen des Kranken übertragbar sein, was jedoch in Abrede zu stellen bleibt, jedenfalls aber sind gerade diese letztgenannten Krankheiten in besonderem Masse ansteckend.

Es sind deshalb die genannten Absonderungen je nach den einzelnen Krankheitsfällen sorgfältig zu sammeln und unschädlich zu machen. Zur Uebertragung ansteckender Krankheiten sind ferner geeignet alle Gegenstände, welche unmittelbar mit dem Kranken in Berührung waren, also Bettstücke, Ess- und Trinkgeschirre, ferner Speisen, welche wie die Milch sogar zur Vermehrung der Krankheitskeime beitragen können. Alle diese Gegenstände sind falls ihre Entfernung aus dem Krankenzimmer erforderlich ist, mit besonderer Sorgfalt zu behandeln, damit nicht durch sie die Krankheit verbreitet werde. Es ist für das Pflegepersonal nicht rathsam, im Krankenzimmer irgend etwas zu geniessen, und sind namentlich die Pfleger anzuhalten vor den Mahlzeiten ihre Hände einer gründlichen Desinfection zu unterwerfen.

Tritt Genesung ein, so hat der Genesene vor Verlassen des Krankenzimmers seinen ganzen Körper, namentlich Bart- und Haupthaare, einer gründlichen Seifenwaschung zu unterwerfen, durchaus reine Kleidung anzulegen, dann aber auch das Krankenzimmer sofort zu verlassen, welches bis zur Desinfection zweckmässig abgeschlossen wird. Diese Desinfection wird da, wo ausgebildete Desinfectoren zur Hand sind und ein Dampfdesinfectionsapparat zur Verfügung steht, nach dem oben angegebenen Verfahren vorgenommen.

Nach Ablauf der Krankheit durch Tod hat, wie schon oben angegeben, die Waschung der Leiche zu unterbleiben, sie ist vielmehr sofort nach sicher constatirtem Tode in ein mit Sublimat- oder Carbollösung getränktes Leintuch einzuschlagen und alsbald in einen dichtschliessenden Sarg zu verbringen. Nach Entfernung der Leiche, welche, wenn ein Leichenhaus vorhanden ist, sofort zu geschehen hat, ist das Krankenzimmer bis zum Beginn der Desinfection für Jedermann abzuschliessen.

Ist ein geschulter Desinfector, aber kein Dampfapparat vorhanden, oder mangelt auch der Desinfector, so wird die Ortspolizeibehörde die Desinfectionsmassregeln etwa in folgender Weise anzuordnen haben:

Was von den Gegenständen des Krankenzimmers waschbar ist, wird mit Schmier- oder Kaliseifenlauge, 200 Gramm auf einen Eimer Wasser, eine halbe Stunde lang gründlich durchgekocht und kann dann ausgewaschen werden. Es soll hier bemerkt werden, dass es sich nicht empfiehlt, Wäsche, die mit Blut oder Eiter verunreinigt ist, im Dampfdesinfectionsapparat zu desinficiren, weil bei diesen Verunreinigungen sich die Eiweisstoffe in der hohen Temperatur des Dampfapparates so umwandeln, dass sie durch späteres Auswaschen nicht mehr zu entfernen sind. Wäsche wird also überall am besten in Kaliseifenlösung ausgekocht.

Für die grösseren Bettstücke, falls man sie nicht auftrennen und Umhüllung und Inhalt für sich bearbeiten will, kann man sich nach dem schon oben erwähnten, sehr zweckmässigen Vorschlage R. Koch's einen Dampfdesinfections-Apparat improvisiren, indem man auf den Rand eines der fast überall vorhandenen grossen, meist eingemauerten Waschkessel ein möglichst gut passendes Fass, dessen unterer Boden entfernt und durch einige Lattenstücke ersetzt ist, aufstellt, mit den zu desinficirenden Gegenständen füllt und dann das Wasser im Kessel zum Kochen bringt. Lässt man den entwickelten Dampf, der durch ein in dem oberen Fassboden vorhandenes Loch entweicht, eine Stunde lang die betreffenden Gegenstände durchströmen, so sind sie sicher sterilisirt.

Auf diese Weise kann man auch Teppiche, Kleider, Decken u. s. w. behandeln.

Was weder dem Dampf noch dem Wasser ausgesetzt werden kann, wie Polstermöbel, Schränke, Stühle, Gummi-, Pelz-, Ledersachen u. s. w. muss mit 2 % Carbollösung abgerieben werden.

Ein gleiches hat zu geschehen mit Bildern, Kunstgegenständen u. s. w. (Siehe oben).

Nachdem die sämmtlichen Wände im Krankenzimmer, nicht nur diejenige, an der das Bett gestanden hat, mit Brot abgerieben bezw. Wände und Decke frisch getüncht sind, wird der Fussboden und alle übrigen Holztheile in der Stube mit heisser Schmierseifenlauge gründlich gescheuert und dann mit 5 % Carbollösung abgewaschen. Oefen desinficirt man am besten, wenn man in ihnen ein kräftiges Feuer anzündet.

Nach der Desinfection ist das Zimmer noch einige Tage gründlich zu lüften, wobei man in der kälteren Jahreszeit zweckmässigerweisse gleichzeitig tüchtig einheizt.

Während der Krankheit sind alle Absonderungen des Kranken sorgfältig aufzufangen und mit der gleichen Menge 10 % Carbollösung oder mit 10 % Carbolschwefelsäure oder mit Kalkmilch zu übergiessen, einige Zeit mit dem Desinfectionsmittel in Berührung zu lassen und können dann in den Abort geschüttet oder vergraben werden. Es wird hier ausdrücklich darauf aufmerksam gemacht, dass 10 % Carbollösung in gleicher Menge zu den Excrementen etc. zuzusetzen ist, nicht 5 % Lösung, weil man hierbei übersieht, dass, wenn zu einer 5 % Carbollösung die gleiche Menge z. B. Urin zugesetzt wird, die Mischung nicht mehr 5 % Carbolsäure, sondern nur noch 2,5 % enthält. Eine 2,5 % Carbollösung ist aber kein sicheres Desinfectionsmittel.

Andere Desinfectionsmittel sind schon weiter oben angegeben worden.

Von weiteren sanitätspolizeilichen Massregeln ist noch zu erwähnen, dass es vielfach Sitte ist, ein inficirtes Haus oder eine inficirte Wohnung durch Anbringung einer Warnungstafel kenntlich zu machen. Ich halte ein solches Vorgehen jedoch nur gegenüber den Pocken für erforderlich, deren eminente Ansteckungsfähigkeit selbst einen ganz oberflächlichen Verkehr in einem Pockenhause bedenklich erscheinen lässt. Es ist bei der Anbringung einer Warnungstafel immer zu beachten, dass man hierdurch die Insassen des fraglichen Hauses direct von jedem Verkehr ausschliesst, obgleich sie meist ganz unverdächtig sind. Meines Erachtens darf eine Warnungstafel immer nur im Innern des Hauses und an der Wohnung angebracht werden, in welcher sich der Kranke befindet. Nach erfolgter Desinfection ist die Tafel sofort zu entfernen.

Haben wir in ausreichender Weise dafür gesorgt, dass von dem Kranken, bei welchem die ansteckende Krankheit constatirt worden ist, menschlicher Voraussicht nach, eine weitere Ansteckung nicht mehr erfolgen kann, so ist es fernere Aufgabe der Sanitätspolizei, dem Ursprung der Krankheit nachzugehen.

Wir werden hierbei zu ermitteln haben, wo der Kranke sich inficirt haben kann. Ist die Infectionsquelle nicht im eigenen Hause zu suchen, so haben wir festzustellen, wo sich der Kranke etwa ausserhalb angesteckt haben könnte, wobei die Berücksichtigung der sog. Incubationszeit, d. h. derjenigen Zeit, die zwischen der Aufnahme des Ansteckungsstoffes und dem Beginn der Erkrankung liegt, nicht übersehen werden darf.

Häufig werden wir über die Herkunft eines Krankheitsfalles bei aller Sorgfalt der Untersuchung nichts ermitteln können, in anderen Fällen können wir aber mancherlei Verhältnisse feststellen, welche uns zu schliessen berechtigen, dass hier oder dort die Krankheit entstanden ist, und auf diesem oder jenem Wege ihre Verbreitung gefunden hat.

Wir ermitteln z. B., dass einige Zeit vor dem Krankheitsausbruch eine Postsendung mit Kleidern oder Nahrungsmitteln angekommen ist und hören, dass vor einiger Zeit am Ort der Aufgabe und in der Familie des Absenders eine Krankheit geherrscht hat, die mit dem vorliegenden Falle Aehnlichkeit hatte.

Oder wir stellen fest, dass die Milch, welche die Familie des Erkrankten bezieht, aus einem Gehöfte stammt, in welchem vor kurzem Krankheitsfälle vorgekommen sind.

Wir fragen nach der Lebensweise des Kranken vor Beginn seiner Krankheit und erfahren, dass er auf der Arbeit aus dem und dem Brunnen übermässig viel Wasser getrunken. Wir lassen das Wasser des Brunnens untersuchen, seine Lage zu etwaigen Dungstätten u. s. w. feststellen. Es finden sich in dem Wasser Chlor, Salpetersäure, salpetrige Säure und Ammoniak, bei der bacteriologischen Untersuchung aber zahlreiche Bacterienkeime, wir sind dann ganz gewiss berechtigt, den Genuss dieses Wassers, falls die Zeit mit der Incubationsdauer der betreffenden Krankheit nicht in Widerspruch steht, für die Entstehung der Krankheit verantwortlich zu machen und den Brunnen für verdächtig zu erklären.

Diese Feststellungen erfordern natürlich weitere sanitätspolizeiliche Massregeln. Das Verschleppen einer Krankheit durch Postsachen ist nur dadurch zu verhüten, dass aus einem Haushalte, in welchem eine ansteckende Krankheit herrscht Nichts aber auch gar Nichts in undesinficirtem Zustand herauskommt, was natürlich behördlich nicht überwacht werden kann, aber es muss nach dieser Richtung für Belehrung des Publikums gesorgt werden.

Die Controle des Nahrungsmittelverkehrs ist zu Zeiten ansteckender Krankheiten ganz besonders geboten und das Publikum vor dem Genuss von unreifem Obst, ungekochter Milch u. s. w. öffentlich zu warnen.

Haben wir einen Brunnen in Verdacht, die Krankheit hervorgerufen zu haben und hat die örtliche Besichtigung, die chemische und bacteriologische Untersuchung des Wassers ergeben, dass dieser Verdacht wissenschaftlich gerechtfertigt ist, so muss der fragliche Brunnen polizeilich geschlossen werden, und ist, falls noch andere Wasserbezugstellen vorhanden sind, nicht eher wieder zu öffnen, bis durch sorgfältigen Schutz gegen unreine Einflüsse und durch den Ausfall einer wiederholten chemischen und bacteriologischen Untersuchung der Beweis erbracht ist, dass das Wasser jetzt nicht mehr gesundheitsschädlich ist. Kann durch Reinigung eines Brunnens und sicheren Schutz desselben gegen Verunreinigungen aus der Umgebung ein normaler Zustand des Wassers nicht erreicht werden, und sind noch andere Brunnen vorhanden, so ist ein solcher am Besten durch Zuschütten und Entfernung des Brunnenstockes ganz zu beseitigen, oder es ist an demselben eine behördliche Warnungstafel anzubringen mit der Aufschrift: „Kein Trinkwasser!“

Kann der Brunnen anscheinend nicht entbehrt werden, und ist die Herbeischaffung reinen unverdächtigen Wassers in genügender Menge nicht möglich, so ist die Bevölkerung darauf aufmerksam zu machen. dass das Wasser nur in gekochtem Zustand zu gebrauchen ist. Die Aufsichtsbehörde hat dafür Sorge zu tragen, dass die Warnungstafel an einem schlechten Brunnen dauernd in ordnungsmässigem Zustand erhalten wird.

Haben wir ermittelt, dass die Krankheit von auswärts stammt, so sind an dem Orte, von welchem aus dieselbe eingeschleppt ist, die erforderlichen sanitätspolizeilichen Massregeln anzuordnen, bezw. falls der betreffende Ort nicht unserer Verwaltungscompetenz untersteht, die zuständigen Behörden entsprechend zu benachrichtigen, damit diese das Erforderliche in die Wege leiten können.

Bei geregeltem Meldewesen wird so eine wohlgeordnete und energische Sanitätspolizei in vielen Fällen in der Lage sein, die weitere Verbreitung einer ansteckenden Krankheit zu verhüten und unsägliches Elend und grossen materiellen Schaden von einem Gemeinwesen abzuhalten.

Den besten Beweis hierfür und die Wirksamkeit strenger sanitätspolizeilicher Massregeln giebt uns die Thatsache an die Hand, dass es gelungen ist, in den letzten drei Jahren die Cholera in Preussen so in Schach zu halten, dass trotz zahlreicher Einschleppungen grössere Ausbrüche ganz vermieden worden sind. Namentlich lehrreich sind die Beispiele, wo, wie dies häufig genug vorgekommen ist, Cholerafälle, die rechtzeitig zur Kenntniss der Behörde gekommen waren, völlig isolirt geblieben sind.

Auch bei dem Unterleibstyphus können wir diese Erfahrung fast alltäglich auf's Neue machen.

---

2. Kapitel: Die Massregeln zur Verhütung von Gesundheitsstörungen im Allgemeinen.

Verunreinigung der Luft, des Bodens und des Wassers.

Schädiche und giftige Gase. Russ- und Rauchbelästigungen. Gesundheitsschädliche Gerüche und Ausdünstungen. Beseitigung der unreinen Abgänge. Fäcal-, Kehricht- und Müllabfuhr. Oeffentliche Bedürfnissanstalten. Trinkwasser, Anforderungen in physicalischer, chemischer und microscopisch-bacteriologischer Beziehung. Gebrauchswasser. Reinhaltung der Flüsse und anderer öffentlicher Wasserläufe. Schiffsverkehr. Schiffsdesinfection. Wassergewinnungs- und Filtriranlagen.

Sanitätspolizeiliche Massregeln gegen Verunreinigungen der Luft werden sich zumeist gegen industrielle Unternehmungen zu richten haben, die, wie wir schon gehört haben, durch ihren Betrieb zu Gesundheitsstörungen oder Belästigungen der An- und Umwohner Veranlassung geben können.

Schädliche und giftige Gase werden heutzutage selten mehr als Ursache von Gesundheitsstörungen in der Nähe von industriellen Anlagen bezeichnet werden können, theils weil die verbesserten Fabrikeinrichtungen der Neuzeit gestatten, auch Nebenproducte, welche seither nutzlos entwichen sind, zu sammeln und weiter zu verwerthen, theils weil die Fabriken in Folge besserer Ueberwachung und mit Rücksicht auf das Haftpflichtgesetz schon von selbst dafür Sorge tragen, dass im Interesse der Gesundheit ihrer Arbeiter gesundheitsschädliche Ausdünstungen thunlichst vermieden werden. Immerhin kommt es jedoch noch vor, dass man wirklich schlechten Einrichtungen gegenüber einzugreifen hat. Dieser Eingriff muss ein energischer sein und solche Ungehörigkeiten, die zu vermeiden sind, deren Vorhandensein zumeist auf Anlagen zurückzuführen ist, die aus Ersparnissgründen mangelhaft construirt werden, sind unter allen Umständen zu beseitigen.

Massgebend für das Vorgehen der Sanitätsbehörde kann hierbei nur das Gutachten des Medizinalbeamten und Gewerbebeamten, niemals dasjenige des Gewerbebeamten allein sein, weil demselben, wenn er nicht medizinisch vorgebildet ist, ein Urtheil in medizinischen Fragen abgeht.

Den Fabriken sind solange polizeiliche Auflagen zu machen, bis Gesundheitsstörungen durch dieselben dauernd beseitigt sind.

Im Innern der Fabriken u. s. w. hat die öffentliche Sanitätsbehörde ebenfalls darauf zu achten, dass den Arbeitern nicht Gesundheitsschädigungen durch den Betrieb zugefügt werden.

Auch hier kommen bezüglich der Verunreinigung der Luft zunächst wohl gasförmige Producte in Betracht, sodann aber kann die Gefahr in der Entstehung grosser Staubmengen wie auch darin bestehen, dass überhaupt nicht für genügenden Luftzutritt innerhalb der Arbeitsräume gesorgt ist. Gegen alle diese Schädigungen giebt es Vorsichts- und Schutzmassregeln und, wo sie eintreten, ist Nachlässigkeit zu beschuldigen.

Für verschiedene besonders gefährliche Fabrikationszweige hat die Gewerbe-Gesetzgebung Anhaltspunkte gegeben, nach welchen sanitätspolizeilich vorzugehen sein wird, wie z. B. für Cigarrenfabriken (Bekanntmachung des Bundesraths vom 9. März 1888 bezw. 8. Juli 1893), für Zündholzfabriken (Gesetz vom 13. Mai 1884), für Hadern- und Wollkratzereien (Bekanntmachung des Bundesraths vom 29. April 1892) und für Spiegelbelaganstalten (Erlass des Handelsministers vom 18. Mai 1889), Bestimmungen, die alle eine genügende Menge frischer Luft, Beseitigung giftiger Ausdünstungen, Schutz vor Staub u. s. w. fordern.

Gegen Russ- und Rauchbelästigungen, die zumeist die Umwohner industrieller Anlagen treffen, sind ebenfalls so lange nach Massgabe der technischen Gutachten polizeiliche Auflagen geboten, bis die Uebelstände beseitigt oder auf ein erträgliches Mass zurückgeführt sind, bei welchem keine Gesundheitsstörungen mehr zu befürchten stehen. Die Construction der gebräuchlichen Russfänger ist eine sehr verschiedene. Wie schon oben angeführt, erfüllen sie ihren Zweck zumeist nur unvollkommen. Erst wenn wir bessere Heizungsmethoden haben, wird die Russproduction, welche sich in Städten auch schon durch die zahlreichen Herd- und Ofenfeuerungen höchst belästigend bemerkbar macht, nachlassen.

Rauchbelästigungen, die sich namentlich bei dem Anfeuern der Heizstellen bemerklich machen, sind durch Erhöhung der Schornsteine abzustellen, mit welchen die gasförmigen Verbrennungproducte über die Firsten der Häuser abgeführt werden können.

Wenn wir auch gesehen haben, dass alle Ausdünstungen von faulenden organischen Stoffen die Gesundheit nicht direct zu schädigen vermögen, so sind sie doch deshalb für uns keineswegs gleichgiltig, weil schon das Ekelgefühl, welches bei empfindlichen Menschen manchen Gerüchen gegenüber sofort auftritt, unter Umständen geeignet ist, die Gesundheit eines Menschen zu stören. Jedenfalls beeinträchtigen üble Ausdünstungen denjenigen, der ihnen ausgesetzt ist, im freien Genuss der frischen Luft, die er zum Leben nöthig hat und sind insofern indirect gesundheitsschädlich. Hierunter fallen alle von Anhäufungen faulender Massen herrührende Ausdünstungen, wie sie Strassen-Schlammlagern, Kehrichtplätzen, Knochenlagern, Lumpensammlungen, Gerbereien, Abdeckereien u. s. w. entströmen können. Die Sanitätspolizei ist verpflichtet, diesen belästigenden und indirect gesundheitsschädlichen Ausdünstungen mit aller Energie entgegenzuwirken und ihre vollkommene Beseitigung durch polizeiliche Auflagen zu veranlassen, die event. bis zur Entfernung der Anlage durchzuführen sind.

Bei allen den Quängeleien, die die beständigen Klagen der Nachbarschaft gegen die Störung durch industrielle Betriebe nicht zum Schweigen kommen lassen, und die ein wahres Crux für Aufsichtsbehörden, Gerichte und Sachverständige abgeben, ist zu beachten, dass der Kläger immer in erheblichem Masse übertreibt, der Beklagte die Belästigungen als völlig harmlos hinzustellen versucht. Häufig liegt auch hier die Wahrheit in der Mitte, und es ist dem besonderen Takt der Sachverständigen überlassen, diese klägerischen Uebertreibungen richtig zu beurtheilen, um nicht der vollberechtigten Industrie den Lebensfaden abzuschneiden.

Wo es noch möglich ist, verweise man die Industrie in bestimmte Stadtgegenden, wie bereits früher des Näheren ausgeführt worden ist.

Eine besondere Beachtung von Seiten der Sanitätspolizei verdienen die verschiedenen Arten der Beseitigung der unreinen Abgänge aus Städten.

Wo das Riesel- oder Schwemmsystem besteht, ist dafür Sorge zu tragen, dass nicht durch die fehlerhafte Anlage der Rieselfelder oder Klärbassins üble Gerüche entstehen, die die Anwohner belästigen oder schädigen.

Bei dem Gruben- oder Tonnensystem ist durch strenge polizeiliche Massregeln der Betrieb so zu gestalten, dass aus ihm keine Belästigungen für die Anwohner erwachsen, dass aber auch die Verschleppung ansteckender Krankheitskeime mit den Fäcalien sicher verhütet wird. Wir müssen annehmen, dass auch durch die besten sanitätspolizeilichen Vorschriften, ohne die sofortige Desinfection der inficirten Stuhlentleerungen keine Gewähr geboten werden kann, dass trotz aller Anordnungen ansteckende Krankheitskeime mit den Fäcalien in die Canäle, Sammelgruben oder Tonnen gerathen. Es ist deshalb erforderlich, dass bei dem Schwemmsystem das Canalwasser einer Desinfection unterworfen wird, ehe es in die öffentlichen Wasserleitungen kommt, dass mit dem Gruben- und Tonneninhalt vorsichtig umgegangen wird. Viele pathogenen Bacterien sterben zwar im Grubeninhalt und Canalwasser rasch ab und es ist thatsächlich noch Niemand gelungen, in den Abgängen der Schwemmcanalisation pathogene Bacterien nachzuweisen; so lange jedoch noch nicht der strikte Beweis dafür erbracht ist, dass die Krankheitserreger in diesen Abgängen thatsächlich vernichtet sind, so lange muss die Sanitätspolizei annehmen, dass sie noch in entwicklungsfähigem Zustande darin enthalten sein können und hiernach ihre Massnahmen treffen. Die Auflage der Desinfection der Canalwässer hat zur chemischen Klärung geführt, deren strikte Ausführung wie wir oben gesehen haben fast zu den Unmöglichkeiten gehört.

Den Grubeninhalt kann man vor seiner Abfuhr, wenn derselbe nicht durch ein pneumatisches System erfolgt, ebenfalls mit Desinfectionsmitteln versetzen, wozu gewöhnlich Kalkmilch gebraucht wird, und kann bei dem etwas umständlichen Verfahren auch wirklich eine Desinfection erreichen; dieselbe lässt sich jedoch in einer grösseren Stadt, in welcher alltäglich eine bedeutende Anzahl von Gruben entleert werden müssen, practisch kaum durchführen. Es ist desshalb darauf zu achten, dass strenge Vorschriften bei Entleerung der Gruben eine Verschleppung von Infectionskeimen verhindern und dass der Grubeninhalt so schnell wie möglich unter die Erde kommt. In Häusern, in welchen notorisch Typhus- oder Cholerafälle vorgekommen sind, wird man gut thun, die Entleerung der Abortgruben so lange zu verhindern, bis man mit einiger Sicherheit annehmen kann, dass die pathogenen Keime im Kampfe mit den Fäulnissbacterien unterlegen und zu Grunde gegangen sind; hierzu dürften 3—4 Wochen als ausreichend zu betrachten sein.

Bei jeder Entleerung soll durch geeignete Massregeln das Entströmen von Fäulnissgasen thunlichst verhindert werden und hat man dieselbe entweder chemisch zu binden (Eisenvitriol) oder, wie bei dem pneumatischen System, über Kohlenfeuer zu verbrennen. Die Umgebung der entleerten Grube ist nach Beendigung des Geschäfts gründlich zu reinigen und mit Kalkmilch zu desinficiren. Der Tonnenraum (s. o.), sowie die Tonnen sind stets sorgfältig rein zu halten. In grösseren Städten ist die Entleerung der Gruben ohne pneumatisches System nur des Nachts zu gestatten, die Entleerung mit dem pneumatischen System und die Auswechslung der Tonnen bei dem Tonnensystem ist auf die frühesten Tagesstunden zu verlegen.

Um Verunreinigungen der Strassen, namentlich der Bürgersteige und der Winkel und Ecken von Häusern, unter Thorbögen etc. durch Absetzung menschlicher Excremente wirksam zu verhüten, ist es erforderlich, dass in den Städten eine genügende Zahl öffentlicher Bedürfnissanstalten aufgestellt werden, die wo möglich mit Wasserspülung zu versehen und peinlich rein zu halten sind. In ganz grossen Städten müssen diese Anstalten auch für Frauen angelegt werden. Ihre Benutzung sollte völlig unentgeltlich sein.

In strengster Weise ist die Kehrichtabfuhr zu regeln.

Die Kehrichtsammelkasten sind innerhalb der Hofraithen an leicht zugänglichen Stellen aufzustellen, mit gut schliessenden Deckeln zu versehen und in gutem Zustand zu erhalten. Die Abfuhr des Kehrichts ist so zu regeln, dass Belästigungen für den Strassenverkehr hierbei vermieden werden. Ein gleiches gilt auch für die Behandlung des Strassenkehrichts. In grösseren Städten hat die Strassenreinigung aus naheliegenden Gründen ausschliesslich des Nachts zu erfolgen.

Kehrichtlagerplätze sind abseits von menschlichen Wohnungen zu errichten. Lumpen- und Knochensammlern ist der Zutritt zu denselben strengstens zu verbieten, weil sie die infectiösesten Gegenstände wieder nach der Stadt zurückbringen, aus welcher sie erst mit grosser Mühe entfernt worden sind. Eine Sortirung des Kehrichts hat nur von den Bediensteten zu geschehen; es sind aus demselben thunlichst solche Stoffe zu entfernen, die eine landwirthschaftliche Verwendung stören oder der Verbrennung Hindernisse bereiten. Kehrichtverbrennungsöfen haben ihre Verbrennungsgase sorgfältig zu vernichten. Die Abfuhr des Kehrichts von den Lagerplätzen zu landwirthschaftlichen Zwecken ist am besten erst zu gestatten, wenn durch längere Compostirung des Kehrichts etwaige Krankheitserreger in demselben abgestorben sind, also etwa nach 4—6 Wochen, in welcher Zeit dies durch die hochgradige Erhitzung, welche die Kehrichtcomposthaufen im Innern alsbald erfahren, vorausgesetzt werden kann.

Der abgeholte Kehricht wird ebenso wie der Gruben- oder Tonneninhalt am besten sofort untergepflügt.

In Städten, in denen vielfach Aufgrabungen zur Verlegung und Reparatur von Bauanlagen, Gas-, Wasser- etc. Rohrleitungen vorgenommen werden müssen, sind die aufgeworfenen Erdmassen, welche Typhus- und wahrscheinlich auch Diphtheriekeime enthalten können, falls sie einige Zeit lagern müssen, reichlich mit Kalkmilch zu übergiessen, und es ist dafür Sorge zu tragen, dass der Strassenverkehr über derartige Aufschüttungen womöglich nicht seinen Weg zu nehmen hat, oder es müssen, wo dies bei engen Strassen nicht ganz zu vermeiden ist, nach jedem Hauseingang rein gehaltene Bretterstege gelegt werden, damit eine Verschleppung von Krankheitsstoffen mit Bodentheilen durch die Füsse der Bewohner thunlichst vermieden wird. Erdmassen, welche nicht mehr zum Wiederaufschütten Verwendung finden, sind sofort abzufahren.

Bei der grossen Bedeutung, welche heute mit Recht dem Wasser für die Verbreitung von Typhus und Cholera zugeschrieben wird, ist es erforderlich, hier auf die sanitätspolizeiliche Controle der Brunnen, Wasserleitungen, Filteranlagen, Stromläufe etc. des Näheren einzugehen.

Wir haben hierbei zunächst zu unterscheiden, ob es sich um Trink- oder Nutzwasser handelt und wozu das Nutzwasser Verwendung finden soll. Wird mit demselben in den Wohnungen gescheuert, in der Küche gereinigt, im Garten gegossen, auf der Strasse gesprengt u. s. w., so müssen wir an die bacteriologische Beschaffenheit des fraglichen Wassers andere Anforderungen stellen, als wenn dasselbe z. B. zu rein industriellen Zwecken, zum Speisen von Kesseln, zum Löschen von Kalk u. s. w. verwendet werden soll.

Wo ein Wasser viel mit den Händen der Personen, die mit ihm zu thun haben, in Berührung kommt, wo es zum Reinigen von Ess- und Trinkgeschirr benutzt wird, da müssen wir auch an ein Nutzwasser, wenigstens bacteriologisch, dieselben Forderungen stellen wie an das Trinkwasser.

Ein reines Trinkwasser muss folgendermassen beschaffen sein. Vergl. hierzu Tiemann & Gärtner (S. 649 ff., III. Aufl. 1889).

I. In physikalischer Beziehung.

1. Ein für Genusszwecke bestimmtes Wasser soll geruchfrei, geschmacklos oder von angenehm kühlendem Geschmack, klar und in nicht zu starken Schichten farblos sein.
2. Wässer, welche fade, laugenhaft bitter, süsslich, säuerlich, kratzend faulich oder unbestimmt widerlich schmecken und modrig, faulig oder unbestimmt übel riechen, sind als Genusswässer zu verwerfen.
3. Wässser, welche ausgesprochen gefärbt und von erheblichen Mengen schwebender Bestandtheile erfüllt sind, hat man als Genusswässer zu beanstanden.
4. Die Temperatur von Quell- und Brunnenwässern soll in unseren Breiten möglichst wenig von der mittleren Jahrestemperatur des Ortes der Entnahme abweichen und möglichst constant sein.

II. Nach der chemischen Beschaffenheit sollen in 100000 Theilen ($^0/_{0000}$) enthalten sein:

1. nicht mehr als 50 Theile mineralische und organische, bei dem Verdampfen auf dem Wasserbade zurückbleibende Stoffe. Im Liter demnach 0.5 gr ($^0/_{00}$).
2. Nicht mehr als 18—20 Theile Erdalkalimetalloxyde (Calcium- oder Magnesiumoxyd), im Liter demnach nicht mehr als 0.18—0.2 ($^0/_{00}$);
3. nicht mehr als 2—3 Theile Chlor entsprechend 3.3—5 Theilen Kochsalz, im Liter also 0.02—0.03 ($^0/_{00}$) Chlor;
4. nicht mehr als 8—10 Theile Schwefelsäure im Liter 0.08—0.1 ($^0/_{00}$).
5. nicht mehr als 0.5—1.5 Theile Salpetersäure, im Liter 0.005—0.015 ($^0/_{00}$);
6. Ammoniak und salpetrige Säuren entweder gar nicht oder doch höchstens in eben nachweisbaren Spuren.
7. organische Substanzen nicht mehr, als dass durch sie 0.8 höchstens 1.8 Kaliumpermanganat reduzirt werden, im Liter 0,008—0.01 ($^0/_{00}$),
8. nicht mehr als 0.5 Theile organischen Kohlenstoff, im Liter 0.005 ($^0/_{00}$),
9. nicht mehr als 0.02 Theile Albuminoidammoniak, im Liter 0.0002 ($^0/_{00}$).

Harte Wässer (d. h. solche mit mehr als 20 deutschen Härtegraden) sind zur Bereitung von Speisen nicht geeignet, zum Trinkwasser jedoch zulässig.

Wässer, welche deutliche Reactionen auf organische, zumal stickstoffhaltige organische Substanzen geben, welche gleichzeitig beachtenswerthe Mengen von Fäulnissproducten wie Salpetersäure, salpetrige Säure oder Amoniak enthalten, und deren Gehalt an den die organischen Fäulnissproducten gewöhnlich begleitenden Salzen, an Chloriden und Sulfaten des Calciums und Magnesiums, sowie an Bicarbonaten des Calciums und Magnesiums ein hoher ist, sind von der Verwendung für Genusszwecke soweit als irgend möglich auszuschliessen.

Wasser, in denen ausgesprochene Gifte aufgefunden worden sind, hat man als Genusswässer gänzlich zu verwerfen.

III. Microscopische Untersuchung.

Ein Wasser zum menschlichen Genuss soll geformte Bestandtheile belebter oder unbelebter Natur nicht in erheblicher Menge enthalten. Entstammen die suspendirten Gegenstände nachweislich dem menschlichen Haushalt (Fleischfasern, Stärkemehl) so ist das Wasser als Genusswasser auszuschliessen.

IV. Bacteriologische Beschaffenheit.

1. Ein Wasser, welches Krankheitserreger enthält, ist vom Genuss gänzlich ausgeschlossen.
2. **Ein Wasser, welches die Möglichkeit bietet, dass Krankheitserreger in dasselbe gelangen, ist entweder vom Genuss ganz auszuschliessen oder doch nur dann zuzulassen, nachdem es von den Krankheitskeimen befreit worden ist.** (Sterilisirtes Wasser.)
3. Ein Genusswasser soll Microorganismen in grösserer Menge nicht (d. h. nicht über 100 im Cubiccm) enthalten.

Wissenschaftlich wurde stets und wird noch heute viel gegen die Aufstellung von Grenzzahlen bei der Beurtheilung von Trinkwässern polemisirt, der practische Hygieniker, der Sanitätsbeamte, der Verwaltungsbeamte kann aber Grenzzahlen nicht entbehren, und er möge sich nur getrost an die oben angegebenen halten.

Die chemische Untersuchung des Wassers hat von einem Chemiker oder chemisch tüchtigen Apotheker, die bacteriologische Untersuchung von einem bacteriologisch tüchtig geschulten und in der Beurtheilung bacteriologischer Befunde objectiven Arzt, die allgemeine hygienische Beurtheilung eines Trink- und Gebrauchswassers aber lediglich durch einen Arzt, am besten einen der beamteten Aerzte, welche heute mit wenigen Ausnahmen hierzu genügend befähigt sind, zu erfolgen.

Vor einseitiger Beurtheilung eines Brunnens und dessen Wassers mit Bezug auf Gesundheitsgefährlichkeit wird in allen Fällen eine Localbesichtigung durch den Medizinalbeamten am Besten sichern; eventuell ist es erforderlich, das Wasser benachbarter Brunnen zur richtigen Beurtheilung des verdächtigen Wassers mit in den Bereich der Untersuchung zu ziehen.

Bei der Lokalbesichtigung, die der Medizinalbeamte zur Beurtheilung eines Brunnens vorzunehmen hat, werden zweckmässig folgende Gesichtspunkte zu berücksichtigen sein.

Zunächst ist die Lage des Brunnens zum umgebenden Terrain festzustellen, wobei die Richtung etwaiger Bodenerhebungen genau zu beachten ist. In der nähern Umgebung des Brunnens ist zu ermitteln, ob Aborts- oder Jauchegruben, Canäle, Abzugsgräben oder Viehställe vorhanden sind und ob diese zu einer Verunreinigung des Wassers Veranlassung geben können, wobei auch zugleich die Construction des Brunnens zu beachten ist. Bezüglich der weiteren Umgebung können in Betracht kommen Friedhöfe, Schindäcker, Felder, die in Bebauung stehen und deshalb gedüngt werden müssen u. s. w.

An dem Brunnen selbst ist dessen System, ob ein tiefer oder flacher Kesselbrunnen vorliegt und ob er mit einem Pumpenstock von Holz oder Eisen versehen; oder zum Ziehen bezw. Schöpfen eingerichtet ist, oder ob es sich um einen sog. Röhrenbrunnen handelt. Bei den Kesselbrunnen ist auf die Ausmauerung besondere Rücksicht zu nehmen, auch das Alter der Brunnenlage kann unter Umständen wichtig sein.

Sodann wird zu ermitteln sein, durch welche Erdschichten der Brunnen durchgetrieben wurde, und wie die wasserführende Schicht beschaffen ist, sowie seine Tiefe, die Temperatur des Wassers und dessen ungefähre Menge, d. h. die Ergiebigkeit des Brunnens.

Handelt es sich um einen Pumpbrunnen, so ist zu untersuchen, ob derselbe überall von oben sicher abgedeckt ist, wie der Pumpenstock beschaffen ist, ob der Brunnenkessel gegen seitliche Verunreinigung geschützt erscheint bezw. ob das überschüssige Wasser aus der Umgebung des Brunnens sorgfältig abgeleitet wird, oder ob es in denselben irgendwo zurückfliessen kann. Die Wände des Brunnenschachtes sind genau zu besichtigen, weil man häufig an ihnen das Eintreten seitlicher unreiner Zuflüsse feststellen kann. Ist der Brunnenstock und, was ebenfalls vorkommt, auch das Steigrohr von Holz, so ist deren Beschaffenheit einer gründlichen Untersuchung zu unterwerfen, ob sich nicht faule Stellen in den Röhren oder dem Pumpenstock finden. Bei Schöpf- oder Ziehbrunnen ist festzustellen, wie die Schöpfeinrichtungen u. s. w. beschaffen sind, namentlich aber, wie die Umgebung des Brunnens aussieht. Man wird gut thun, die Art des Schöpfens zu beobachten und festzustellen, ob das Schöpfgefäss hierbei mit dem Erdboden in Berührung kommt. Vom hygienischen Standpunkte aus sollten alle Schöpf- und Ziehbrunnen mit einem dichten Abschluss nnd Pumpenstock versehen werden, das Schöpfen ist die unreinlichste und für den Brunnen die gefährlichste Art der Wasserentnahme.

Von Wichtigkeit ist, ob ein Brunnen ständig oder nur in Zwischenräumen benutzt wird, und ob sein Wasserstand ein deutlich schwankender, also von Grundwasserströmungen bemerkbar beeinflusster ist.

Der örtlichen Inspection folgt dann am besten eine orientirende chemische Untersuchung nach obigen Gesichtspunkten, wobei starker Chlorkalk fast immer eine bedenkliche Erscheinung ist, weil Kochsalz in natürlichen Wässern, mit selbstverständlicher Ausnahme der eigentlichen Mineralwässer, im Allgemeinen nicht vorkommt und seine Gegenwart immer den Verdacht rechtfertigt, dass das Wasser mit Jauche etc. verunreinigt worden ist. Hiervon giebt es jedoch erwiesener Massen Ausnahmen, weil event. ein hoher Salzgehalt des Bodens oder Zuflüsse von Mineralwässern mit Kochsalz den Salzgehalt des Wassers auf andere Weise erklären können. Ein auf diese Entstehungsweise zurückzuführender Kochsalz bezw. Chlorgehalt kann natürlich, namentlich wenn er nicht einmal den Geschmack des Wassers beeinträchtigt, als gesundheitsschädlich nicht bezeichnet werden.

Ist nach den Ermittelungen des Medicinalbeamten ein Brunnen verdächtig, die Ursache einer bei Genuss oder Gebrauch seines Wassers aufgetretenen ansteckenden Krankheit abgegeben zu haben, so ist mit demselben, wie schon oben (S. 179) angegeben, zu verfahren.

Nachdem es der Bacteriologie festzustellen gelungen ist, dass das Wasser ganzer Ströme in Cholerazeiten mit Commabacillen sich beleben kann, sind hiergegen besondere sanitätspolizeiliche Massnahmen erforderlich geworden, die sich einestheils auf den Flussverkehr, anderntheils auf die Entnahme von Trinkwasser aus den Flüssen und vor allen Dingen auf die Reinhaltung des Flusswassers beziehen.

Die Frage der Verhütung der Flusswasserverunreinigung durch die Abgänge aus Städten und Dörfern ist schon oben gestreift, und es wurde angegeben, dass ihre Lösung noch nicht ganz gelungen sei.

Vom Standpunkt der öffentlichen Gesundheitspflege ist jedes Einleiten von Abgängen, welche infectiöse oder giftige Stoffe enthalten, in die öffentlichen Wasserläufe unstatthaft, wie aber dagegen vorzugehen sein wird, nicht so leicht anzugeben.

Die giftigen Abwässer von Fabriken von den Stromläufen fern zu halten, ist durch polizeiliche Auflagen relativ leicht zu erzwingen, auch canalisirten Städten gegenüber lässt sich durch die Aufgabe von Kläranlagen wenigstens erreichen, dass die Schmutzwässer in gereinigtem Zustand erst in die Wasserläufe gelangen, gegen die tausend und abertausend Verunreinigungen der Flüsse und Bäche aber, die auf ihrem Laufe sich in's Unendliche wiederholen, sind wir heute noch vollkommen machtlos.

Jedes Dorf, jede Stadt sucht die unreinen Abgänge los zu werden und leitet sie natürlich dahin, wo sie am schnellsten aus den Augen verschwinden. Hiergegen lässt sich meistens nichts ausrichten, ebensowenig, wie wir anordnen oder überwachen können, dass mit den meteorischen Niederschlägen nicht grosse Mengen Unreinlichkeiten in die Bäche und Flüsse eingeschwemmt werden. Immerhin hat die Sanitätspolizei auch auf dem Lande ihr ständiges und besonderes Augenmerk auf diesen wichtigen Gegenstand zu richten und zu verhüten, was in ihrer Macht steht. Directe Einleitung von Fäcalien, das übliche Abladen von allem Hausunrath in die Bäche und Flüsse ist mit strenger Strafe zu bedrohen, auch ist innerhalb der Dörfer und Städte dafür zu sorgen, dass die Wasserläufe in Ordnung gehalten werden, damit das Wasser in denselben nicht stagnirt und fault und zu stinkenden Schlammablagerungen Veranlassung giebt. Wo diese nicht zu vermeiden sind, müssen sie von Zeit zu Zeit aus dem Bachbette entfernt werden. Würden die Massnahmen gegen ansteckende Krankheiten durch sofortige Desinfection der Abgänge der Kranken überall ordnungsmässig befolgt, so würde schon damit eine bedeutende Besserung erreicht und die directe Gefahr der Uebertragung ansteckender Krankheitskeime in die öffentlichen Wasserläufe auf ein Minimum reduzirt werden können.

Nur gegen die auch auf andern Wegen mögliche Verschleppung der Typhuskeime kann auch hiermit nichts erreicht werden. Wir müssen daher vorläufig noch mit der constanten Möglichkeit der Verunreinigung eines Flusslaufes mit Krankheitsstoffen rechnen, es bleibt somit nichts anderes übrig, als vor dem Gebrauche von Flusswasser in ungekochtem Zustand auch ausserhalb von Epidemiezeiten zu warnen. Unumgänglich nothwendig aber ist dies in Cholerazeiten und besonders wenn Cholerakeime im Flusswasser schon nachgewiesen sind.

Bekanntlich gehen gerade die Flussbewohner und Schiffsleute am wenigsten bedenklich mit dem Flusswasser um, für diese sind also noch besondere Massnahmen, um sie von dem Genusse des Wassers abzuhalten, erforderlich. Es sind, wo irgend thunlich, namentlich in grösseren Häfen, auf Schiffswerften etc., Tafeln anzubringen, auf denen vor dem directen Genuss des Flusswassers gewarnt wird, und überall ist es nicht nur den hier beschäftigten Personen, sondern auch den vorüberfahrenden oder anlegenden Schiffern zu ermöglichen, sich mit gutem unverdächtigen Trinkwasser versorgen zu können.

Bei Cholerafällen auf Schiffen sind schleunigst alle Personen von denselben zu entfernen, weil das Einschütten der ansteckenden Abgänge von den Schiffern in die Flüsse nicht verhindert werden kann. Inficirte Schiffe sind einem besonderen Desinfectionsverfahren zu unterwerfen, wobei das sog. Bilgewasser, welches sich im untersten Raume der meisten Schiffe findet, besonderer Beachtung verdient. Es ist durch reichliches Vermischen mit Kalkmilch bis zur alcalischen Reaktion (rothes Lacmuspapier muss blau werden) zu desinficiren. Das Schiff selbst ist nach dem Beispiel der inficirten Wohnungen gründlich zu reinigen.

Ein verseuchtes Schiff kann das Wasser eines ganzen Stromes verdächtig machen, dem Schiffsverkehr ist daher schon desshalb eine besondere Aufmerksamkeit zu widmen, weil viele Städte gezwungen sind, Trink- und Gebrauchswasser den Flüssen zu entnehmen.

Wie wir schon oben gesehen haben, kann Flusswasser zum Trinken und zum häuslichen Gebrauch nur in sorgfältig filtrirtem Zustande zugelassen werden.

Für den Betrieb von Filtriranlagen sind folgende ministerielle Anordnungen ergangen (Erlass des Ministers der geistl. etc. Angelegenheiten und des Innern vom 19. März bezw. vom 20. September 1894), die zwar nach dem Wortlaute des Erlasses nur zur Zeit von Choleragefahr zu beachten sein sollen, welche aber als zweckmässig jeder Zeit und bei jedem Betrieb beachtet werden müssen und beachtet werden sollten.

§ 1. Bei der Beurtheilung eines filtrirten Oberflächenwassers (d. h. Fluss-Bach- oder Seewasser) sind folgende Punkte zu berücksichtigen:

a) Die Wirkung des Filters ist als eine befriedigende anzusehen, wenn der Keimgehalt des Filtrats ein möglichst geringer ist und jene Grenzen nicht überschreitet, welche erfahrungsgemäss durch eine gute Sandfiltration für das betreffende Wasserwerk erreichbar ist. Bevor man nicht bestimmte Kenntnisse über die örtlichen und zeitlichen Verhältnisse der einzelnen Wasserwerke, besonders auch über den Einfluss des Rohwassers gesammelt hat, ist als Regel zu betrachten, dass ein befriedigendes Filtrat beim Verlassen des Filters nicht mehr als ungefähr 100 Keime im Ccm. enthalten darf.

b) Das Filtrat soll möglichst klar sein und darf in Bezug auf Farbe, Geschmack, Temperatur und chemisches Verhalten nicht schlechter sein als vor der Filtration.

§ 2. Um das Wasserwerk in bacteriologischer Beziehung fortlaufend zu controliren, muss vorläufig das Filtrat jedes einzelnen Filters täglich (bacteriologisch) untersucht werden; hierbei ist namentlich auf ein plötzliches Ansteigen der Keimzahl zu achten, welches den Verdacht einer Störung im Filterbetriebe begründet und die Betriebsleitung zu erhöhter Aufmerksamkeit mahnt.

§ 3. Um bacteriologische Untersuchungen im Sinne des § 1 zu a veranstalten zu können, muss das Filtrat eines jeden Filters so zugänglich sein, dass zu beliebiger Zeit Proben entnommen werden können.

§ 4. Um eine einheitliche Ausführung der bacteriologischen Untersuchungen zu sichern, wird folgendes Verfahren zur allgemeinen Anwendung empfohlen:

Als Nährboden dient eine 10 % Fleischwasserpeptongelatine. Dieselbe kommt in Mengen von je 10 ccm zur Verwendung. Von dem zu untersuchenden

Wasser werden stets 2 Proben zu je 1/2 ccm = 10 Tropfen und 1/4 ccm = 5 Tropfen, wenn aber das Filtrat geprüft werden soll zu je 1 ccm bis 1/2 ccm mit der vorher bei 30 bis 35 ° verflüssigten Nährgelatine vermengt, durch vorsichtiges Neigen des betreffenden Reagensglases eine möglichst vollständige Mischung herbeigeführt und der Inhalt auf eine sterile Glasplatte ausgegossen. Die Platten werden in Glasschalen gelegt, deren Boden mit angefeuchtetem Fliesspapier bedeckt ist und bei etwa 20 ° aufbewahrt.

Die Zählung der entstandenen Colonien erfolgt mit der Lupe nachdem 48 Stunden verflossen sind. Wird ein besonders hoher Keimgehalt des Rohwassers vorausgesehen, oder als regelmässig vorhanden ermittelt, so empfiehlt es sich an Stelle der Platten mit 10 Tropfen eine solche mit 1 Tropfen neben der mit 5 Tropfen anzufertigen. An Stelle der Platten können auch die üblichen Doppelschalen mit vollkommen ebener Bodenfläche verwendet werden.

Ist die Temperatur des Aufbewahrungsraumes der Platten niedriger als oben angegeben, so geht die Entwicklung der Colonien langsamer von Statten und darf die Zählung demgemäss erst später stattfinden.

Beträgt die Menge der Colonien in 1 ccm des untersuchten Wassers mehr als etwa 100, so hat die Zählung mit Hülfe des Wolfhügel'schen oder eines andern zweckdienlichen Apparates zu geschehen.

§ 5. Die mit der Ausführung der bacteriologischen Controle betrauten Personen müssen den Nachweis erbracht haben, dass sie die hierfür erforderliche Befähigung besitzen. Dieselben sollen, wenn irgend thunlich der Betriebsleitung selbst angehören.

§ 6. Entspricht das von einem Filter gelieferte Wasser den hygienischen Anforderungen nicht, so ist dasselbe vom Gebrauche auszuschliessen, sofern die Ursache des mangelhaften Verhaltens nicht schon bei Beendigung der bacteriologischen Untersuchung behoben ist. Liefert ein Filter nicht nur vorübergehend ein ungenügendes Filtrat, so ist er ausser Betrieb zu setzen und der Schaden aufzusuchen und zu beseitigen.

Nach den bisher gemachten Erfahrungen kann es aber unter gewissen unabwendbaren Verhältnissen (Hochwasser etc.) technisch nicht möglich sein, ein den in § 1 angegebenen Eigenschaften entsprechendes Wasser zu liefern. In solchen Fällen wird man sich mit einem weniger guten Wasser begnügen, gleichzeitig aber je nach Lage der Dinge (Ausbruch einer Epidemie etc.) eine entsprechende Bekanntmachung erlassen.

§ 7. Um ein minderwerthiges, den Anforderungen nicht entsprechendes Wasser beseitigen zu können (§ 6), muss jedes einzelne Filter eine Einrichtung besitzen, die es bewirkt, dasselbe für sich von der Reinwasserleitung abzusperren und das Filtrat abzulassen. Dieses Ablassen hat, soweit die Durchführung des Betriebes es irgend gestattet, in der Regel zu geschehen

1. unmittelbar nach vollzogener Reinigung des Filters,
2. nach Ergänzung der Sandschicht.

Ob in einzelnen Fällen nach Vornahme dieser Reinigung bezw. Ergänzung ein Ablassen des Filtrats nöthig ist, und binnen welcher Zeit das Filtrat die erforderliche Reinheit wahrscheinlich erlangt hat, muss der leitende Techniker nach seinen aus den fortlaufenden bacteriologischen Untersuchungen gewonnenen Erfahrungen ermessen.

§ 8. Eine zweckmässige Sandfiltration bedingt, dass die Filterfläche reichlich bemessen und mit genügender Reserve ausgestattet ist, um eine den örtlichen Verhältnissen und dem zu filtrirenden Wasser angepasste, mässige Filtrationsgeschwindigkeit zu sichern.

§ 9. Jedes einzelne Filter soll für sich regulirbar und in Bezug auf Durchfluss, Ueberdruck und Beschaffenheit des Filtrats controlirbar sein, auch soll es für sich vollständig entleert, sowie nach jeder Reinigung von unten mit filtrirtem Wasser bis zur Sandoberfläche angefüllt werden können.

§ 10. Die Filtrationsgeschwindigkeit 100 mm in der Stunde, soll in jedem einzelnen Falle unter den für die Filtration günstigsten Bedingungen eingestellt werden können und eine möglichst gleichmässige und vor plötzlichen Schwankungen oder Unterbrechungen gesicherte sein. Zu diesem Behufe sollen namentlich die normalen Schwankungen, welche der nach den verschiedenen Tageszeiten wechselnde Verbrauch verursacht, durch Reservoire möglichst ausgeglichen werden.

§ 11. Die Filter sollen so angelegt sein, dass ihre Wirkung durch den veränderlichen Wasserstand im Reinwasserbehältniss oder -Schacht nicht beeinflusst wird.

§ 12. Der Filtrationsüberdruck darf nie so gross werden, dass Durchbrüche der obersten Filterschicht eintreten können. Die Grenze, bis zu welcher der Überdruck ohne Beeinträchtigung des Filtrats gesteigert werden darf, ist für jedes Werk durch bacteriologische Untersuchungen zu ermitteln.

§ 13. Die Filter sollen derart construirt sein, dass jeder Theil der Fläche eines jeden Filters möglichst gleichmässig wirkt.

§ 14. Wände und Böden der Filter sollen wasserdicht hergestetlt sein und namentlich soll die Gefahr einer mittelbaren Verbindung oder Undichtigkeit, durch welche das unfiltrirte Wasser auf dem Filter in die Reinwassercanäle gelangen könnte, ausgeschlossen sein. Zu diesem Zweck ist insbesondere auf eine wasserdichte Herstellung und Erhaltung der Luftschachte der Reinwasserkanäle zu achten.

§ 15. Die Stärke der Sandschicht soll mindestens so beträchtlich sein, dass dieselbe durch die Reinigungen niemals auf weniger als 30 cm verringert wird; es empfiehlt sich diese niedrigste Grenzzahl, sofern es der Betrieb irgend gestattet, zu erhöhen.

Besonderes Gewicht ist darauf zu legen, dass die obere Filtrirschicht in einer für die Filtration möglichst günstigen Beschaffenheit hergestellt und dauernd erhalten wird; hierfür ist es zweckmässig bei jeder frischen Sandauffüllung nach Beseitigung der alten Schlammschicht die unmittelbar darunter befindliche Schicht gefärbten Sandes abzuheben und demnächst auf die durch Auffüllung ergänzte Sandfläche aufzubringen.

---

3. Kapitel. Sanitätspolizeiliche Aufsicht über bauliche Anlagen in Städten und Ortschaften im Allgemeinen und im Besonderen über Gebäude aller Art Krankenhäuser, Schulen u. s. w.

Bauordnungen im Allgemeinen. Beaufsichtigung öffentlicher Gebäude. Schulen, Vorschriften zur Verhütung ansteckender Krankheiten durch dieselben. Krankenhäuser, ihre regelmässige Revision. Polizeiliche Vorschriften für Schlafstellen und Herbergen.

Zur Sicherstellung der Forderungen, die heute die öffentliche Gesundheitspflege, wie wir oben gesehen haben, an die Anlage von Strassen und Plätzen, sowie die Einrichtung im Innern der Gebäude zu stellen berechtigt und verpflichtet ist, erscheint der Erlass von Polizeiverordnungen unumgänglich.

In denselben sind neben den Bestimmungen der Sicherheitspolizei bezüglich der sanitätspolizeilichen Auflage namentlich folgende Gesichtspunkte zu beachten.

Man unterscheidet in Städten zwischen zwei Bebauungssystemen, dem geschlossenen Strassenbau und dem Villenbau und für beide sind natürlich verschiedene hygienische Auflagen nöthig. Um jedoch in Städten nicht von Fall zu Fall entscheiden zu müssen, welche neuzubebauenden Stadttheile im Villenbaustile oder in geschlossenen Strassengängen anzulegen sind, ist es erforderlich, bestimmte Zonen oder bestimmte Stadttheile von vornherein nur für das eine oder das andere Bausystem in Aussicht zu nehmen, deren Auswahl örtlichen Verhältnissen Rücksicht tragen muss. In diesen Zonen oder Bauquartieren müssen nach den Forderungen der öffentlichen Gesundheitspflege in den Bau-Polizeiverordnungen genaue Bestimmungen über die unbebaut zu belassenden Grundflächen, über Höhe und Abstand der Häuser und Hintergebäude getroffen werden.

In den Bauordnungen sind ferner für die Erbauung industrieller Anlagen, Fabriken, Schlachthäuser, Oeconomiebetriebe u. s. w. bestimmte Bauquartiere oder was sich weniger empfiehlt, eine Zone festzulegen, innerhalb welcher solche Gebäude ausschliesslich errichtet werden dürfen, von welchen Bestimmungen nur im äussersten Nothfall bezw. im allgemeinen öffentlichen Interesse abgesehen werden kann.

Zur Controle der genauen Beachtung der Baupolizeiordnungen ist es erforderlich, dass über jeden Neubau der Ortspolizeibehörde vor Beginn der Arbeit Anzeige erstattet wird, was sich auch für das platte Land empfehlen dürfte. Die Baugesuche sind mit Erläuterungsbericht und Plänen zu belegen.

Die Ausführung des Baues ist in bestimmten Zwischenräumen zu controliren und der Weiterbau nur nach Vornahme der vorgeschriebenen baupolizeilichen Revision zu gestatten.

Ueber die Höhe der Gebäude und die Bebauungsgrösse der einzelnen Grundstücke sind ungefähr folgende Verhältnisse heute als massgebend zu betrachten.

Nach den theoretischen Forderungen der öffentlichen Gesundheitspflege sollen die Gebäude an Strassen und Höfen die Breite dieser in ihrer Höhe nicht übersteigen.

Hieran ist aber in der Praxis und namentlich in Städten nicht strenge festzuhalten, weil der hohe Preis der Grundstücke bezw. Baustellen eine grössere Ausnutzung des Platzes erfordert.

Es ist dagegen aber auch wieder Pflicht der öffentlichen Gesundheitspflege gegen die beliebte Ausschlachtung der Bauplätze bis zur äussersten Grenze der Bebauungsgrössen energisch zu kämpfen.

Es werden daher bei Neu- und Umbauten in Städten nachstehende Bestimmungen in die Bauordnungen aufzunehmen sein:

Für Vordergebäude, d. h. Gebäude an der Strasse ist bis zur unteren Dachkante (Schnittpunkt von Frontwand und Dachfläche) bei einer Strassenbreite bis zu 6 m eine Höhe von nicht mehr als 10 m zulässig, bei mehr als 6 und bis 14 m eine Höhe von 10 m zuzüglich der Hälfte der Strassenbreite über 6 m, bei mehr als 14 m eine Höhe von 14 bis höchstens 17 m.

Die Höhe von 17 m soll bei Neubauten nicht überschritten werden, während man bei Umbauten, namentlich im Innern von Städten eine noch etwas grössere Höhe häufig zulassen muss, jedoch nur für solche Gebäude, die vor dem Umbau schon bis zu $^3/_4$ ihrer Grundfläche bebaut waren (aus finanziellen Rücksichten, die auf der Hand liegen). Es empfiehlt sich jedoch hierbei nicht über 19 m hinauszugehen.

Für die Höhe der Gebäude ist von vornherein eine bestimmte Ordinate mit Bezug auf die Strassenanlage festzulegen, von welcher aus die Höhen zu bemessen sind. Bei nicht horizontal gelegenen Strassen ist der tiefste Punkt der Frontlinie als Ausgangspunkt für die Höhenmessung festzuhalten.

Hintergebäude sollen die Tiefe des Hofes an dessen schmalster Stelle gemessen nicht um 3 m übersteigen, bei einer Minimalhöhe von 10 m. Die kleinste Breite des Hofes richtet sich nach der Grösse des Bauplatzes und kann zwischen 2·5 und 4 m schwanken.

Die Bebauungsgrösse soll bei Neubauten nicht mehr als $^2/_3$ des Grundstücks betragen. Bei Umbauten sind aus finanziellen Gründen, namentlich inmitten der Städte und unter Berücksichtigung der Grösse des Bauplatzes, Bebauungsgrössen bis zu $^7/_8$ häufig nicht zu vermeiden.

Für Landhausquartiere sind besondere Bestimmungen erforderlich, namentlich bezüglich des Abstandes der Vorderhäuser von einander.

Besondere Bestimmungen bedürfen auch die Keller-, Erdgeschoss- und Dachstockwohnungen mit Bezug auf Feuchtigkeit, Luft und Licht.

Kellerwohnungen, d. h. solche, deren Fussboden unter dem Strassenniveau liegen, sind nur im äussersten Nothfalle zu gestatten, sie müssen vollständig trocken sein und eine Mindesthöhe von 2,70 m haben, wovon wenigstens die Hälfte über dem Erdboden liegen muss. Die Fenstergrösse ist der Grundfläche entsprechend genau vorzuschreiben und hat mindestens 1 : 20 zu betragen.

Erdgeschosswohnungen sind, wenn nicht unterkellert, nur zulässig, wenn sie in genügender Höhe über dem Fussboden liegen (50 cm) und vollkommen gegen Bodenfeuchtigkeit geschützt sind.

Dachwohnungen sind schon der Feuersgefahr wegen thunlichst zu beschränken. Sie müssen überall mit Ausnahme der Dachseite mit gemauerten Wänden umgeben sein, die ebenso wie das Dachsparrenwerk feuersicher abzuputzen sind. Die Grösse der Fenster zur Oberfläche der Fussböden soll mindestens 1 : 30 sein, die lichte Höhe muss für wenigstens $^1/_3$ des Fussbodens 2,70 m betragen.

Weitere Polizei-Verordnungen sind für die Anlage von Hausentwässerungen, Abtritten, Abtritts-, Dünger-, Jauche- und Schmutzwassergruben und deren Entleerung zu erlassen, wobei genaue Bestimmungen über die Verbringung des Inhalts der Gruben nach Aeckern, Sammelstellen u. s. w. bezüglich der Art und Zeit der Abfuhr su treffen sind.

Auch über die Viehhaltungen und den Betrieb von Oeconomien müssen in Städten polizeiliche Bestimmungen erlassen werden.

Wie wir schon oben gesehen haben, erfordern die Krankenhäuser und Schulen eine besondere Aufsicht, die Schulen namentlich desshalb, weil sie zur Verbreitung ansteckender Krankheiten beitragen können.

Die Krankenhäuser, Irren- und Idiotenanstalten sind einer alljährlich mindestens einmal vorzunehmenden Besichtigung durch den beamteten Arzt zu unterziehen, welcher nach bestimmten Gesichtspunkten ein ausführliches Protokoll hierüber aufzunehmen hat. Die Abstellung der gefundenen Missstände hat durch polizeiliche Auflage zu erfolgen, wobei es zweckmässig ist, von vornherein die Bedingungen zur Anlage nnd zum Betriebe der genannten Anstalten, sei es durch Polizeiverordnung, sei es durch einfache Anordnung festzulegen, damit die zur Genehmigung von Neuanlagen zuständige Behörde schon bei der Concessionsertheilung gewisse Auflagen zu fordern und Bedingungen zu stellen in der Lage ist:

Die Revision der Krankenanstalten ist nach folgenden Gesichtspunkten vorzunehmen:

I. Beschreibung der Krankenanstalt.

1. Geographische und topographische Lage der Anstalt, Nachbarschaft und Umgebung derselben. Entfernung von anderen Häusern, Beschaffenheit des Untergrundes.

2. Beschreibung des Gebäudes, ob massiv, ob Fachwerk, ob ein- oder mehrstöckig, ob unterkellert oder wie sonst vom Boden isolirt.
3. Treppen, Corridore und ihre Lage zu den Krankenräumen.
4. Zahl der Krankenzimmer, Grösse derselben in Cubicmetern. Anzahl der Betten in jedem derselben.
5. Ob besondere chirurgische oder gynäologische bezw. geburtshilfliche Abtheilungen vorhanden sind, wie dieselben von den Räumen für innere Kranke getrennt sind. Wie gross ist hier der Luftcubus für jedes Bett?
6. Beheizung, Beleuchtung bei Tag und Nacht, Ventilation im Sommer und im Winter. Die Luftbeschaffenheit der Krankenräume (event. Bestimmung der Menge der Kohlensäure).
7. Beschaffenheit der Fussböden, Wände, Thüren, Fenster.
8. Beschaffenheit der Betten, Aufstellung derselben in Bezug auf Beleuchtung und Ventilation, ob für jedes Bett ein Nachttisch und ein Spucknapf vorhanden ist. Ob auch Spucknäpfe in den Zimmern und auf den Hausfluren, Treppen u. s. w. aufgestellt sind.
9. Vorhandensein und Beschaffenheit der Waschapparate in den Krankenzimmern, oder wo sich diese Einrichtungen sonst befinden.
10. Lage und Beschaffenheit der Badeeinrichtungen.
11. Beschaffenheit der Aborte, ob Spülung oder welche andere Einrichtung. Sind Nachtstühle in den Krankenzimmern aufgestellt, sind dieselben rein gehalten?
12. Sind besondere Zimmer für das Wärterpersonal vorhanden und wo liegen dieselben?
13. Ist eine sog. Theeküche oder eine andere dieselbe ersetzende Einrichtung zur Bereitung von Cataplasmen etc. in der Nähe der Krankenzimmer vorhanden?
14. System der Entfernung der Fäcalien, Abfuhr Spülung, Tonnensystem.
15. Ableitung der Schmutzwässer aus Küchen und Bädern, sowie aus dem Sectionsraume.
16. Wasserversorgung, ob Leitung, ob Brunnen, Beschaffenheit des Trinkwassers event. qualitative chemische Prüfung auf Chloride, Salpetersäure, salpetrige Säure und Amoniak.
17. Waschküche und deren Lage, Beseitigung der unreinen Wäsche und der verbrauchten Verbandstücke aus den Krankenräumen. Wäschevorräthe, Verbandmaterial und Aufbewahrung derselben.
18. Küche, ihre Lage, ob Dampfkocherei.
19. Leichenkammer, ihre Lage.
20. Sind besondere Räume für ansteckende Krankheiten vorhanden? Behandlung der inficirten Kleider und Betten. Desinfection dieser, Desinfection der Krankenzimmer. Behandlung des Auswurfs der Schwindsüchtigen.
21. Ist ein Dampfdesinfections-Apparat vorhanden?

22. Sind besondere Abtheilungen für Krätzige und Geschlechtskranke vorhanden?
23. Sind Einrichtungen mit den erforderlichen Sicherheitsmassregeln zur Aufnahme von Geisteskranken vorgesehen?
24. Ist in allen Krankenräumen und bezüglich der Abort- und Badeanlagen eine vollkommene Trennung der Geschlechter gewahrt?
25. Allgemeines Urtheil über Ordnung und Reinlichkeit in allen Räumen der Anstalt.

II. Verwaltung der Krankenanstalt.

26. Aufsichtsbehörde.
27. Name des dirigirenden Arztes, sind Assistenz- oder Volontärärzte vorhanden und wie viele?
28. Zahl der Wärter und Wärterinnen. Seit wann sind die einzelnen im Krankendienst beschäftigt? Ist ein Krankenpflegerorden thätig und welcher? Sind Erkrankungen und welche unter dem Wartepersonal vorgekommen?
29. Wie ist für das religiöse Bedürfniss gesorgt?
30. Regelung der Besuchszeiten.
31. Hat das Haus Pfründner, wie viele? Wie sind die Preise für zahlende Kranke, sind besondere Vereinbarungen mit Krankenkassen getroffen und welche?
32. Zahl der am Revisionstage vorhandenen Kranken, a) Männer, b) Weiber.
33. Bewegung der Kranken im nächstverflossenen Etatsjahr, Bestand, Zugang, Abgang (geheilt, gebessert, ungeheilt, todt).
34. Kostformen, Beschaffenheit der Kost, insbesondere des Brotes am Revisionstage.
35. Führung des Krankenjournals, ob sorgfältig und in welchen Rubriken.
36. Bemerkungen und Verbesserungsvorschläge der revidirenden Beamten.

Zur Vermeidung ansteckender Krankheiten durch die Schulen sind die Lehrer zur Anzeige solcher Krankheitsfälle bei Schulkindern zu verpflichten und anzuhalten, kranke Kinder oder Geschwister solcher, vom Schulbesuche auszuschliessen. Vergl. hierzu Preuss. Min.-Erl. v. 14./7. 1884.

Es ist schon oben gesagt, dass die sanitären Einrichtungen in der Schule, namentlich auf dem Lande, noch sehr im Argen liegen, ebenso sind aber auch zahlreiche unzweckmässige Einrichtungen mit Bezug auf Beleuchtung, Erwärmung, allgemeine bauliche Anlage u. s. w., und zwar nicht blos in den Schulen auf dem Lande, vorhanden, die von dem verderblichsten Einflusse auf die Gesundheit der Schüler sein können. Es ist deshalb unbedingt erforderlich, bei Neubauten von Schulen sich die Mitwirkung eines hygienisch gebildeten Arztes zu sichern.

Die behördliche Aufsicht über die Schulen hat durch regelmässige Besichtigungen derselben durch die Medizinalbeamten zu erfolgen, welche hierbei nachstehende Gesichtspunkte zu beachten haben:

1. Ist die Lehrerwohnung von den Schulzimmern räumlich oder wie getrennt?

2. Wie verhält sich die Grösse der Schulzimmer zur Zahl der Schüler, wobei das Alter derselben zu berücksichtigen bleibt.
3. Sind die Schulzimmer gehörig mit Tageslicht versehen, von welcher Seite fällt das Licht ein mit Rücksicht auf die Aufstellung der Schulbänke? Sind Vorhänge zum Schutz gegen Sonne vorhanden?
4. Sind Vorrichtungen zur künstlichen Beleuchtung, welche und in welchem Zustande vorhanden? Genügt die Zahl der Leuchtkörper?
5. Wie sind die Schulbänke beschaffen? Wie verhält sich die Distanz? Sind die Schulbänke in ihren Grösseverhältnissen der Grösse der Schüler entsprechend abgestuft?
6. Wie sind die Wände, die Thüren und Fenster sowie die Fussböden beschaffen? Sind Fenster und Fussböden rein gehalten?
7. Sind Ventilationseinrichtungen und welche vorhanden?
8. Wie erfolgt die Beheizung, wie ist ihr Beginn in der kalten Jahreszeit geregelt?
9. Ist in dem Schulzimmer ein Thermometer angebracht und zweckmässig aufgehängt, nicht etwa neben dem Ofen?
10. Welche Einrichtungen zum Ablegen der Ueberkleider, Kopfbedeckungen und Regenschirme sind vorhanden, sind die Kleiderhaken nicht zu hoch angebracht?
11. Sind Spucknäpfe in den Schulzimmern und auf den Gängen aufgestellt?
12. Wie und wie oft erfolgt die Reinigung der Schulzimmer?
13. Sind die Aborte leicht zugänglich, ist ihre Umgebung reinlich gehalten, sind sie nach Geschlechtern vollkommen getrennt? Wie sind sie im Allgemeinen beschaffen, ob reinlich, in gutem baulichen Zustand, sind die Thüren zu schliessen, die Abortsitze rein und in gutem Zustand, ist eine vorschriftsmässige Abortgrube vorhanden, wie ist dieselbe abgedeckt und ventilirt? Ist Wasserspülung und Anschluss an ein Canalsystem vorhanden? Sind für die Knaben Pissoirs eingerichtet, die auch von den kleinsten Schülern bequem benutzt werden können?
14. Ist Trinkwasser in der Nähe der Schule vorhanden?
15. Sind Spielplätze eingerichtet?
16. Sind Turnplätze vorhanden oder Turnhallen, wie sind die Turngeräthe beschaffen?
17. Welche Verbesserungsvorschläge hat der Medicinalbeamte zu machen?

Für die Beaufsichtigung der Schlafstellen, Herbergen etc. dürfte nachstehender Entwurf einer Polizei-Verordnung zu empfehlen sein:

§ 1. Jeder, der beabsichtigt Schläfer bei sich aufzunehmen, hat dies unter Angabe der Räume, die zu diesem Zweck benutzt werden sollen, und der Zahl der Schläfer, die er aufnehmen will, vor Eröffnung der Schlafstellen anzuzeigen.

§ 2. Die Polizeibehörde ist befugt, die Aufnahme von Schläfern zu untersagen

a) aus Gründen gegen die Person des Antragstellers,

b) aus Gründen gegen die Beschaffenheit der Räumlichkeiten, die zu Schlafstellen benutzt werden sollen.

§ 3. Schlafstellen dürfen im Erdgeschoss nur in unterkellerten oder durch genügende Luftschicht vom Erdboden isolirten Räumen gestattet werden. Dachkammern dürfen als Schlafstellen nur dann benutzt werden, wenn sie nicht über 3 Stockwerke hoch gelegen sind und ausgebaute, beworfene Wände haben.

§ 4. Die Schlafräume müssen von den Wohnräumen des Quartiergebers und seiner Angehörigen durch feste Wände getrennt sein, ebenso wie von Abortanlagen. Sie müssen gedielt sein und ins Freie führende genügend grosse Fenster haben (1 : 30).

§ 5. Für jeden Schläfer ist ein Luftraum von mindestens 10 Cbm. zu fordern. Zweischläfrige Betten sowie übereinandergestellte (Casernen) Betten sind unzulässig. Die Betten sind mit Strohdecke, Leintuch, überzogenen Kissen und wollenen Decken auszustatten.

§ 6. Für je zwei Schläfer muss wenigstens ein Nachttopf und ein Waschgeschirr von mindestens 50 cm kleinstem Durchmesser vorhanden sein, desgl. ein Spucknapf.

§ 7. Schläfer verschiedenen Geschlechts aufzunehmen ist untersagt, sobald dieselben nicht zu einer Familie gehören, und noch andere Schläfer von demselben Quartiergeber beherbergt werden.

§ 8. Der Luftgehalt jedes Raumes, in welchem Schläfer beherbergt werden, ist in deutlichen Zahlen an der Thür desselben anzugeben.

§ 9. Veränderungen bezüglich der Schlafräume und ihrer Belegzahl unterliegen der Genehmigung der Ortspolizeibehörde.

Auch die Gefängnisse, Correctionsanstalten, Besserungsanstalten, Rettungshäuser, Armen- und Arbeitshäuser und Pfründneranstalten etc. sind unter sachgemässer Beachtung der für Krankenanstalten massgebenden Punkte von Zeit zu Zeit einer sanitätspolizeilichen Musterung zu unterziehen.

---

4. Kapitel. Leichenbestattungs- und Abdeckereiwesen.

Anlage von Kirchhöfen, Leichentransport, Abdeckereien.

Bei der Anlage von Kirchhöfen hat die Sanitätspolizei ein entscheidendes Wort.

Wir haben oben gehört, dass durch die verkehrte Anlage von Kirchhöfen Gesundheitsstörungen herbeigeführt werden können, deren Verhinderung Pflicht der Behörde ist.

Ohne Genehmigung der Landespolizeibehörde darf daher kein Begräbnissplatz angelegt werden.

Der Preussische Min.-Erlass vom 20. Januar 1892 bestimmt, dass zur Erfüllung der hygienischen Aufgabe der Aufsichtsbehörde bei der Prüfung der Projecte zur Anlage oder Erweiterung von Begräbnissplätzen und von Entwürfen zu Begräbnissplatzordnungen es der anschaulichen objectiven Darstellung aller zu berücksichtigenden Verhältnisse bedarf, die nach folgenden Gesichtspunkten klar zu legen sind.

1. Durch eine mit Massstab und Nordlinie versehene Zeichnung ist die Lage des Platzes und seiner Zugangswege, nebst den nahegelegenen Wohngebäuden oder sonstigen Aufenthaltsräumen (Schulen, gewerblichen Anlagen u. s. w.) und Wasserentnahmestellen (Brunnen, fliessende und stehende Gewässer) anschaulich zu machen. Es genügt, falls ein gleichmässiger, trockener, lufthaltiger aber nicht klüftiger oder grobscholliger Boden vorliegt, die Zeichnung bis auf eine Entfernung von 35 m von der Grenze des Platzes, andernfalls bedarf es weiterreichender Angaben. Stets ist auch die Entfernung des Platzes von der nächsten geschlossenen Ortschaft und die Richtung der voraussichtlichen weiteren Entwicklung derselben, sowie event. die Lage (Entfernung, Wegsamkeit) zu den übrigen auf den Begräbnissplatz angewiesenen Ortschaften anzugeben.*)

2. Hinsichtlich der in der Zeichnung zu 1 angegebenen Wasserentnahmestellen ist eine auf eine bestimmte einheitliche Ordinate bezogene Mittheilung erforderlich, über die Tiefe des höchsten Standes des Wasserspiegels in den Kesselbrunnen, fliessenden und stehenden Gewässern, bezw. der höchsten Oeffnung für den Wassereintritt in die Röhrenbrunnen.

3. Muss eine Uebersicht über die Niveau- und Untergrundverhältnisse des Platzes und seiner Umgebung bis zu der nächsten Wasserentnahmestelle erbracht werden, und zwar für verschiedene, mindestens zwei senkrechte Bodendurchschnittsebenen, deren Oberflächenlinien in der Zeichnung zu 1 einzutragen sind, und welchen die zu 2 angegebene Ordinate zu Grunde gelegt sein muss. Aus dieser Uebersicht müssen die etwaigen verschiedenen geologischen Bodenschichten und die Grundwasserstände bis zu einer Tiefe von mindestens 2.5 m ersichtlich sein. Die Ermittelungen haben an genügend zahlreichen, sachverständig ausgewählten Stellen des Platzes, welche auf der Zeichnung zu 1 markirt sein müssen, sachverständig mittelst Erbohrung oder Ausschachtung stattzufinden. Die Feststellung der Grundwasserverhältnisse hat wiederholt und zwar zur Zeit herrschender Trockenheit und nach längerem Regen, wenn möglichst hohe Stände zu erwarten sind, zu geschehen, und sich nicht nur auf die Höhe der Stände, sondern auch auf die Richtung und

*) Die Anlage gemeinsamer Friedhöfe für mehrere Ortschaften empfiehlt sich im Allgemeinen nicht und ist nur zu gestatten, wo die lokalen Verhältnisse dies unbedingt fordern.

wenn thunlich, auf die Schnelligkeit der Bewegung des Grundwassers zu erstrecken. Die Ergebnisse sind eingehend mitzutheilen.

4. Muss eine Beschreibung der Beschaffenheit des Bodens unter Beachtung etwaiger Ungleichmässigkeiten nach den physikalischen Eigenschaften und der chemischen und geognostischen Zusammensetzung (Porosität, mittlere, und extreme Grösse der kleinsten einzelnen Erdtheilchen [Körnchen bis Geröllstücke], Durchlässigkeit, Filtrationskraft, Luftgehalt, Trockenheit, Verhältniss der Feuchtigkeit zum Volum, Kieselerde, Thonerde, Kalksalze, Eisenverbindungen, Humussubstanzen u. dergl. unter hinreichend genauer Angabe der Mengeverhältnisse, Schichtung und sonstiges inneres Gefüge [Risse, Spalten und Klüfte]).

5. Ein Grundriss des Platzes ist vorzulegen, mit Angabe etwaiger Entwässerungseinrichtungen, sowie der etwa für Grüfte und Leichenhallen bestimmten Flächen.*)

5 a. Eventuell ein Bauplan der Leichenhalle nebst Erläuterung über Einrichtung der Eingänge und Fenster, deren Lage zur Umgebung, über Lüftungs- und event. Erwärmvorrichtungen. Beschaffenheit der Fussböden und Wände, event. auch Verbindung der Leichenräume mit der Wohnung des Aufsehers.

6. In dem Entwurf der Begräbnissordnung sollen enthalten sein: Bestimmungen darüber, dass in der Regel in jedem Grabe nur eine Leiche und in welchen Ausnahmefällen etwa in einem Grabe gleichzeitig mehrere Leichen beerdigt werden dürfen, ferner über die Tiefe der Gräber, am besten durch Angabe der zwischen der höchsten Stelle des Sarges und der Erdoberfläche einzuhaltenden Entfernung; über die Dicke der zwischen den Särgen zu belassenden Erdwände, die sorgfältige Zufüllung der Gräber, die Breite der Zwischenräume zwischen den Grabhügeln, die Dimensionen der letzteren, über die Art der Gräberbezeichnung und der Registerführung, event. über die Errichtung und Benützung von Grüften und einer Leichenhalle, und provisorische über die erste Wiederbelegungsfrist der Gräber unter Scheidung derjenigen für die Leichen Erwachsener und für Kinderleichen mit Angabe der Altersgrenze der verschiedenen Categorien. Die definitive Festsetzung des Begräbnissturnus ist bis nach Ablauf dieser ersten Frist vorzubehalten.

Vor Ablauf von 30 Jahren sollte ein Begräbnissplatz nicht wieder belegt werden, auch wenn auf ihm besonders günstige Bedingungen für die Auflösung der Leichen vorhanden sind. Für den Transport der Leichen bestimmt der Bundesrathsbeschluss vom 1. bezw. 14. Dezember 1887 über die Beförderung von Leichen auf Eisenbahnen das Erforderliche, auch für den

*) Es empfiehlt sich die genaue Einzeichnung aller Gräber in diesen Plan zu verlangen und gleichzeitig eine Aeusserung darüber einzuziehen, in welcher Ordnung die Belegung erfolgen soll.

Transport von Leichen auf Landwegen sind besondere Vorschriften erforderlich. Für beide Transportwege sind folgende Bestimmungen zu beachten:

Die Leiche muss in einem widerstandfähigen Metallsarge luftdicht eingeschlossen und dieser von einer hölzernen Umhüllung (Ueberkiste) derart umgeben sein, dass jede Verschiebung des Sarges in dieser Umhüllung ausgeschlossen ist. Die Beförderung der Leiche hat in besonderem geschlossenem Wagen zu erfolgen und diese soll nicht ohne Noth umgeladen werden.

Der Boden des Sarges muss mit einer mindestens 5 cm hohen Schicht von Sägemehl, Holzkohlenpulver, Torfmull u. dergl. bedeckt, und diese Schicht reichlich mit 5 % Karbolsäurelösung besprengt sein. In besonderen Fällen soll die Leiche in Tücher, die mit 5 % Karbolsäurelösung oder mit Sublimatlösung 1 : 10000 getränkt sind, eingeschlagen werden. Leichen an ansteckenden Krankheiten und zwar an Pocken, Scharlach, Flecktyphus, Diphtherie, Gelbfieber oder Pest Verstorbener sind von dem Transport auf Eisenbahnen vor Ablauf eines Jahres ausgeschlossen.

Ueber den Betrieb der Abdeckereien ist weiter oben das Erforderliche mitgetheilt. Die Beaufsichtigung der Abdeckereien hat durch die beamteten Thierärzte unter event. Mithülfe der Kreis-Physiker zu erfolgen.

Nachstehende Gesichtspunkte, welche auf der 19. Versammlung des Deutschen Vereins für öffentliche Gesundheitspflege (nach dem Referate Lydtin's) als Thesen aufgestellt wurden, dürften für sanitätspolizeiliche Anordnungen bezüglich der Beseitigung von Thiercadavern etc. genügenden Anhalt geben.

1. Von dem Nothschlachten oder dem Verenden eines Thieres muss die Ortspolizeibehörde alsbald Kenntniss erhalten und hierauf sofort das Geeignete verfügen.

2. Die thierärztliche Besichtigung nothgeschlachteter oder verendeter Thiere ist erforderlich:

a) wenn die reichs- oder landesseuchengesetzlichen Bestimmungen es vorschreiben,

b) wenn das Thier überhaupt mit einer infectiösen Krankheit behaftet oder derselben verdächtig war,

c) wenn das Fleisch des Thieres in rohem Zustand in Verkehr gebracht, oder auch zubereitet als Speisefleisch abgegeben werden soll.

3. Im Uebrigen sind die Cadaver nothgeschlachteter oder verendeter Thiere

a) soweit die reichs- und landesseuchengesetzlichen Vorschriften hierüber verfügen nach diesen,

b) sofern die Verwendung des Fleisches als Nahrungsmittel beabsichtigt ist, nach Massregeln der bestehenden Gesetze, der Fleischschau-Ordnung der einzelnen Staaten, und dem für die Verwendung des Fleisches hier niedergelegten Grundsatze zu behandeln,

c) bleibt der Cadaver, oder einzelne seiner Theile dem Besitzer zur

Verfügung, so sind dieselben binnen 48 Stunden nach erfolgter Schlachtung und 24 Stunden nach erfolgtem natürlichen Tode entweder von der Wohnung von Menschen und dem Aufenthaltsorte von Thieren in unschädlicher und nicht belästigender Weise zu entfernen, oder einem Conservirungsverfahren zu unterziehen, welches die Schädigung oder die Belästigung der Hausbewohner und der Nachbarschaft ausschliesst.

Eine anderweitige Verwendung der Cadavertheilen kann nur Personen gestattet werden, welche nach Massgabe der Gewerbeordnung die Concession zum Betrieb des Abdeckereigewerbes besitzen.

Das Liegenlassen von Thierleichen auf Strassen, öffentlichen Plätzen, im freien Felde oder im Walde, sowie das Einwerfen solcher Gegenstände in Gewässer, ist, weil in hohem Grade belästigend und gefährlich, mit Strafe zu verbieten.

Mit polizeilicher Genehmigung kann jedoch das Einwerfen von Cadavertheilen und Blut in öffentliche Gewässer zu Fischereizwecken erfolgen.

4. Zur unschädlichen und nicht belästigenden Beseitigung von Thierleichen oder Theilen solcher sind entsprechende Transportmittel, geeignete Begräbnissplätze oder Verbrennungsöfen oder Einrichtungen zur Verarbeitung der Cadaver zu landwirthschaftlich oder industriell nutzbaren Stoffen erforderlich und Leute, die die Beseitigung der Thierleichen bezw. ihre Verarbeitung besorgen.

Es liegt im Interesse der Viehbesitzer sowohl als der Gemeinden, dass die Anstalten zur Beseitigung von Thierleichen Gemeindeanstalten sind, oder als solche verwaltet oder verpachtet werden.

Wasenmeister oder Abdecker müssen als im öffentlichen Dienste stehende Personen auf Grund eines Reglements verflichtet werden.

5. Für kleinere Gemeinden in dünn bevölkerten Landstrichen genügt die Anlage eines Wasenplatzes d. h. eines zur Verscharrung der Cadaver geeigneten Feld- oder Waldstückes. Die Anlage von Wasenplätzen ist der Begutachtung von Organen der öffentlichen Gesundheitspflege bezüglich der Lage, der Elevation, der Bodenbeschaffenheit, der Entfernung der menschlichen Wohnungen, Stallungen und Weiden, des Vorhandenseins von oberirdischen und unterirdischen Wasserläufen, des Abflusses der Meteor- und Ablaufwässer, der Grösse, der Einfriedigung, der Verwerthung der Pflanzenproducte auf denselben zu unterwerfen. Es ist besondere Verfügung darüber zu erlassen, wie tief die Cadaver zu vergraben sind, und wenn eine Grube wieder aufgedeckt und ihr Inhalt entnommen werden kann.

Die Verkochung von Cadavern ausserhalb des Wasenplatzes ist nur mit besonderer polizeilicher Genehmigung zu gestatten.

6. Es ist zweckmässig auf dem Wasenplatze eine Einrichtung herzustellen, um Thiere abhäuten, ausnehmen oder seciren zu können.

7. Verbrennungsöfen zur Zerstörung ganzer Thierleichen z. B. von milzbrand- oder rauschbrandkranken Thieren und rothlaufkranken Schweinen herrührender und von Eingeweidetheilen anderer infectiös erkrankter Thiere durch Feuer sind in Seuchebezirken erwünscht.

8. Für grössere Communen sind zur unschädlichen Beseitigung der Cadaver, der Schlachtabfälle und des zum Genuss ungeeigneten Fleisches Anstalten erforderlich, die gewisse werthvolle Stoffe aus den Cadavern (Fett bei finnigen Schweinen) ausziehen und mit Aus- oder Einschluss der nicht verwendeten Theile, zu unschädlichen, landwirthschaftlich oder industriell verwerthbaren zum Genuss aber nicht mehr tauglichen Stoffen verarbeiten. Den Abdeckereien ist der Verkauf von Fleisch überhaupt zu verbieten. Nur auf chemischem oder thermischem Wege unschädlich gemachte und aus dem Fleische gewonnene Producte dürfen von derartigen Anstalten, den Besitzern oder Beauftragten in Verkehr gebracht werden.

9. Derartige Anstalten müssen mit Apparaten ausgestattet sein, welche die zugeführten Thierleichen alsbald zu verarbeiten vermögen, infectiöse Cadaver unzerlegt und Fleischstücke sicher sterilisiren, weder übelriechende Gase oder Dämpfe in die Luft, noch übelriechende oder sonst schädliche Flüssigkeiten in den Boden oder in Wasserläufe entweichen lassen und in möglichst kurzer Zeit bei dem geringst möglichen Aufwand von Betriebsmitteln den höchsten Ertrag der verwerthbaren Stoffe liefern.

10. Die Errichtung derartiger Anstalten empfiehlt sich auch als Ersatz für Wasenplätze und Verbrennungsöfen kleinerer Gemeinden, die sich unter einander vereinigen, ebenso für Ortsviehversicherungen und Schlachtviehversicherungsanstalten.

11. Wünschenswerth erscheint es, die Concession zur Errichtung einer Abdeckerei in Zukunft daran zu knüpfen, dass der Betrieb den unter Ziff. 9 genannten Forderungen entspreche.

12. Da die Beschaffenheit des Betriebes der Abdeckereien wesentlich von der Ertragsfähigkeit derselben und die Letztere wieder in erster Reihe von der Menge des verarbeiteten Rohmaterials abhängig ist, erscheint es zweckmässig, die Zahl der Abdeckereien nicht ohne zwingende Gründe zu vermehren, und den gedachten Anstalten die Verarbeitung der Schlachthofabfälle und des beschlagnahmten Fleisches zu überweisen. (Nein. Verf.)

13. Die allgemeine Versicherung der Hausthierbestände gegen Verlust von Krankheiten und Unglücksfällen ist vom Standpunkte der öffentlichen Gesundheitspflege aus empfehlenswerth, weil diese Massregel die unschädliche Verwendung des minderwerthigen, sowie des von kranken Thieren herrührenden, für den menschlichen Genuss geeigneten und ungeeigneten Fleisches erleichtert.

14. Die Unterstützung der Versicherung der Hausthierbestände aus öffentlichen Mitteln rechtfertigt sich daraus, dass die Versicherung den Vollzug der

Massregeln zur Verhütung der Gefahren, die die menschliche Gesundheit durch den Genuss schädlichen Fleisches bedrohen, unterstützt.

---

5. Kapitel. Beaufsichtigung des Verkehrs mit Nahrungs- und Genussmitteln sowie Gebrauchsgegenständen.

Untersuchungsanstalten, staatliche oder communale Untersuchungsämter, Marktverkehr, Schlachthäuser, Molkereien, Milchkleinhandlungen, Marktplätze und Markthallen. Verkehr mit geistigen und kohlensäurehaltigen Getränken, Bierpressionen. Beaufsichtigungen des Verkehrs mit Gebrauchsgegenständen. Sanitätscommissionen.

Im Allgemeinen muss man zugestehen, dass bei uns in Deutschland die Beaufsichtigung des Verkehrs mit Nahrungs- und Genussmitteln noch recht im Argen liegt.

Wir haben wohl ausreichende gesetzliche Bestimmungen und Verordnungen, die diese Materie regeln sollen, es fehlt aber meist an der richtigen Controle, ohne welche gesetzliche oder polizeiliche Vorschriften ihre Zwecke niemals vollkommen erreichen.

Während einzelne Zweige der Marktpolizei, wie die Aufsicht über den Verkehr mit Fleisch, Milch und Butter überall einigermassen ausgebildet sind, ist eine regelmässige Controle des Specereiwaarenhandels, des Vegetabilien-, Fisch-, Wild- und Geflügelmarktes oder des Handels mit gesundheitsschädlichen Gebrauchsgegenständen noch in den weitaus meisten Städten, geschweige denn auf dem Lande, vollkommen zu vermissen.

Der Grund hierzu dürfte zunächst in dem Kostenpunkte zu suchen sein, weil eine regelmässige Ueberwachung des Nahrungsmittels- u. s. w. Verkehrs nicht nur ein zahlreiches Aufsichtspersonal erfordert, sondern auch das Vorhandensein geeigneter Sachverständiger und wohl eingerichteter Untersuchungsstellen voraussetzt, die ohne erheblichen Aufwand an Geld nicht zu schaffen sind. Hierzu kommt, dass seither noch die geeigneten Sachverständigen, die Nahrungsmittelchemiker nicht in genügender Zahl vorhanden waren, um eine allgemeine Controle der Nahrungs- u. s. w. Mittel wirksam durchzuführen und dass sich die Untersuchungsanstalten, an welchen seither Verfälschungen konstatirt werden konnten, fast ausschliesslich in den Händen von Privatchemikern befinden.

Es ist eine bekannte Thatsache, dass sich das Publikum nur schwer dazu entschliesst, bei Nahrungsmittelfälschungen die Hilfe der Behörde anzurufen. Zunächst dürfte es die Scheu vor den der Anzeige nothwendig folgenden polizeilichen oder gerichtlichen Verhandlungen sein, die den Einzelnen abhält, selbst bei notorischen Fälschungen vorzugehen, sodann aber hat die Angelegenheit noch einen sehr metallischen Beigeschmack. Ehe sich die Behörde, der für die Untersuchungen verfälschter Nahrungsmittel meist nur lächerliche Summen zur Verfügung stehen, auf die Verfolgung einer Anzeige über Nahrungsmittelfälschung aus dem Publikum einlässt, wird sie zunächst den

Beweis verlangen, dass es sich um eine wirkliche Fälschung handelt, der natürlich dem Anzeiger zufällt. Dieser müsste also zuerst den fraglichen Gegenstand auf seine Kosten untersuchen lassen, was wohl Niemand zugemuthet werden kann. Sodann übernimmt die Aufsichtsbehörde selten die Verfolgung einer derartigen Anzeige ex officio, sie setzt eine Polizeistrafe gegen den Uebertreter fest, der gerichtliche Entscheidung herbeiführt und wenn, wie häufig, der Uebertreter freigesprochen wird, bekommt natürlich der Anzeiger noch einen Theil der Kosten auferlegt. Dass er dann für immer die Lust verloren hat, Nahrungsmittelfälscher zur Anzeige zu bringen, wird ihm Niemand übelnehmen.

Auch die sog. Untersuchungs-Aemter erfüllen ihren Zweck nur selten ganz. Weil sie meist mit Privatlaboratorien vereinigt sind, so wird die Nahrungsmitteluntersuchung zu Gunsten anderer einträglicherer Untersuchungen vernachlässigt, häufig nur als ein Mittel betrachtet, dem Anfänger über die erste sonst beschäftigungslose Zeit hinwegzuhelfen. Diese Untersuchungsanstalten können auch nicht gedeihen, weil sie nicht in ausreichender Weise aus öffentlichen Mitteln durch Zuwendungen von amtlichen Untersuchungen unterstützt werden, z. Th. auf die Erträgnisse angewiesen sind, die in der eben geschilderten Weise von dem Publikum herausgeschunden werden müssen, und bei der geringen Zahl der Bestrafungen mit den ihnen zufallenden Strafgeldern ihre Kassen zu füllen ebenfalls nicht in der Lage sind.

Solange hier nicht entweder der Staat oder die Communalverwaltungen den gesammten Betrieb übernehmen und Kosten für das Publikum überhaupt nicht mehr entstehen, vielmehr diese staatlichen und communalen Untersuchungsanstalten selbst die Initiative ergreifen, und ergreifen müssen, mit anderen Worten, so lange nicht eine regelmässige behördliche Controle des Nahrungsmittelwesens eingeführt sein wird, so lange bleiben alle Verordnungen ruhig auf dem Papier stehen, als neue Illustration für die Wahrheit des Erfahrungssatzes, dass man keine behördlichen Anordnungen erlassen soll, ehe man sie auch durchzuführen in der Lage ist. Zuerst musste die Controle organisirt, mussten geeignete Untersuchungsanstalten geschaffen werden, es musste ein genügender Stamm von Nahrungsmittelchemikern vorhanden sein, dann war es immer noch Zeit, das Nahrungsmittelgesetz ergehen zu lassen. Nach dem alten Soldatenwort „was hilft mir der Mantel, wenn er nicht gerollt ist", kann der Erfolg der Nahrungsmittelgesetzgebung im Deutschen Reiche seither nur als ein sehr minimaler bezeichnet werden.

Ein Schritt zur Besserung scheint mit der Ausbildung von Nahrungsmittel-Chemikern gethan, weil hierzu zunächst einmal die Errichtung staatlicher Untersuchungs- und Lehranstalten für Nahrungsmittelfälschungen unabweislich gehört, und diese Anstalten zur Beschaffung des erforderlichen Unterrichtsmaterials aus dem alltäglichen Leben wohl bald genöthigt sein werden, die Behörden hierum anzugehen.

Auf dem Lande liegen diese Verhältnisse natürlich noch mehr im Argen als in den Städten. Die einzigen Nahrungsmittel, deren Verkehr des öfteren wenigstens in grösseren Städten sich einer regelmässigen Ueberwachung zu erfreuen hat, sind wie gesagt Fleisch, Milch und Butter. Wir haben oben gesehen, dass zur Durchführung einer wirksamen Controle des Fleischmarktes Centralschlachthaus-Anlagen, in welcher sich der gesammte Fleischverkehr abspielt, sowohl des todten wie des lebenden Objectes, unbedingt erforderlich sind.

Es muss daher das Bestreben aller Gemeindeverwaltungen sein, eine solche Centralstelle für den Fleischverkehr zu schaffen, die sich auch in kleinen Städten errichten lässt, weil Centralschlachthäuser bei richtiger Verwaltung häufig noch einen erheblichen Ueberschuss aufzuweisen haben.

Ist der gesammte Fleischverkehr in einer solchen Anlage concentrirt, muss jedes, auch das kleinste von auswärts eingeführte Stück Fleisch in rohem Zustand dieselbe passiren, so wird die Controle ungemein erleichtert.

Auf dem Lande wird es wohl bei dem seitherigen System der Fleischbeschau, die zumeist mit der Trichinenschau verbunden ist, sein Bewenden haben müssen, so mangelhaft auch die Controle hierbei ausgeführt werden mag. Eine sorgfältigere Ausbildung der Fleischbeschauer scheint unbedingt erforderlich, ebenso wie eine regelmässige Nachprüfung derselben.

Die Trichinenschau liegt in den Händen geprüfter Trichinenschauer und wird in den Städten mit Centralschlachthaus-Anlage wohl überall gewissenhaft ausgeübt. Auf dem Lande steht es mit diesem wichtigen sanitätspolizeilichen Geschäft sicher ebenso schlecht wie mit der Fleischbeschau im Allgemeinen.

Zum Betriebe der Centralschlachthaushallen sind eingehende Instructionen zu erlassen und mit ihnen zugleich die Regelung der Viehmärkte, der Untersuchung des Fleisches auf Trichinen und des Betriebes der sog. Freibänke herbeizuführen, der sich zweckmässig nach folgenden Bestimmungen regelt:

1. Auf dem Terrain der städtischen Schlachthausanlage wird eine Verkaufsstelle zum Verkaufe minderwerthigen Fleisches errichtet: „die Freibank". Die Verkaufsstelle steht unter polizeilicher Kontrole und wird als solche von aussen entsprechend bezeichnet.

2. Der Verkauf des Fleisches findet unter specieller Aufsicht eines Schlachthaus-Hallenmeisters zu der von der Schlachthaus-Verwaltung festzusetzenden und bekannt zu machenden Tageszeit durch den verpflichteten Verkäufer oder dessen Stellvertreter statt.

3. Der Verkaufspreis des zur Freibank verwiesenen Fleisches wird von der Schlachthaus-Verwaltung, dem Eigenthümer, dem beauftragten Verkäufer, im Streitfalle unter Zuziehung von ein oder zwei Metzgermeistern festgesetzt. Der Preis muss aber stets unter dem zur Zeit bestehenden niedrigsten Wochenladenpreis sich bewegen.

Der so bestimmte Preis muss durch eine deutlich beschriebene, in dem Verkaufslokale angebrachte, leicht sichtbare Tafel, dem Publikum bekannt gemacht werden.

4. Der Verkauf des Fleisches auf der Freibank darf nur in Quantitäten bis höchstens 3 Kilogramm stattfinden. An Wiederverkäufer, Fleischhändler, Metzger, Wurstbereiter und Wirthe darf das Fleisch nicht verkauft werden.

5. Als minderwerthiges Fleisch wird angesehen bezw. nach stattgehabter Untersuchung auf der Freibank zugelassen das Fleisch

a) von zu alten, abgemagerten Thieren und von zu jungen Kälbern,
b) von kranken Thieren, soweit dasselbe noch keine für den menschlichen Organismus schädliche Beschaffenheit angenommen hat,
c) von lungenseuchekranken Thieren,
d) von Thieren mit Tuberkulose im ersten Anfangsstadium, d. h. so lange weder die Drüsen im Bereiche der tuberkulös erkrankten Organe tuberkulös entartet sind, noch käsiger Zerfall der Tuberkelherde, noch weitere Verbreitung der Tuberkel im Körper, noch Abmagerung stattgefunden hat. Bei dem Vorhandensein von einem der betreffenden Merkmale wird das Fleisch tuberkulöser Thiere für schädlich und ungeniessbar erklärt,
e) von Thieren mit Krankheiten, welche durch Parasiten bedingt sind, die nicht im Fleische sitzen und nicht auf den Menschen übergehen wie die durch Leberegel, Magen-, Lungen-, und Blasenwürmer bedingten Abzehrungskrankheiten,
f) von in Folge von Erstickungsgefahr, Gehirnentzündung, Brustentzündung, Darmentzündung, Verstopfung, Knochenbrüchen, (sofern dieselben nicht in den letzten 24 Stunden erfolgt sind) und Schwergeburt nothgeschlachteten Thieren.
g) von Schweinen, welche sich in geringem Grade finnig erweisen. Das Fleisch muss jedoch vor dem Verkaufe auf der Freibank unter Aufsicht eines Hallenmeisters durchgekocht werden.
h) von sogenannten Binnen- oder Spitzebern, insofern das Fleisch nach Lage des Falles nicht überhaupt für ungeniessbar erklärt wird.

6. Die Untersuchung des Fleisches von geschlachteten Thieren und des eingeführten frischen Fleisches erfolgt durch den Schlachthausdirektor oder dessen Vertreter. Derselbe hat unter Zugrundelegung der im § 5 aufgeführten Normen zu beurtheilen, ob das Fleisch auf der Freibank zugelassen werden kann oder nicht. Glaubt der Besitzer des Fleisches bei dem Ausspruch des untersuchenden Beamten sich nicht beruhigen zu können, so steht ihm frei, innerhalb zwölf Stunden die Entscheidung der Polizeidirektion einzuholen.

Einer gleich strengen Controle ist der Milchverkehr zu unterwerfen, weil kein Nahrungsmittel, wie wir oben gesehen haben, geeigneter ist, ansteckende Krankheiten zu verbreiten.

Die Ausführung der Milchcontrole gestaltet sich aus naheliegenden Gründen weit schwieriger als die Fleischcontrole, weil es geradezu unmöglich ist, alle nach einer grösseren Stadt eingeführte Milch eine Controlstation passiren zu lassen. Für die Aufsichtsbehörde bleibt somit nur übrig, durch häufige Entnahme von Stichproben sich einen Einblick in die Milchverkehrsverhältnisse zu sichern und die Bestrafung der Fälscher herbeizuführen.

Milchkuranstalten aber und Centralstellen zur Milchbearbeitung bedürfen aus Gründen, die wir bereits angegeben haben, einer besonderen Controle, die sich hier auch ungleich aussichtsvoller gestaltet, als dem Milchhausirverkehr gegenüber. Wo sich feste Verkaufsstellen, z. B. Spezereiwarenhandlungen, Grünkrämereien, mit dem Milchhandel befassen, sind für diese besondere Betriebsbestimmungen, über Behandlung und Aufbewahrung der Milch nach folgenden Gesichtspunkten zu erlassen:

1. Milchverkäufer dürfen die Milch nur in solchen Gefässen aufbewahren, in welchen dieselbe keine fremdartigen Stoffe aufnehmen kann. Gefässe aus Kupfer, Messing oder Zink, Thongefässe mit verletzter Glasur, gusseiserne Gefässe mit bleihaltiger Email, sind zu dem gedachten Zwecke nicht gestattet.

2. Als Transportgefässe für die Milch dürfen nur gut gearbeitete hölzerne, ferner Weissblech- oder Glasgefässe, als Messgefässe nur Weissblechmasse verwendet werden. Die Transport- und Messgefässe, mit Ausnahme der Glasgefässe, müssen so weite Oeffnungen haben, dass sie bequem mit der Hand gereinigt werden können.

   Die an den Transportgefässen etwa vorhandenen Zapfkrahnen dürfen nur aus Holz, Kupfer oder Messing bestehen. Bei Zapfkrahnen aus Kupfer oder Messing muss durch eine gut deckende Zinnschicht die Bildung von Grünspan vollständig unmöglich gemacht sein.

3. Zu dem Transporte der Milch nach und in der Stadt, soweit derselbe nicht mittels der Eisenbahn erfolgt, dürfen nur mit einem stets sauber zu haltenden Lack- oder Oelfarbenanstrich versehene Fuhrwerke benutzt werden. Die Milchgefässe müssen auf den Fuhrwerken in einem von allen Seiten geschlossenen, mit Zink ausgeschlagenen Raum untergebracht sein, in welchem sie vor dem Einfluss der Witterung und vor Verunreinigungen aus der Umgebung vollkommen geschützt sind.

   In dem für die Milchgefässe bestimmten Raume darf ausser den zur Benutzung bei dem Verkaufe der Milch bestimmten Messgefässen nichts anderes untergebracht sein.

4. Sogenanntes Gespül, Küchenabfälle und andere faulige oder leicht faulende Gegenstände dürfen auf dem Milchwagen nur vollkommen abgesondert, und auch überhaupt nur dann mitgeführt werden, wenn sie sich in Gefässen mit dicht schliessenden Deckeln befinden.

   Diese Gefässe sind nach jedesmaliger Füllung wieder dicht zu schliessen und von etwa aussen ihnen anhaftendem Schmutz oder Theilen des Inhalts sofort zu reinigen.

5. Die Milchgefässräume des Wagens müssen ebenso wie die zum Einstellen der Milchflaschen dienenden Fachkasten und Flaschenkörbe täglich einer gründlichen Reinigung unterzogen werden.

6. Milchgefässe dürfen auf Strassen oder in Hausfluren, Höfen und Thorfahrten nicht ohne Aufsicht aufgestellt werden.

7. Aus Haushaltungen, in welchen sich an Cholera, Pocken, Typhus, Fleckfieber, Scharlach oder Diphtheritis Erkrankte befinden, darf Milch so lange nicht in den Handel gebracht werden, bis eine Bescheinigung des zuständigen Kreisphysikus darüber beigebracht ist, dass die Krankheit erloschen oder die erkrankte Person aus der Haushaltung entfernt ist, und dass eine vollständige Desinfection der Wohnräume, sowie der in der Milchwirthschaft zur Benutzung kommenden Gegenstände stattgefunden hat.

   Der Verkauf von Milch aus solchen Grundstücken, au welchen gesundheitsschädliche Zustände herrschen, welche nach dem Gutachten des zuständigen Kreisphysikus ansteckende Krankheiten hervorzurufen geeignet sind, kann verboten werden. Das Einbringen von Milch aus Ortschaften, in welchen eine der im Absatz 1 erwähnten Krankheiten epidemisch auftritt, ist so lange verboten, bis der zuständige Kreisphysikus bescheinigt hat, dass die Epidemie erloschen ist.

8. Verkaufsläden und andere Räume, welche zur Aufbewahrung der Milch bestimmt sind, müssen stets sorgfältig reingehalten und gelüftet werden. Sie dürfen in keinem Falle als Schlaf- oder Krankenzimmer benutzt werden.

   Die Milchgefässe dürfen nicht offen aufgestellt werden und es darf zum Reinigen derselben nur ganz reines und abgekochtes Wasser zur Verwendung kommen.

9. Die Verkäufer von Milch sind verpflichtet, die von ihnen feilgehaltenen Milchsorten entweder als „volle Milch“, oder als „Magermilch“, oder als „saure (dicke) Milch“, oder als „Buttermilch“, oder als „Rahm“ ausdrücklich zu bezeichnen und die für jede Sorte bestimmten Milchgefässe durch eine entsprechende, deutliche und nicht abnehmbare Aufschrift zu kennzeichnen.

   Die zum Verkaufe gebrachte „volle Milch“ muss einen Fettgehalt von mindestens 3 % haben. Milch von einem geringeren Fettgehalte darf ebenso wie die abgerahmte Milch nur unter der Bezeichnung „Magermilch“ feilgehalten oder verkauft werden.

   Werden geschlossene Milchwagen in Gebrauch genommen, so ist die betreffende Aufschrift auf diesen an den betreffenden Krahnen anzubringen.

10. Bittere, schleimige, blaue oder rothe Milch, sowie die Milch von Kühen, die an Maul- und Klauenseuche, Perlsucht, Pocken, Gelbsucht, Rauschbrand, an Krankheiten des Euters, fauliger Gebärmutterentzündung, Pyämie, Septicämie, Vergiftungen, Milzbrand oder Tollwut leiden, darf weder feilgehalten noch verkauft werden.

Ebenso ist das Feilhalten und Verkaufen von Milch, welche kurz vor oder innerhalb 10 Tagen nach dem Kalben gewonnen wird, verboten.

11. Zusätze von Stoffen, welche die Haltbarkeit der Milch befördern sollen, wie Natron, Borsäure, Salicylsäure, sind verboten.

Auch der Verkehr mit den Milchproducten, Sahne, Butter und Käse ist durch geeignete Massregeln zu überwachen.

Die entgiltige Feststellung einer Fälschung von Milch, Sahne, Butter oder Käse kann nur in einem chemischen Laboratorium erfolgen. Die hier und da eingeführten vorläufigen Milchprüfungen durch untere Aufsichtsorgane haben nur einen sehr beschränkten Werth, weil sie niemals die Unterlagen für eine Bestrafung abgeben können.

Für den Verkehr auf W o c h e n m ä r k t e n und in M a r k t h a l l e n sind besondere Aufsichtsmassregeln erforderlich, einestheils um unter den Verkäufern selbst eine gewisse Ordnung und Reinlichkeit in der Auslage, Aufbewahrung und Behandlung der Verbrauchsgegenstände herbeizuführen, anderntheils aber um eine Controle über die Beschaffenheit der feilgebotenen Nahrungs- und Genussmittel und die sofortige Beseitigung verdorbener, verfälschter oder sonst gesundheitsschädlicher Waaren wirksam zur Ausführung bringen zu können Wir haben schon oben gesagt, dass hierbei die Zuziehung besonders ausgebildeter Sachverständiger und eines beamteten Arztes erforderlich ist, weil die jetzt meist mit der Marktaufsicht beauftragten Organe, denen zudem die eigentliche Marktpolizei, die Ueberwachung der Einnahmen aus Standgeldern etc. mehr am Herzen liegt, sich hierzu absolut nicht eignen. Aus bereits mehrfach angedeuteten Gründen gehört die sanitäre Beaufsichtigung der Märkte u. s. w. in die Hände der Sanitätspolizei.

Wie schon oben ausgeführt, bedarf der Verkehr mit geistigen Getränken, welcher die Allgemeinheit nur in ihren einzelnen Individuen direct berührt, im Grossen und Ganzen keiner besonderen Aufsicht, wenigstens gilt dies sicher vom Verkehr mit Wein und theuern Spirituosen, deren Preise meist für das Gros der Bevölkerung unerschwinglich sind. Etwas anders verhält es sich mit dem Bier und dem Schnaps.

Diesen beiden auch dem Minderbemittelten zugängigen geistigen Getränke gegenüber, deren Consum grade bei uns in Deutschland ein besonders grosser ist, dürfte es Pflicht der Sanitätspolizei sein, ihren Einfluss zu Gunsten des Biers und im Kampfe gegen den Schnaps mit aller Energie geltend zu machen.

Die Zerrüttungen, die der gewohnheitsgemässe Alcoholgenuss in der concentrirten Form des Schnapses unter allen Umständen im menschlichen Körper sowohl in geistiger als somatischer Beziehung hervorbringt, sind allzubekannt, als dass es noch einer weiteren Auseinandersetzung über die Schädlichkeit des Schnapses bedarf. Der Ausschank von Schnaps ist deshalb von seiten der Aufsichtsbehörden, auch wenn darüber im Lager der Gross-Producenten die entgegengesetzte Ansicht herrscht, aus hygienischen und moralischen Gründen auf das allergeringste Mass zu beschränken, und neue Schankconcessionen mit Schnapsverkaufsberechtigung nur mit der grössten Vorsicht zu gewähren, damit das Volk sich allmählig mehr von dem Genusse des Schnapses entwöhnt. Man braucht keineswegs zu den Temperenzlern zu gehören und kann auch dem Armen in unserer jetzigen aufreibenden Zeitperiode eine zeitweilige Stimulirung durch mässigen Alcoholgenuss von Herzen gönnen und doch mit aller Energie gegen den Missbrauch geistiger Getränke im Allgemeinen und insbesondere des Schnapses scharf zu Felde ziehen.

Es unterliegt keinem Zweifel, dass da, wo ein mässiger Biergenuss den Schnapsgenuss bereits nachweisbar eingeschränkt hat, dies sich wie z. B. in Mitteldeutschland im Allgemeinen schon an dem ganzen Zustand der Bevölkerung in materieller und geistiger Beziehung auf das Nachdrücklichste bemerkbar macht, aus demselben Grunde muss man aber einer Beschränkung der süddeutschen Biervöllerei unbedingt und energisch das Wort reden.

Das Bier ist kein Nahrungsmittel, „kein flüssiges Brot“, sein Haupt-Bestandtheil ist und bleibt der Alcohol, dessen Wirkung bei den grossen Mengen Bier, die in den eigentlichen Bierländern genossen werden, nicht ausser acht gelassen werden darf. Um dies deutlich vor Augen zu führen, genügt ein kleines Rechenbeispiel, nach dessen Ergebniss Jemand, der täglich nur 2 Liter Bier mit 4% Alcoholgehalt geniesst, hiermit 80 gr reinen Alcohol seinem Körper einverleibt hat. Wollte man von ihm verlangen, dieselbe Menge in 4 grossen „Schnäpsen“ zu geniessen, so würde er sich vielleicht mit Entsetzen von uns abwenden.

Die Sanitätspolizeibehörde hat somit in der weisen Beschränkung des Alcoholgenusses, wozu namentlich auch die Errichtung von Volkskaffeehäusern (ohne Alcoholausschank) wesentlich beiträgt, ein mächtiges Mittel zur Hebung der öffentlichen Gesundheit in der Hand.

Der Bierausschank speciell erfordert durch die Verbreitung, welche die Bierpressionen, namentlich auf dem Lande gefunden haben, noch besondere Beaufsichtigung, da diese Einrichtungen bei mangelhafter Bedienung, Reinigung und Construction von verderblichem Einflusse auf die Beschaffenheit des Getränkes und somit auf die Gesundheit der Consumenten werden können. Zum Betrieb der Bierpression empfiehlt es sich daher, besondere Polizei-Verordnungen zu erlassen. Auch der Reinheit der Bierkrüge und Gläser in den Wirthschaften hat sich die Aufsichtsbehörde anzunehmen. Das Durchschwenken der Gläser in sog. Schwenkkübeln ist eine arge Schweinerei, ekelhaft und durchaus geeignet, den Genuss von Bier im Wirthhause zu verleiden, und sollte die Reinigung der Gläser daher polizeilich nur mit fliessendem Wasser gestattet sein, auch wenn dazu Mangels einer Wasserleitung besondere Reservoire angelegt werden müssten.

Der Ausschank von kohlensäurehaltigen Wässern, wie er in den Selterwasserbuden, wohl auch in Cigarrenläden, betrieben wird, bedarf ebenfalls der Aufsicht der Sanitätspolizei und zwar nach zweierlei Richtung, damit diese Getränke nicht zu kalt verabreicht werden, was in hohem Grade gesundheitsgefährlich ist, und damit die als Zusätze zu solchen Getränken beliebten Fruchtsäfte nicht von gar zu schlechter oder gar gesundheitsschädlicher Beschaffenheit sind.

Die Aufsicht über die Gebrauchsgegenstände stösst in ihrer Ausführung auf nicht unerhebliche Schwierigkeiten. Die Controle über die Verwendung schädlicher Farben, verbotener Metallegirungen u. s. w., gestaltet sich ausserordentlich verwickelt, weil bei der Mannigfaltigkeit der verschiedenen Gegenstände, die heutzutage im Verkehr mit dem Auslande aus ganz unbekannten Ursprungsstätten zu uns gebracht werden, unmöglich alle auf die Erfüllung der bestehenden Bestimmungen über den Verkehr mit Gebrauchsgegenständen geprüft werden können. Es werden immer nur einzelne Fälle sein, in denen jetzt die Sanitätspolizei einzuschreiten hat, es steht aber zu hoffen, dass mit der Entwicklung der Controle der Nahrungs- und Genussmittel auch die der Gebrauchsgegenstände mit der Zeit eine Besserung erfahren wird.

Sollen die im Vorstehenden erörterten Aufgaben der Verwaltungshygiene zum Segen für das Allgemeinwohl in wirksamer Weise zur Lösung gebracht werden, so empfiehlt es sich für die Verwaltungsbehörden durchaus, in jedem grösseren Gemeindewesen eine Zahl einsichtsvoller practischer und energischer Männer zur Bildung sog. Sanitätscommissionen heranzuziehen, sie mit dem nöthigen ärztlichen Beirath auszustatten und ihnen zuerst die Feststellung sanitärer Missstände innerhalb eines Gemeinwesens, sowie die Berichterstattung an die Sanitätsbehörde aufzutragen, sodann unter Heranziehung des zuständigen Medizinalbeamten mit ihnen zur Berathung über die Beseitigung festgestellter und die Verhütung vorauszusehender Mängel in Bezug auf die öffentliche Gesundheitspflege einzutreten. In dieser Weise wird die Sanitätspolizeibehörde eines Gemeinwesens in beständiger Fühlung mit den bestehenden Verhältnissen erhalten und um so besser in der Lage sein, ihren hohen Aufgaben in vollem Umfange gerecht zu werden.

Alphabetisches Sachregister.

Die Ziffern geben die Seitenzahlen an.

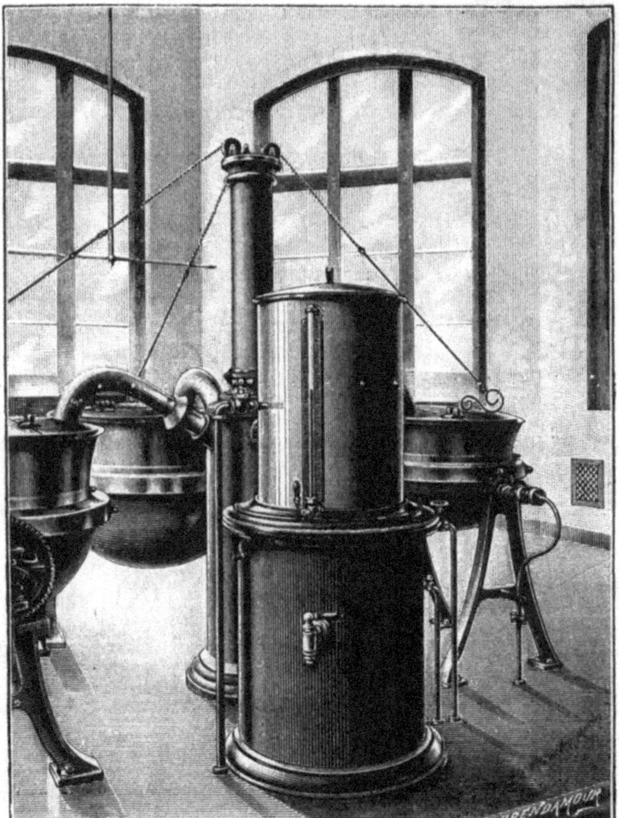

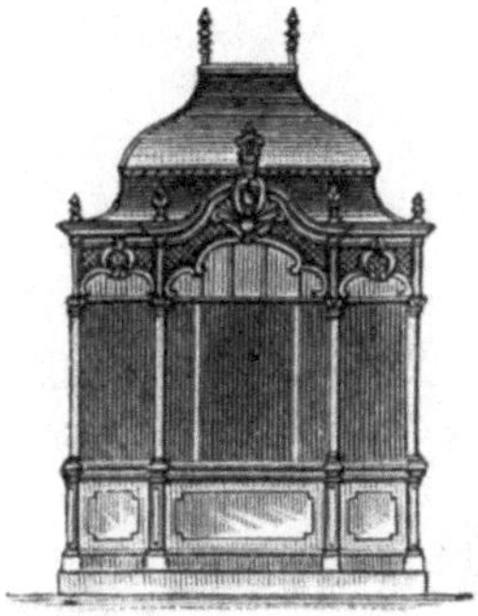

Kullmann & Lina

(August Faas & Co. Nachf.)

FRANKFURT a. M.

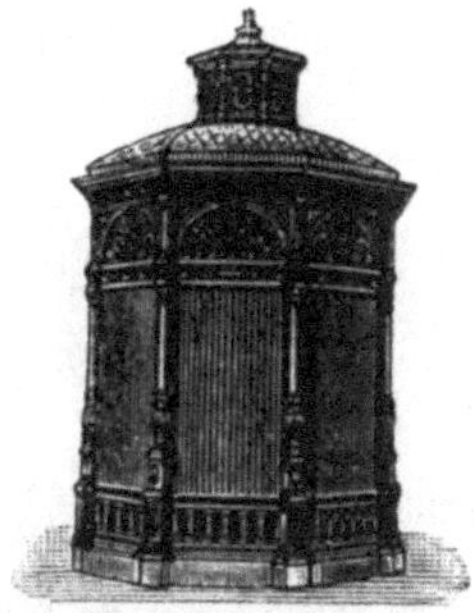

Fabrik für

gesundheitstechnische Apparate

insbesondere

Closets mit und ohne Wasserspülung,

Schwemmlatrinen,

Pissoiranlagen mit Bodenspülung,

Heizungs-, Wasser- u. Gas-Einrichtungen.

Eiserne Bedürfniss-Häuschen.

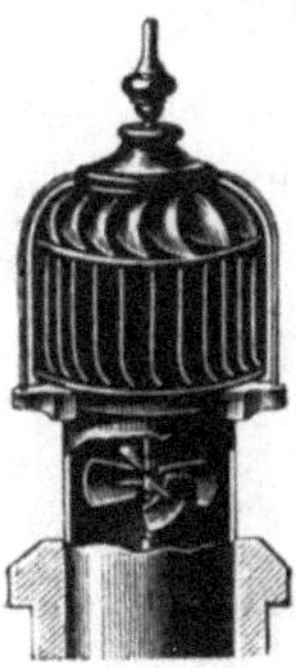

Sachsse & Co., Halle a. S.

Kirchenheizung — Specialität seit 1876. — Broschüre kostenlos.

Deckenventilationsrosetten
Ventilationsgitter } mit Stellvorrichtung.

Drehbare selbstthätige Ventilatoren,

Schornsteinaufsätze
bewährter Constructionen.

Russ- und Funkenfänger.

Preisliste zu Diensten.

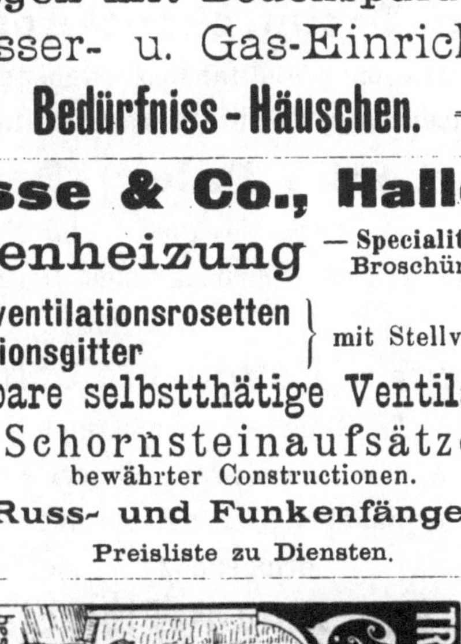

beseitigt sicher und dauernd Nässe u. Salpeterausschlag an Wänden in Wohnungen, Keller und Lagerräumen etc. selbst in Neubauten! à Pfd. 1 Mark.

Nur echt bei **C. H. Seyfarth,** Lohmühlenstr. 104, Altona.

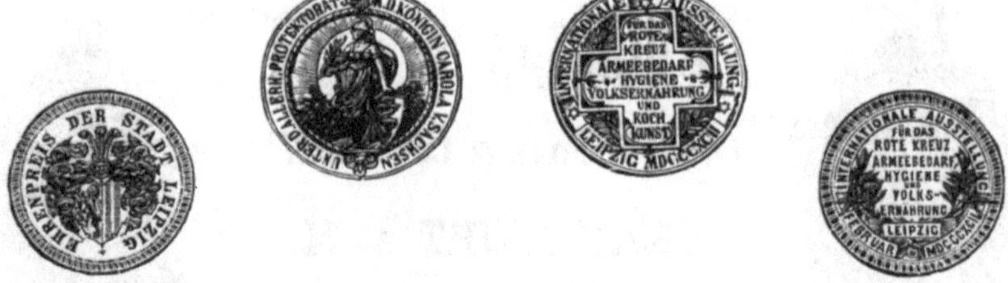

Wichtiges neues Hausgerät!

Auf dem im September zu Magdeburg stattgehabten hygienischen Kongress wurde bekanntlich, nachdem von den Sachverständigen wiederholt auf die

Schädlickeit der Verstaubung

nachbenannter Stoffe hingewiesen worden war, beschlossen, den Kommunen die **staubfreie Beseitigung** der **Abfallstoffe** und des **Hauskehrichts** besonders ans Herz zu legen.

Dass den Kommunen die G e m e i n g e f ä h r l i c h k e i t d i e s e r S t o f f e bereits länger bekannt war, beweist, dass sie sich schon geraume Zeit mit einer zweckentsprechenden Beseitigung derselben befassen. Bislang fehlte es jedoch an geeigneten Hülfsmitteln, um selbige staubfrei entfernen zu können, insbesondere mangelte es auch an einem Behälter, in welchem der Kehricht etc. in den Wohnungen gesammelt und zum Abfuhr-Wagen auf die Strasse gebracht werden konnte, ohne Staub- oder Inhaltsentweichung zuzulassen. Irgend eine Bewegung der verschiedenartigsten bis jetzt gebräuchlichen Behälter, sowohl im Hause als auf der Strasse, verursacht bekanntlich Staub, und es ist daher sicher anzunehmen, dass ein nicht geringer Teil der u n r e i n e n L u f t in den Städten der Verstaubung der Hausabfälle zuzumessen ist. Bei dem nun allgemein lange gefühlten Missstande wird die Mitteilung sicherlich mit Freuden begrüsst werden, dass nunmehr ein Kehrichtbehälter vorhanden ist, welcher allen Anforderungen, die an einen solchen gestellt werden müssen, entspricht, welcher dabei einfach und ohne erhebliche Kosten erhältlich ist. —

Diesen unter **No. 14172 gesetzlich geschützten Kehrichtkasten** stellen Figur 1—3 bildlich dar und zwar:

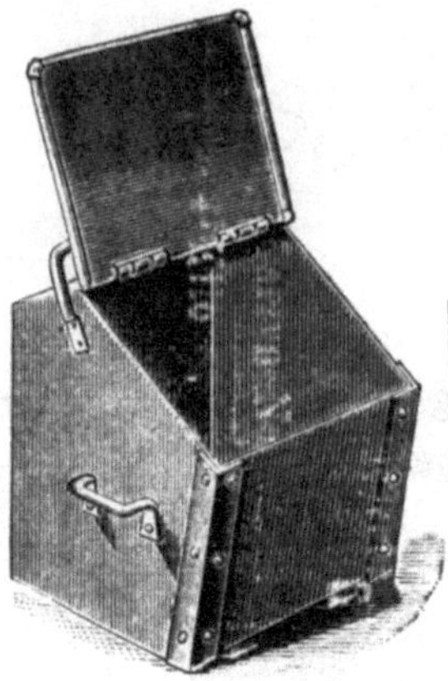

Figur 1.

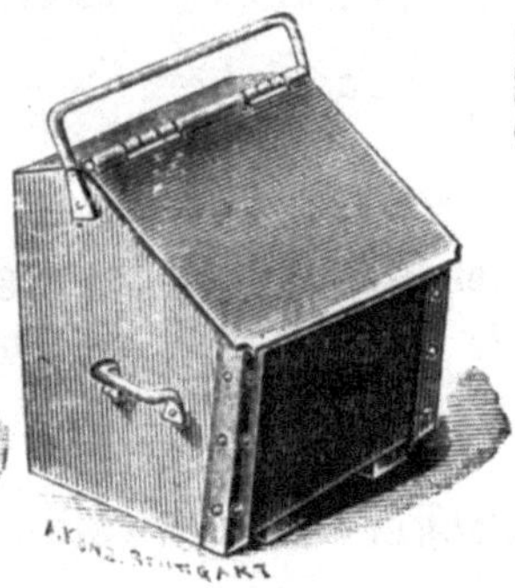

Figur 2.

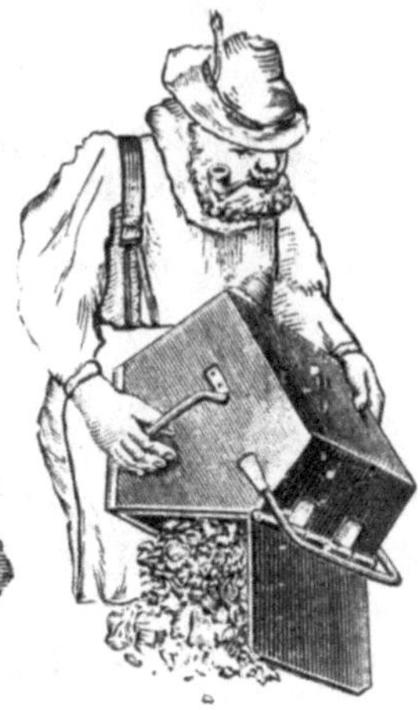

Figur 3.

Figur 1. wie der Kasten zwecks Einwurfs der Abfallstoffe geöffnet ist und der Deckel aufrecht steht.

Figur 2. wie er vom Deckel, nachdem dieser durch einen leichten Anstoss herabgelassen, verschlossen ist und zum Abfuhrwagen gebracht werden kann.

Figur 3. Wie er, ohne dass ein besonderer Handgriff zum Oeffnen des Deckels erforderlich ist, sich vollständig und leicht entleert, sobald er um ein Geringes vornüber gedreht wird.

Durch die nach oben sich erweiternde Form des Kastens wird eine jedesmalige vollständige Entleerung in den Wagen bedingt. Für Abfuhrwagen mit seitlichen Thüren ist der Kasten infolge seiner eigenartigen Form besonders geeignet, wie sich durch Erfahrungen der Fuhrparkverwaltung in Cöln sowie anderweitig ergeben hat.

Der Behälter ist ganz aus verzinktem Eisen hergestellt, rostet deshalb nicht, behält dauernd ein sauberes Aussehen, ist kräftig construirt und auf das Sorgfältigste gearbeitet.

Der Preis stellt sich bei **40 Liter** Inhalt auf **Mark 5,60,**

" " " " " **60** " " " " **6,50.**

pro Stück franco Empfangsstation. Geringere Abweichungen können durch höhere Frachten nach entfernten Orten entstehen. —

In allen Städten West- und Süddeutschlands, wo bereits mit der Einführung staubfreier Abfuhr begonnen worden ist, haben wir einigen der ersten Firmen am Platze den Vertrieb der Kasten übergeben. Wo dies noch nicht der Fall ist, sind wir zu jeder directen Auskunft gerne bereit.

Von der Ueberzeugung ausgehend, dass den Hauseigentümern nur mit einem solchen Kehrichtbehälter gedient sein kann, der neben Erfüllung der sanitätspolizeilichen Vorschriften auch stark und dauerhaft ist, haben wir es uns angelegen sein lassen, besonders, hohen Wert auf kräftige Construction und solide Ausführung zu legen.

Wir bringen oben beschriebenen Kasten deshalb auch nur verzinkt in den Handel; ausserdem sind an den Stellen des Kastens, welche beim Gebrauch am meisten zu leiden haben, besondere Verstärkungen angebracht. Der geringe Mehrpreis unseres Fabrikates gegenüber anderen, besonders unverzinkten Kasten wird sich im Gebrauch bald und reichlich bezahlt machen.

Unverzinkte Kasten sind erfahrungsgemäss bald durchgerostet, weil die Behälter oft bei Schnee und Regen im Freien stehen müssen und verlieren nicht allein an Aussehen, sondern werden auch undicht; kurz, sie werden bald unbrauchbar und zwingen den Besitzer zu Neuanschaffungen, während der verzinkte Kasten viele Jahre lang benutzt werden kann. Den geehrten Städte- und Gemeindevorständen, welche in ihren Ressorts die staubfreie Abfuhr zu unterstützen beabsichtigen, können wir diesen Kehrichtbehälter nur auf das Beste empfehlen.

Actien-Gesellschaft
für Verzinkerei und Eisenconstruction
vorm. Jacob Hilgers
in Rheinbrohl.

FSC
www.fsc.org
MIX
Papier | Fördert gute Waldnutzung
FSC® C083411

Zeitfracht Medien GmbH
Ferdinand-Jühlke-Straße 7
99095 Erfurt, Deutschland
produktsicherheit@kolibri360.de